R. Holtrop

Dichter bij diabetes

R. Holtrop

Dichter bij diabetes

Een praktische handleiding

Tweede, herziene druk

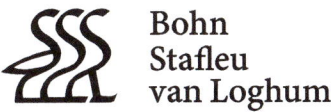
Bohn
Stafleu
van Loghum

Houten 2015

ISBN 978-90-368-1052-4   ISBN 978-90-368-1053-1(eBook)
DOI 10.1007/978-90-368-1053-1

© 2015 Bohn Stafleu van Loghum, onderdeel van Springer Media BV
Alle rechten voorbehouden. Niets uit deze uitgave mag worden verveelvoudigd, opgeslagen in een geautomatiseerd gegevensbestand, of openbaar gemaakt, in enige vorm of op enige wijze, hetzij elektronisch, mechanisch, door fotokopieën of opnamen, hetzij op enige andere manier, zonder voorafgaande schriftelijke toestemming van de uitgever.

Voor zover het maken van kopieën uit deze uitgave is toegestaan op grond van artikel 16b Auteurswet j° het Besluit van 20 juni 1974, Stb. 351, zoals gewijzigd bij het Besluit van 23 augustus 1985, Stb. 471 en artikel 17 Auteurswet, dient men de daarvoor wettelijk verschuldigde vergoedingen te voldoen aan de Stichting Reprorecht (Postbus 3060, 2130 KB Hoofddorp). Voor het overnemen van (een) gedeelte(n) uit deze uitgave in bloemlezingen, readers en andere compilatiewerken (artikel 16 Auteurswet) dient men zich tot de uitgever te wenden.

Samensteller(s) en uitgever zijn zich volledig bewust van hun taak een betrouwbare uitgave te verzorgen. Niettemin kunnen zij geen aansprakelijkheid aanvaarden voor drukfouten en andere onjuistheden die eventueel in deze uitgave voorkomen.

NUR 870/876
Ontwerp basisomslag: Studio Bassa, Culemborg
Ontwerp binnenwerk: Studio Bassa, Culemborg
Automatische opmaak: Crest Premedia Solutions (P) Ltd., Pune, India

Bohn Stafleu van Loghum
Het Spoor 2
Postbus 246
3990 GA Houten

www.bsl.nl

Woord vooraf

In 1999 ondertekenen de Landelijke Huisartsen Vereniging, het ministerie van Volksgezondheid, Welzijn en Sport en Zorgverzekeraars Nederland het convenant 'Huisartsenzorg'. Hiermee deed een nieuwe medewerker haar intrede in de huisartspraktijk: de praktijkondersteuner. Achterliggende redenen voor de introductie van de functie praktijkondersteuner vormden de stijging van de zorgvraag van chronisch zieken, het dreigende tekort aan huisartsen en de hiermee samenhangende hoge werkdruk die door huisartsen werd ervaren. Een van de belangrijkste aandachtsgebieden in het werk van de praktijkondersteuner is van meet af aan de zorg voor patiënten met type-2-diabetes. Waarschijnlijk kan de invoering van de praktijkondersteuner beschouwd worden als de belangrijkste innovatie in de afgelopen vijftien jaar in de eerstelijns diabeteszorg. Met de invoering van deze functie kreeg de diabeteszorg in de huisartspraktijk een protocollair karakter en een hoger organisatieniveau. Dit betekende in de eerste plaats op individueel niveau een enorme kwaliteitsverbetering in de zorg voor patiënten met diabetes mellitus type 2. Daarnaast maakte de introductie van de praktijkondersteuner het mogelijk om, via taakdelegatie, de zorgkwaliteit voor het sterk toegenomen aantal patiënten met type-2-diabetes ook op macroniveau beheersbaar te houden. Meer dan 75% van de patiënten met type-2-diabetes wordt in de eerste lijn behandeld.

De functie 'praktijkondersteuner' heeft door een snelle ontwikkeling in de laatste jaren duidelijk profiel gekregen. Eind 2014 waren er in Nederland ongeveer 4300 praktijkondersteuners werkzaam in ongeveer 80% van de huisartspraktijken. Er zijn door de Landelijke Huisartsen Vereniging in 2004 concrete eindtermen en competenties geformuleerd voor de functie praktijkondersteuner. Hiermee is voor zowel de huisarts, de patiënt als de zorgverzekeraar duidelijk geworden wat men van de praktijkondersteuner mag verwachten. De beroepsgroep heeft zich georganiseerd in diverse beroepsverenigingen. De Nederlandse Vereniging van Praktijkondersteuners (NVvPO) kent inmiddels 2500 leden, terwijl er bij de V&VN Praktijkverpleegkundigen en Praktijkondersteuners 60.000 zorgverleners staan ingeschreven.

In dit boek worden verschillende inhoudelijke aspecten van diabetes mellitus type 2 beschreven. Daarnaast wordt geprobeerd de organisatorische contouren te schetsen van de rol die de professionele praktijkondersteuner vervult in de eerstelijns diabeteszorg. De in dit boek opgenomen casuïstiek is bruikbaar in het leerproces, omdat daarmee een aantal specifieke maar uiteenlopende vaardigheden kunnen worden geoefend. De uitwerking van de casuïstiek is achterin het boek opgenomen.

Dank aan uitgeverij Bohn Stafleu van Loghum in het algemeen en aan Marije Roefs in het bijzonder voor de inhoudelijke ondersteuning bij het ontstaan van dit boek. Uit mijn eigen regio dank ik met name Hilda van der Heyde (diabetesverpleegkundige in het St Jansdal ziekenhuis Harderwijk en docente aan de opleiding voor praktijkondersteuners aan de Hogeschool Utrecht) en Peter Willemsen (huisarts in Ermelo) voor het kritisch meelezen.

Roelf Holtrop
Ermelo

Over de auteur

Roelf Holtrop studeerde psychologie en geneeskunde aan de Vrije Universiteit te Amsterdam. Na het artsexamen was hij één jaar werkzaam als arts-assistent gynaecologie. Aansluitend volgde hij in Leuven de huisartsopleiding. Vanaf 1992 is hij, in een duopraktijk, werkzaam als huisarts in Ermelo. Gedurende de periode 2000-2006 was Holtrop actief in de kerngroep van het DiHAG. Daarnaast was hij van 2002 tot 2010 voorzitter van de wetenschappelijke redactie van het maandblad *Patiënt Care* en vanaf 2006 lid van de redactie van het *EADV-magazine*. Van zijn hand verschenen artikelen over diabetes mellitus in *Modern Medicine*, *Nederlands Tijdschrift voor Diabetologie* en *Diabetes Specialist*. In 2008 verscheen *Acute ontregelde diabetes op de huisartsenpost* en in 2015 *De oudere patiënt met type 2 diabetes*. Holtrop is inhoudelijk adviseur diabeteszorg voor de lokoregionale zorggroep op de Noord-West Veluwe, *Medicamus*. Als hospice-arts en palliatief consulent is Holtrop regionaal eveneens actief op het vlak van de palliatieve zorg.

Inhoud

I Deel I Wat is diabetes?

1 Over diabetes mellitus ... 3
- 1.1 Inleiding ... 4
- 1.2 Rol van de alvleesklier ... 4
- 1.3 Type-1-diabetes ... 6
- 1.4 Type-2-diabetes ... 7
- 1.5 Overige typen van diabetes mellitus ... 7
- 1.6 Zwangerschapsdiabetes ... 8
- 1.7 Prediabetes ... 8

2 Het metabool syndroom ... 11
- 2.1 Inleiding ... 12
- 2.2 Historisch perspectief ... 12
- 2.3 Definitie ... 14
- 2.4 Pathogenese ... 15

3 Ontregelde diabetes en hyperglykemie ... 21
- 3.1 Inleiding ... 22
- 3.2 Diabetische ketoacidose ... 22
- 3.3 Hyperosmolair hyperglykemisch non-ketotisch syndroom ... 23
- 3.4 Behandeling van hyperglykemische ontregeling ... 24

4 Hypoglykemie ... 27
- 4.1 Inleiding ... 29
- 4.2 Definitie ... 29
- 4.3 Prevalentie ... 30
- 4.4 Klinisch beeld ... 30
- 4.5 Lichaamseigen tegenregulatie ... 31
- 4.6 Oorzaken van hypoglykemie ... 32
- 4.7 Hypoglykemie en orale bloedglucoseverlagende middelen ... 33
- 4.8 Hypoglykemie en insulinetherapie ... 34
- 4.9 Hypoglykemie en het risico op acute cardiale complicaties ... 34
- 4.10 Hypoglykemie corrigeren ... 35
- 4.11 Analyse ... 37
- 4.12 Preventie ... 38

5 Complicaties ... 41
- 5.1 Inleiding ... 43
- 5.2 Macrovasculaire complicaties ... 43

5.3	Diabetische voet	43
5.4	Microvasculaire complicaties	49
5.5	Diabetische nefropathie	50
5.6	Diabetische retinopathie	54
5.7	Diabetische neuropathie	58

6	Psychologische aspecten	63
6.1	Inleiding	64
6.2	Angststoornissen	64
6.3	Depressie	65
6.4	Eetstoornissen	66
6.5	Cognitief disfunctioneren	66
6.6	Psychologische expertise voor het eerstelijns diabetesteam	67

II Deel II Behandeling van diabetes mellitus

7	Opsporing en diagnose	71
7.1	Inleiding	73
7.2	Epidemiologie	73
7.3	Screening	74
7.4	Stellen van de diagnose diabetes mellitus in de huisartspraktijk	79
7.5	Na de diagnose	82

8	Prediabetes	87
8.1	Definitie van prediabetes	88
8.2	Wetenschappelijk ondersteuning voor behandeling van prediabetes om het ontstaan van diabetes te voorkomen	88

9	Niet-medicamenteuze therapie: leefstijladviezen	91
9.1	Inleiding	92
9.2	Voeding	92
9.3	Gewicht	95
9.4	Lichaamsbeweging	95
9.5	Stoppen met roken	96
9.6	Behandelplan	96

10	Specifieke patiëntengroepen	99
10.1	Inleiding	100
10.2	Allochtone patiënten	100
10.3	Oudere patiënten	102
10.4	Zwangere vrouwen	106
10.5	Adolescenten	108

11	**Medicamenteuze therapie: bloedglucose verlagen**	111
11.1	Inleiding	113
11.2	Orale bloedglucoseverlagende middelen	113
11.3	Insulinetherapie	122
11.4	Glykemische ontregeling opvangen	131
11.5	Behandelalgoritme voor glykemische regulatie	133
12	**Individuele zorg bij diabetes mellitus**	137
12.1	Inleiding	138
12.2	Zorg op maat voor type-2-diabetes: de patient-centered approach	138
12.3	Geïndividualiseerde zorg bij diabetes mellitus	139
12.4	Personalized medicine	140
12.5	Individueel zorgplan	142
13	**Glucosezelfcontrole en zelfmanagement**	145
13.1	Inleiding	146
13.2	Doelstellingen van zelfcontrole	146
13.3	Glucosedagcurves	146
13.4	Betrouwbaarheid bloedglucosemeter	149
13.5	Meetfouten bij glucosezelfcontrole	150
13.6	Keuze glucosemeter en vergoeding teststrips	150
13.7	Rekenen met koolhydraten	152
13.8	Het consult met instructie voor zelfcontrole	153
14	**Cardiovasculair risicomanagement**	155
14.1	Inleiding	156
14.2	Gegeneraliseerde vasculaire aandoening	156
14.3	Cardiovasculaire risico-inventarisatie	158
14.4	Hypertensie en bloeddrukverlagende behandeling	159
14.5	Dyslipidemie en cholesterolverlagende behandeling	161
14.6	Hyperglykemie en bloedglucoseverlagende behandeling	162
14.7	Microalbuminurie	163
14.8	Remming van de trombocytenaggregatie	164
14.9	Cardiovasculaire risicovermindering door multifactoriële behandeling	164

III Deel III Praktijkondersteuner en diabetespatiënt

15	**Praktijkondersteuner en eerstelijns diabetesteam**	169
15.1	Inleiding	171
15.2	Taakomschrijving praktijkondersteuner	171
15.3	Rechten en plichten van de praktijkondersteuner	173
15.4	Financiering	175
15.5	Protocollair werken	175
15.6	Samen één team	178

16	**Controle**	181
16.1	Inleiding	182
16.2	Oproepsysteem	182
16.3	Kwartaalcontrole	182
16.4	Jaarcontrole	183
16.5	Controle van patiënten in een verzorgingstehuis	184
16.6	Extra controles	184
16.7	Dossierbeheer	184
16.8	Bespreking in een eerstelijns diabetesteam	185
17	**Educatie**	187
17.1	Inleiding	188
17.2	Doelstellingen voor educatie	189
17.3	Vormen van diabeteseducatie	190
17.4	Motivational interviewing	191
17.5	Uitgangspunten van motivational interviewing	193
18	**Kwaliteitsaspecten van diabeteszorg**	195
18.1	Inleiding	196
18.2	Reflectie op de kwaliteit van eigen zorg	196
18.3	NHG-indicatoren voor diabeteszorg in de huisartspraktijk	197
18.4	Wetenschappelijke artikelen	198
19	**Ketenzorg**	203
19.1	Inleiding	204
19.2	Multidisciplinair karakter	204
19.3	Reflectie op diabetesketenzorg	206
19.4	Transmurale werkafspraken	207
20	**Diabetes mellitus type 2; de NHG-Standaard Diabetes mellitus type 2 (derde herziening)**	209
20.1	Wanneer is een bloedglucosebepaling geïndiceerd bij niet-gediagnostiseerde diabetes mellitus?	210
20.2	Stellen van de diagnose diabetes mellitus	210
20.3	Risico-inventarisatie	210
20.4	Richtlijnen beleid	210
20.5	Controles	211
20.6	Consultatie en verwijzing	212

21	Diabetes mellitus type 2 in internet en vakliteratuur	213
21.1	Websites	214
21.2	Relevante vaktijdschriften over diabetes mellitus	220
21.3	Relevante richtlijnen en protocollen	220

Bijlagen

Uitwerking casuïstiek	222
Literatuur	231
Register	233

Deel I Wat is diabetes?

Hoofdstuk 1 Over diabetes mellitus – 3

Hoofdstuk 2 Het metabool syndroom – 11

Hoofdstuk 3 Ontregelde diabetes en hyperglykemie – 21

Hoofdstuk 4 Hypoglykemie – 27

Hoofdstuk 5 Complicaties – 41

Hoofdstuk 6 Psychologische aspecten – 63

Over diabetes mellitus

Samenvatting

Diabetes mellitus is in essentie een stoornis van het glucosemetabolisme, waarbij zonder behandeling de glucoseconcentratie in het bloed verhoogd is. Onder deze algemene omschrijving zijn diverse vormen van diabetes mellitus te onderscheiden. Bij gezonde mensen wordt de bloedglucosespiegel binnen nauwe grenzen gereguleerd. De glucose wordt onder invloed van insuline opgenomen in de perifere cellen van spier- en vetweefsel, terwijl de overmaat aan glucose in de lever als reservevoorraad wordt opgeslagen als glycogeen. Algemeen wordt een indeling voor de verschillende vormen van diabetes mellitus gebruikt, die gebaseerd is op de oorzaak van het insulinetekort: absoluut insulinetekort (onvoldoende insulineproductie door falen van de bètacellen in de pancreas) en relatief insulinetekort (onvoldoende insulineproductie om het gewenste bloedglucoseverlagend effect te bereiken, door ongevoeligheid ofwel insulineresistentie van de perifere cellen). In dit hoofdstuk worden de verschillende vormen van diabetes mellitus met hun klinische manifestatie en pathogenese besproken.

1.1   Inleiding – 4

1.2   Rol van de alvleesklier – 4

1.3   Type-1-diabetes – 6

1.4   Type-2-diabetes – 7

1.5   Overige typen van diabetes mellitus – 7

1.6   Zwangerschapsdiabetes – 8

1.7   Prediabetes – 8

R. Holtrop, *Dichter bij diabetes*, DOI 10.1007/978-90-368-1053-1_1,
© 2015 Bohn Stafleu van Loghum, onderdeel van Springer Media BV

1.1 Inleiding

Diabetes mellitus is in essentie een stoornis van het glucosemetabolisme. Onder deze algemene omschrijving zijn diverse vormen van diabetes mellitus te onderscheiden. Gemeenschappelijk kenmerk is een verhoogde glucoseconcentratie in het bloed. Glucose is de voorkeursbron voor energie voor alle lichaamscellen. Hersencellen zijn voor de toelevering van energie geheel afhankelijk van glucose en vereisen voor hun functioneren 25% van de glucose die dagelijks in het lichaam wordt verbrand. Andere cellen, zoals spiercellen, kunnen voor hun energievoorziening ook terugvallen op de verbranding van vetten. Bij gezonde mensen wordt de bloedglucosespiegel binnen nauwe grenzen gereguleerd. Na de maaltijd vangt een piek in insuline-uitscheiding de glucose van de maaltijd op. De glucose wordt onder invloed van insuline opgenomen in de perifere cellen van spier- en vetweefsel, terwijl de overmaat aan glucose in de lever als reservevoorraad wordt opgeslagen als glycogeen. Bij patiënten met diabetes mellitus stijgt de bloedglucosespiegel. Dit wordt hyperglykemie genoemd. Verhoogde bloedsuikerwaarden gaan gepaard met klachten zoals dorst (polydypsie) en veel plassen (polyurie), in samenhang met vermoeidheid.

Insuline is een van de belangrijkste hormonen die door de alvleesklier worden geproduceerd. Insuline draagt in belangrijke mate bij aan het reguleren van de stofwisseling door beïnvloeding van talloze processen. In de glucosestofwisseling regelt insuline de opname van glucose vanuit het bloed door de perifere weefsels (spier, vetweefsel en lever). Bovendien remt insuline de glycogeenafbraak en de gluconeogenese in de lever. Daarnaast heeft insuline ook belangrijke effecten op de vetstofwisseling (zoals de vorming van triglyceriden in de lever) en het eiwitmetabolisme. Bij diabetes mellitus kan de bloedglucosespiegel door verschillende mechanismen verhoogd raken. Zo is er een gestoorde functie van de bètacel in de alvleesklier (pancreas), waardoor er een verminderd vermogen is tot productie en uitscheiding van insuline. Ook kan er in de perifere weefsels en organen een verminderde gevoeligheid voor insuline bestaan, die niet meer gecompenseerd kan worden door de bètacellen in de pancreas. Algemeen wordt een indeling voor de verschillende vormen van diabetes mellitus gebruikt die gebaseerd is op de oorzaak van het insulinetekort: absoluut insulinetekort wil zeggen onvoldoende insulineproductie door falen van de bètacellen in de pancreas, of relatief insulinetekort waarbij sprake is van onvoldoende insulineproductie om het gewenste bloedglucose verlagend effect te bereiken door ongevoeligheid van de perifere cellen.

1.2 Rol van de alvleesklier

Voor we nader ingaan op de pathofysiologie en de gestoorde functie van de alvleesklier, staan we eerst stil bij de rol van de alvleesklier bij een normale glucoseregeling. Bij de energiehuishouding in het algemeen en de glucoseregulatie in het bijzonder speelt de pancreas een grote rol (zie ◻ figuur 1.1). In de pancreas bevinden zich de eilandjes van Langerhans, waarin diverse functionele celsoorten te onderscheiden zijn die hormonen produceren:

- bètacellen (70-75%), die insuline produceren (dat een bloedglucoseverlagende werking heeft);

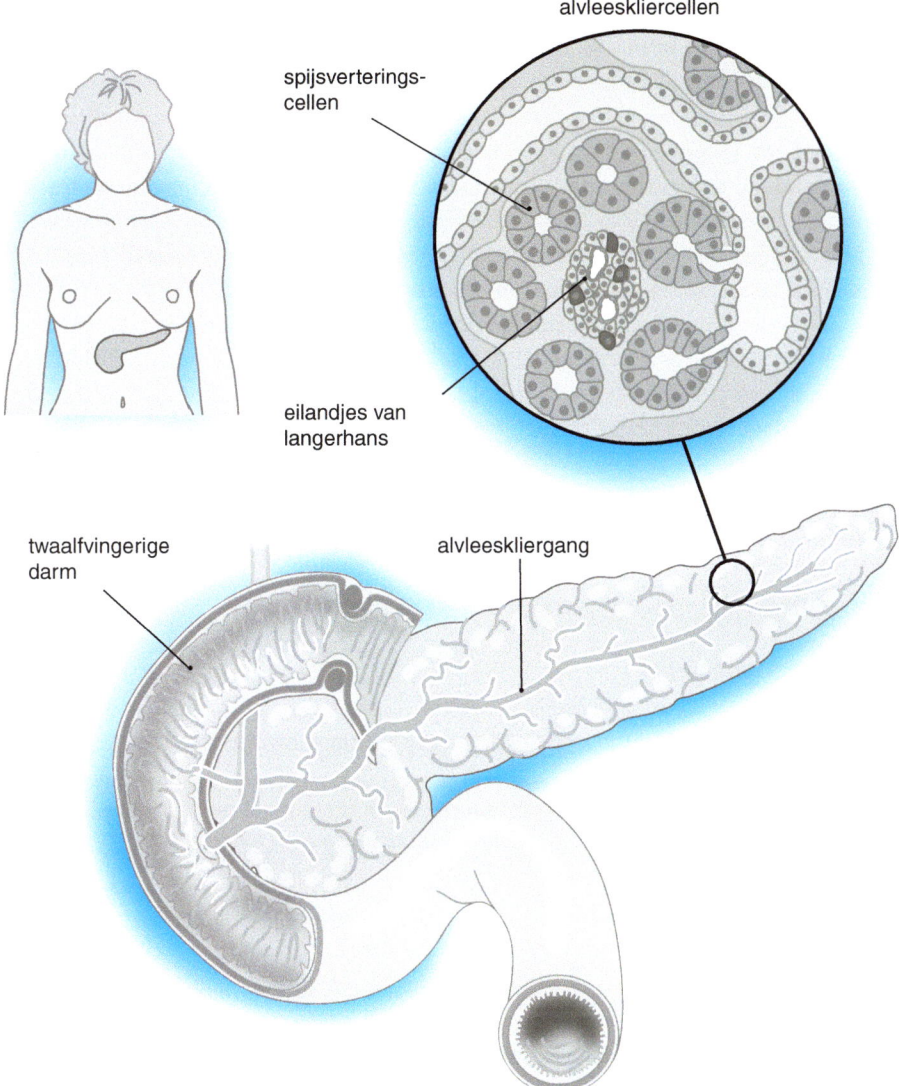

Figuur 1.1 De alvleesklier ofwel pancreas

- alfacellen (20%), die glucagon produceren (dat een bloedglucoseverhogende werking heeft);
- deltacellen (4%), die somatostatine produceren (dat in de pancreas de vorming van insuline en glucagon tegengaat).

Daarnaast maakt de alvleesklier enzymen (zoals amylase en lipase) aan, die betrokken zijn bij de vertering van het voedsel zodra dit de maag verlaat en in de dunne darm terechtkomt.

De insulinesecretie is nauw afgestemd op de glucoseconcentratie in het bloed. De belangrijkste prikkel voor insulinesecretie is een stijging van de glucosespiegel. Enerzijds is er voortdurend een basale uitscheiding van insuline, die ongeveer de helft van de dagelijkse insulineproductie uitmaakt. Aan de andere kant is er een pulsatiele (stuwende, kloppende) insulinesecretie na de maaltijd, als reactie op de stijging van de glucoseconcentratie in de portale venen van de lever. De bètacellen in de pancreas scheiden insuline uit als een prohormoon (voorstadium van een hormoon), dat na secretie uiteenvalt in insuline en een verbindend tussenstukje dat C-peptide wordt genoemd. Nadat insuline zich aan de receptor aan de buitenkant van een cel heeft verbonden, wordt een boodschap naar binnen in de cel afgegeven. Vervolgens treedt verandering op in de glucosetransporterende eiwitten in de celmembraan, waardoor de glucose de cel in gaat.

Insuline verlaagt de bloedsuikerspiegel doordat het spier- en vetcellen ertoe aanzet om glucose op te nemen en ervoor zorgt dat de lever glucose opslaat in de vorm van glycogeen. Insuline heeft ook invloed op het metabolisme van eiwitten en vetten. De uitscheiding van insuline staat verder onder invloed van verschillende hormonen, zoals de darmhormonen. Adrenaline, dat vrijkomt bij stress, remt de secretie van insuline. Daarnaast zijn er hormonen met een tegengesteld effect, zoals glucagon. Bij een lage bloedglucosespiegel doet glucagon het glucosegehalte stijgen, doordat het glucose vrijmaakt uit het in de lever opgeslagen glycogeen.

1.3 Type-1-diabetes

Diabetes mellitus type 1 (DM I), ook genoemd type-1-diabetes, ontstaat door vernietiging van bètacellen in de pancreas door auto-immuunprocessen. Hierdoor ontstaat een tekort aan insuline. Deze vorm van diabetes presenteert zich meestal op relatief jonge leeftijd (< 30 jaar) en vrij abrupt, met alle kenmerken van een uitgesproken hyperglykemie (zoals polydipsie en polyurie). Er bestaat grote kans op het ontwikkelen van een ketoacidose (zie ▶ hoofdstuk 3).

Bij deze auto-immuunprocessen spelen waarschijnlijk zowel genetische factoren als omgevingsvariabelen een rol, zoals virale infecties en seizoensinvloeden. Bovendien lijkt borstvoeding deels te beschermen tegen het ontstaan van type-1-diabetes. Bij type-1-diabetes zijn bij meer dan 90% van de patiënten antistoffen (zogeheten GAD-antistoffen, GAD = *glutamic acid decarboxylase*) aantoonbaar. Er bestaat een verband tussen type-1-diabetes en andere auto-immuunziekten zoals schildklierziekten (zowel hypothyreoïdie als hyperthyreoïdie), vitiligo (een auto-immuunziekte die de pigmentcellen vernietigt waardoor vooral op gelaat, borst en handen witte vlekken ontstaan), de ziekte van Addison (uitval van de bijnierschors waardoor er geen productie van de bijnierschorshormonen cortisol en aldosteron is) en coeliakie (een immunologische respons in de dunne darm op gluten, wat de opname van bouwstoffen uit de voeding bemoeilijkt).

> **Latent auto-immune diabetes of adults (LADA)**
> Een subgroep van type-1-diabetes is de 'latent auto-immune diabetes of adults' (LADA). Dit is een traag verlopende auto-immuundiabetes die voorkomt bij mensen ouder dan 30 jaar, bij wie eveneens GAD-antistoffen aantoonbaar zijn. Bij deze patiënten wordt,

ondanks een normale Body Mass Index (BMI), in de beginfase nogal eens de diagnose type-2-diabetes gesteld.

Denk bij een patiënt met een normale BMI die relatief snel insuline nodig heeft en wordt ingeschat als **type-2-diabetespatiënt** daarom altijd aan de mogelijkheid van een LADA. Hoewel deze patiënten aanvankelijk nog met orale middelen te behandelen zijn, is meestal toch relatief snel introductie van insuline nodig.

1.4 Type-2-diabetes

De vorm van diabetes die in dit boek centraal staat is diabetes mellitus type 2 (DM II), ook wel type-2-diabetes genoemd. Kenmerkend is een initiële combinatie van insulineresistentie en een relatief insulinetekort. Aanvankelijk kan de insulineresistentie nog gecompenseerd worden door een toename in insulineproductie. Door verval van bètacellen ontstaat bij voortschrijdende ziekte echter een tekort, zodat de diabetes mellitus manifest wordt.

Type-2-diabetes komt nogal eens voor bij mensen met het metabool syndroom (overgewicht, hypertensie en vetstofwisselingsstoornissen). Hierdoor brengt het een sterk verhoogd risico op hart- en vaatziekten met zich mee (zie ▶ hoofdstuk 5). Als de diagnose type-2-diabetes gesteld wordt, kunnen er bovendien al complicaties op microvasculair niveau zijn (zie ▶ hoofdstuk 5). De ziekte presenteert zich meestal bij oudere patiënten (> 40 jaar), bij wie na een symptoomarme fase klachten ontstaan zoals vermoeidheid, dorst met frequenter plassen en gewichtsverlies. Vaak is er een positieve familieanamnese.

1.5 Overige typen van diabetes mellitus

Naast diabetes mellitus type 1 en type 2 kan men nog een aantal specifieke vormen van diabetes mellitus onderscheiden. Het betreft een heterogene groep aandoeningen, waarbij de (functie van de) alvleesklier door uiteenlopende ziekteprocessen wordt aangetast. Voorbeelden zijn een ontsteking aan de alvleesklier (pancreatitis), die kan optreden door galstenen, een virale infectie, een sterk verhoogd triglyceridengehalte en na overmatig alcoholgebruik. Ook operaties aan de alvleesklier kunnen gecompliceerd worden door een pancreatitis met pancreasuitval. Cystische fibrose is ook geassocieerd met een verminderde pancreasfunctie.

Daarnaast kan medicatiegebruik het ontstaan of manifest worden van diabetes mellitus uitlokken. Meestal is er daarbij al wel sprake van een aanleg voor diabetes mellitus. Bekende geneesmiddelen die diabetes mellitus doen ontstaan zijn corticosteroïden (via toename van insulineresistentie), immunosuppressiva zoals tacrolimus (via afname van de bètacelfunctie) en de moderne antipsychotica (via gewichtstoename met insulineresistentie en via direct effect op de pancreas).

Tot slot hebben bloeddrukverlagende middelen zoals hydrochloorthiazide en bètablokkers een diabetogeen effect op de glucosehuishouding. Kenmerkend hierbij is dat zowel de endocriene pancreasfunctie (productie van hormonen) als de exocriene functie (productie van enzymen) aangedaan kan zijn.

Ook de erfelijke vorm 'maturity onset diabetes of the young' (MODY) wordt tot deze groep van diabetesvormen gerekend (zie ▶ kader).

Maturity onset diabetes of the young (MODY)

Van MODY zijn tot nu toe zes (mogelijke zeven) subtypen geïdentificeerd. Dit is een genetische aanleg met een autosomaal dominant overervingspatroon (monogenetisch), waardoor de aandoening familiale clustering vertoont. Meestal zijn er bij MODY-patiënten verwanten met diabetes mellitus tot in drie of meer generaties terug te vinden. De autosomale overerving betekent dat wanneer een van de ouders met MODY-diabetes behept is, vrouwen en mannen evenveel kans hebben op het ontwikkelen van de aandoening. MODY manifesteert zich meestal al voor het vijfentwintigste jaar en wordt daardoor vaak eerst getypeerd als type-1-diabetes. Er is echter geen auto-immuunstoornis met vorming van antilichamen. De aandoening is niet progressief en vertoont relatief weinig complicaties. Eerste behandeling is een dieet; bij het inzetten van medicatie verdienen sulfonylureumderivaten de voorkeur (niet: metformine). Het genetisch effect bij MODY leidt tot bètaceldisfunctie.

Denk altijd aan MODY bij iemand die wordt ingeschat als een type-1-diabetespatient, niet reageert op metformine, weinig progressie en weinig complicaties vertoont en bij wie geen antilichamen (GAD) aantoonbaar zijn. Bij MODY zijn SU-derivaten in de behandeling de eerste keus.

1.6 Zwangerschapsdiabetes

Bij de combinatie van een door de zwangerschap hormonaal geïnduceerde insulineresistentie en een (relatief) insulinetekort dat de alvleesklier niet kan aanvullen, spreken we van zwangerschapsdiabetes. (Dit is overigens iets anders dan zwangerschap bij iemand die al bekend is met diabetes mellitus.) Zwangerschapsdiabetes kan tijdens het tweede en derde trimester van de zwangerschap en bij de bevalling voor complicaties zorgen. Tijdens de zwangerschap kan er een teveel aan vruchtwater (polyhydramnion) ontstaan, een buitensporige groei van de foetus met het risico op macrosomie (geboortegewicht > 4 kg) en een verhoogd risico op intra-uteriene vruchtdood. Bij de bevalling kan door het hoge geboortegewicht van de baby het baringsproces stagneren, met een verhoogde kans op een kunstverlossing of schouderdystokie (blijven steken van de schoudertjes tijdens de baring). Etniciteit en overgewicht gelden als risicofactoren. Daarnaast neemt het risico op zwangerschapsdiabetes toe met de leeftijd. Veel vrouwen met zwangerschapsdiabetes ontwikkelen na de bevalling alsnog type-2-diabetes (zie ▶ hoofdstuk 10.4).

1.7 Prediabetes

Prediabetes verhoogt de kans dat diabetes zich zal openbaren en hangt sterk samen met het metabool syndroom. Bij prediabetes zijn er gestoorde postprandiale en/of nuchtere

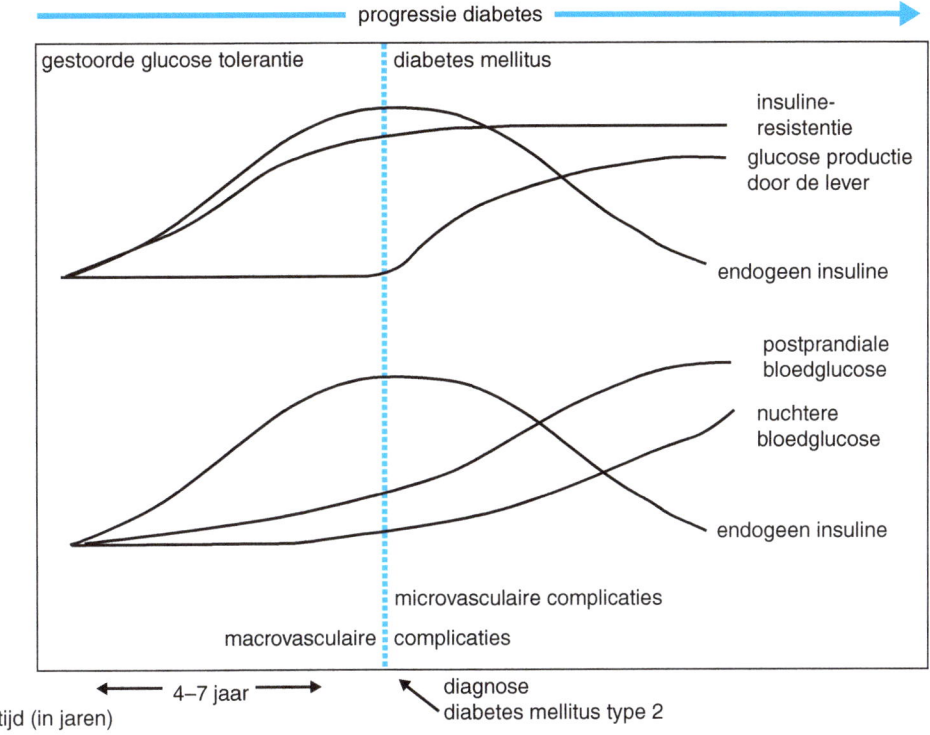

Figuur 1.2 Ontwikkeling van type-2-diabetes in de tijd. Als eerste valt een toename van postprandiale glucose op, waarna later ook de nuchtere glucose verhoogd raakt.

glucosewaarden, die echter nog lager zijn dan de grens die in de definitie van type-2-diabetes wordt aangeduid. In de ontwikkeling van deze vorm valt ten eerste een stijging van de bloedglucose na de maaltijd (= postprandiaal) op, door het verloren gaan van de met de maaltijd verbonden vroege insulinepiek. Pas in een later stadium in het ziekteproces stijgt ook het nuchtere bloedglucose (zie figuur 1.2). Een gestoorde glucosetolerantie zegt meer over het mogelijke ontstaan van type-2-diabetes dan een gestoorde nuchtere bloedglucose. Is er een gestoorde glucosetolerantie, dan verhogen hypertensie, abdominale adipositas en een verhoogd triglyceridengehalte het risico op het ontwikkelen van type-2-diabetes.

De prevalentie van gestoorde postprandiale glucose varieert in Europese landen van 3-10%. Afhankelijk van de mondiale en etnische regio bedraagt het percentage dat diabetes ontwikkelt 1,5-7,3%. Ten minste een derde van de personen met een gestoorde glucosetolerantie (IGT) ontwikkelt binnen tien jaar type-2-diabetes.

Het is om een aantal redenen belangrijk om aandacht te besteden aan prediabetes.
- De gestoorde glucosetolerantie (IGT) en gestoorde nuchtere glucose (IFG) kunnen voorstadia zijn van type-2-diabetes.
- Bij prediabetes is er al een sterk verhoogd risico op macrovasculaire complicaties, door de associatie met andere variabelen uit het metabool syndroom.
- Het op grote schaal vóórkomen van prediabetes zorgt mede voor de explosieve stijging van het aantal nieuwe patiënten met type-2-diabetes.

– Nieuwe behandelmogelijkheden maken het in de toekomst misschien mogelijk om de progressie van prediabetes tot manifeste diabetes mellitus te vertragen.

In ▶ hoofdstuk 8 wordt nader ingegaan op prediabetes.

Begeleiding van diabetespatiënten is een belangrijke taak in de eerstelijns zorg. Via taakdelegatie is een groot deel van deze taak door de praktijkondersteuner overgenomen van de huisarts. De praktijkondersteuner zal in haar werkveld met name te maken krijgen met patiënten die type-2-diabetes hebben. Het is hierbij belangrijk dat de praktijkondersteuner inzicht heeft in de diverse vormen van diabetes mellitus die onderscheiden worden. De diverse vormen van diabetes worden gekenmerkt door verschil in ontstaanswijze en ziekteproces en in het optreden van diabetesgerelateerde complicaties en behandeling.

Casus 1.1 Is het wel type-2-diabetes?

Meneer L. is 30 jaar. Bij hem is een halfjaar geleden de diagnose type-2-diabetes gesteld. Hij heeft een BMI van 23. Ondanks metformine 3 dd 850 mg blijft zijn Hemoglobine A1c (HbA1c) 8,4% met een nuchtere glucose tussen 8 en 9 mmol/L. Bij de laatste bepaling liep het HbA1c zelfs op tot 9%. De praktijkondersteuner twijfelt aan de diagnose type-2-diabetes.

Vraag 1.1
– Van welke andere typen diabetes kan er bij deze patiënt sprake zijn?
– Welke informatie uit de casus kan aanwijzingen geven voor verdere typering van de diagnose?
– Wat zou u verder willen weten om meer zekerheid te verkrijgen over het type diabetes?

Kernpunten
– Diabetes mellitus is een verstoring van de glucosestofwisseling die gekenmerkt wordt door hyperglykemie (verhoogde bloedglucose).
– Binnen diabetes mellitus kunnen diverse subgroepen worden onderscheiden op basis van een primair falen van de insulineproductie (in de bètacellen van de pancreas) of een primaire ongevoeligheid van de perifere weefsels voor insuline.
– Diabetes mellitus vraagt om een adequate behandeling, omdat hyperglykemie gepaard gaat met klachten en een toegenomen kans op complicaties aan grote en kleine bloedvaten.

Het metabool syndroom

Samenvatting
Mensen met het metabool syndroom hebben meer kans om type-2-diabetes te krijgen. Dit hoofdstuk bespreekt beknopt de historie van het concept metabool syndroom. Hierna wordt de meest recente definitie en vervolgens de ontstaanswijze van het metabool syndroom besproken. Daarnaast wordt ingegaan op de relatie tussen type-2-diabetes en het metabool syndroom, met als centrale verbinding het begrip insulineresistentie. Ook wordt aandacht besteed aan het metabool syndroom als conglomeraat van risicofactoren voor het ontwikkelen van hart- en vaatziekten.

2.1 Inleiding – 12

2.2 Historisch perspectief – 12

2.3 Definitie – 14

2.4 Pathogenese – 15

R. Holtrop, *Dichter bij diabetes*, DOI 10.1007/978-90-368-1053-1_2,
© 2015 Bohn Stafleu van Loghum, onderdeel van Springer Media BV

2.1 Inleiding

Mensen met het metabool syndroom hebben meer kans om type-2-diabetes te krijgen. Dit hoofdstuk bespreekt beknopt de historie van het concept metabool syndroom. Hierna worden de meest recente definitie en vervolgens de ontstaanswijze besproken.

2.2 Historisch perspectief

Het metabool syndroom is een combinatie van verschillende factoren, waaraan waarschijnlijk een gemeenschappelijke oorzaak ten grondslag ligt. Elk van deze factoren vormt een afzonderlijke risicofactor voor hart- en vaatziekten. In principe vertoont een patiënt met het metabool syndroom geen symptomen. Meestal presenteert hij zich dan ook pas op het moment dat er complicaties optreden.

Er bestaan diverse definities voor het metabool syndroom (zie ▶ paragraaf 2.3). Deze definities verschillen onderling vooral in de grenswaarden die gehanteerd worden voor de variabelen die tot het metabool syndroom worden gerekend.

In 1988 werd het metabool syndroom als denkmodel gelanceerd tijdens de jaarlijkse bijkomst van de American Diabetes Association. Reaven introduceerde in een voordracht de term 'insulineresistentiesyndroom' ofwel syndroom X. Reaven stelde dat ongevoeligheid voor insuline en de daarvoor compenserende toename in insulineproductie patiënten gevoeliger maakte voor het ontwikkelen van zowel hypertensie, dyslipidemie als diabetes mellitus. Hierdoor en daarmee samenhangend ontstaat een hoger risico op hart- en vaatziekten. Hoewel Reaven obesitas niet in zijn lijst van factoren had opgenomen, erkende hij wel gewichtsverlies en lichamelijke activiteit als voor de hand liggende behandeling voor het syndroom X.

Tijdens hetzelfde ADA-congres in 1988 merkte De Fronzo op dat insulineresistentie uitwerking had op een breed scala van orgaansystemen, zoals de skeletspieren, de lever en op het niveau van de vetcellen. Zo lang het vermogen van de bètacellen in de pancreas om de progressieve insulineresistentie te compenseren niet wordt overschreden, blijft het mogelijk om nuchtere en postprandiale glykemie te beheersen. Wanneer de bètacellen niet meer in staat zijn de glykemische balans te bewaren, manifesteert zich diabetes mellitus. In 1988 werd de rol van het in de buikorganen centraal opgeslagen vet als basisprobleem voor het ontstaan van het metabool syndroom nog niet als zodanig erkend. Pas in 2003 integreerde De Fronzo het centrale vet en de vrije vetzuren tot een cruciale schakel in zijn model voor het ontstaan van insulineresistentie (zie ◘ figuur 2.1).

> **Casus 2.1 Beoordeling van een patiënt met prediabetes op kenmerken van het metabool syndroom**
>
> Een praktijkondersteuner inventariseert een patiënt bij wie recent de diagnose prediabetes is gesteld, aan de hand van in veneus plasma bepaalde nuchtere glucose en een glucose twee uur postprandiaal. Bij haar inventarisatie verzamelt ze een aantal aanvullende onderzoeksgegevens:
> - totaal cholesterol: 6,3 mmol/L, triglyceriden 1,8 mmol/L, HDL 1,1 mmol/L;
> - glucose nuchter: 6,2 mmol/L;

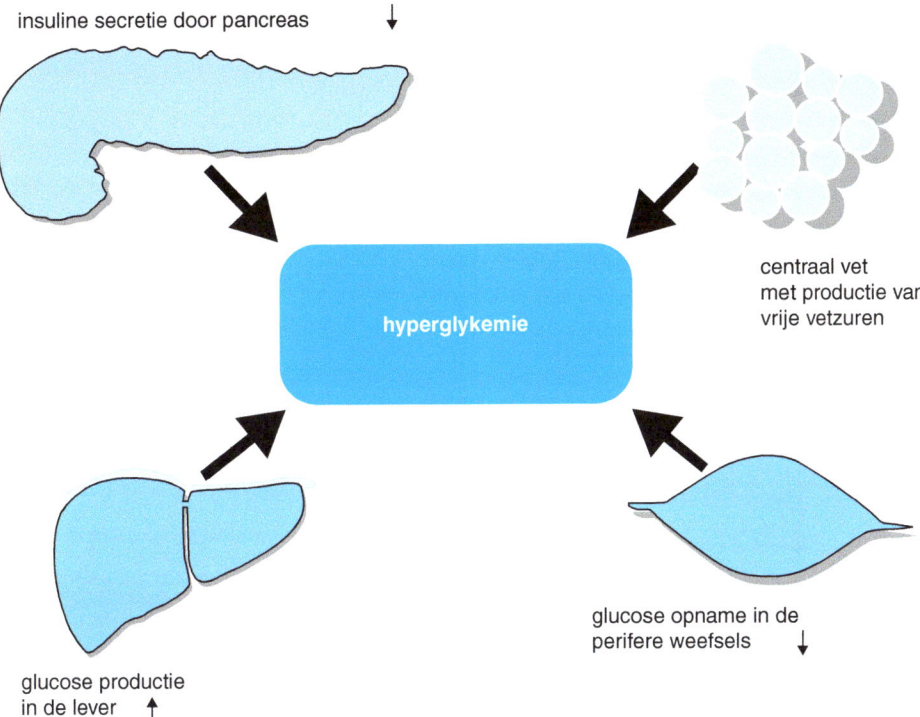

Figuur 2.1 Model van het metabool syndroom, met daarin een cruciale rol voor het centrale vetweefsel. (Vrij naar DeFronzo RA, 2009)

- tailleomvang: 100 cm;
- bloeddruk systolisch: 140 mmHg (onbehandeld).

Vraag 2.1
Welke van de genoemde onderzoeksgegevens voldoen aan de definitie van het metabool syndroom? Maak hierbij gebruik van de informatie uit tabel 2.1.

Casus 2.2 Een belaste cardiovasculaire anamnese voorafgaand aan een verhoogde nuchtere bloedglucose

Meneer W. (64) maakte in 1991 een myocardinfarct door. Ten tijde van het infarct rookte hij en had hij fors overgewicht en hypertensie. Hij houdt zich sinds het infarct keurig aan de secundaire preventiemaatregelen. Het roken werd gestaakt en hij gebruikt simvastatine 40 mg, acetylsalicylzuur 80 mg en enalapril 20 mg. Meneer W. is uit controle van de cardioloog ontslagen en vervoegt zich jaarlijks bij de huisarts. Bij laboratoriumcontrole viel nu voor het eerst een veneuze nuchtere bloedglucose van 8,7 mmol/L op. Het hierna bepaalde HbA1c betrof 8%.

Vraag 2.2
Interpreteer de gevonden glucosewaarden van meneer W.
- Welk percentage van de patiënten maakt reeds voor het stellen van de diagnose type-2-diabetes een cardiovasculair event door?
- Welk percentage van de patiënten met type-2-diabetes overlijdt uiteindelijk aan cardiovasculaire complicaties (maak voor de beantwoording van de vragen gebruik van de informatie uit hoofdstuk 5).

Tabel 2.1 De criteria voor het metabool syndroom van het National Cholesterol Education Program-Adult Treatment Panel III (NCEP-ATP III). Bij drie of meer van de genoemde criteria is er sprake van het metabool syndroom (waarbij triglyceriden en HDL-cholesterol apart geteld worden).

criterium	allen	mannen	vrouwen
abdominale obesitas: tailleomtrek		> 102 cm	> 88 cm
triglyceriden	> 1,7 mmol/L		
HDL-cholesterol		< 1,0 mmol/L	< 1,3 mmol/L
bloeddruk systolisch	> 130		
bloeddruk diastolisch	> 85 (of behandeld voor hypertensie)		
glucose-intolerantie nuchtere glucose	> 6,1 mmol/L		

2.3 Definitie

In 2001 formuleerde het National Cholesterol Education Program-Adult Treatment Panel III (NCEP-ATP III) vijf sleutelcomponenten van het metabool syndroom die stuk voor stuk gerelateerd zijn aan cardiovasculaire ziekte en samen een synergetische werking hebben. Dit zijn:
1. abdominale obesitas;
2. atherogene (bloedvatvernauwing veroorzakende) dyslipidemie;
3. hypertensie;
4. glucose-intolerantie;
5. insulineresistentie (zie tabel 2.1).

Andere omschrijvingen van het metabool syndroom, zoals de definities van de World Health Organization (WHO; 1999) en de International Diabetes Federation (IDF; 2005), plaatsen de insulineresistentie meer centraal dan abdominale obesitas. Dit komt in hun definities tot uiting in meer gedifferentieerde maten voor glucose-intolerantie (met afkappunten voor nuchtere en postprandiale glucose, glucosetolerantietest, of glucoseopname in studies naar diabetesgerelateerde oogaandoeningen) en het vervangen van tailleomtrek door BMI. De WHO-definitie betrekt er nog een afkappunt voor microalbuminurie bij. Het zal duidelijk zijn dat welke definitie voor metabool syndroom met de bijbehorende criteria er wordt gehanteerd, bepalend is voor de gevonden prevalentie van metabool syndroom in een populatie. De NCEP-ATP-III-criteria (zie ▫ tabel 2.1) zijn in onderzoek het meest gehanteerd. In de National Health and Nutrition Examination Survey (NHANES) werd met behulp van NCEP-ATP-III-criteria vastgesteld dat 27% van de Amerikaanse volwassenen voldoet aan de kenmerken van het metabool syndroom.

Kritische kanttekeningen bij de definiëring van het metabool syndroom betreffen nog de seksespecifieke afkappunten voor criteria zoals tailleomtrek en HDL-cholesterol. Verder zal er nog meer *evidence* verzameld moeten worden voor de hypothese dat eenzelfde mate aan intra-abdominaal vet bij mannen en vrouwen tot een verschil in risico op hart- en vaatziekten leidt. Daarnaast moet bij het criterium bloeddruk verder verduidelijkt worden of het gaat om systolische en diastolische bloeddruk afzonderlijk of om de combinatie van beide. Bovendien moet nog verhelderd worden hoe reeds behandelde hypertensie meegewogen moet worden.

2.4 Pathogenese

In vroeger tijden van schaarste gold overduidelijk dat de kans op overleven direct gecorreleerd was met het vermogen om energie op te slaan in de vorm van vet. Deze vetvoorraad, gelokaliseerd in vetcellen (adipocyten), kon dan weer gebruikt worden als brandstof als de energieaanvoer in de vorm van calorieën te wensen overliet. Tijdens een periode van vasten gebruikt het lichaam de uit het opgeslagen vet vrijgekomen vrije vetzuren als brandstof. Zodra vrije vetzuren vanuit het centrale abdominale vet in de circulatie komen, ontstaat er, fysiologisch, een zekere insulineresistentie. Deze heeft als functie om koolhydraten te sparen voor de vitale organen die aangewezen zijn op koolhydraten als brandstof, zoals het centrale zenuwstelsel.

In tijden van overvloed heeft dit fysiologische mechanisme geen functie. Onder deze omstandigheden blijft het glucosemetabolisme, bij een overmatige productie van vrije vetzuren, in balans zolang de basale en postprandiale insulinesecretie de door de vrije vetzuren aangezette insulineresistentie kunnen compenseren. Door de combinatie van een overmatige inname van calorieën en een gebrek aan lichamelijke beweging is er, vooral in de westerse wereld, sprake van een explosieve toename van obesitas. Obesitas en in het bijzonder de stapeling van abdominaal vet vergroot het risico op het ontwikkelen van het metabool syndroom.

Voor een verduidelijking van de samenhang tussen de verschillende elementen van het metabool syndroom wordt in het volgende kader kort ingaan op elk van deze elementen. Achtereenvolgens komen hierbij aan de orde de belangrijke rol van het centrale buikvet en de invloed hiervan op het ontstaan van gestoorde glucosetolerantie, op de bloedvetten, op de productie van eiwitten die betrokken zijn bij ontstekingsprocessen en op de invloed die op en vanuit de vaatwand gegenereerd wordt in het evenwicht tussen stolling/antistolling en op de bloeddruk. Het kader biedt verdere verdieping van de kennis over de verschillende aspecten van het metabool syndroom.

Mechanismen van het metabool syndroom
Abdominaal vet als sturend mechanisme

Het abdominale buikvet (centrale obesitas) vormt de basis voor het ontstaan van het metabool syndroom. Vanuit het centrale vet worden diverse met elkaar samenhangende processen in gang gezet (zie figuur 2.2).

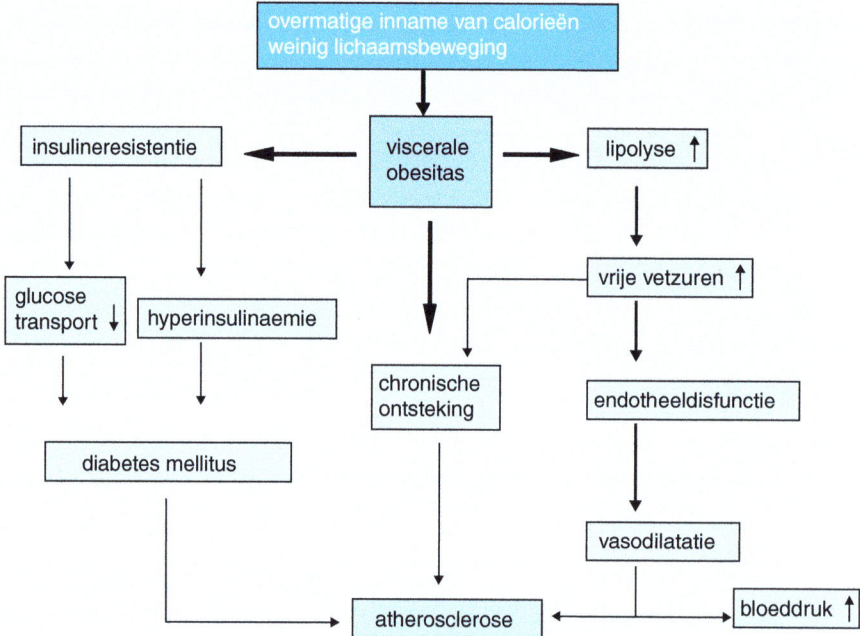

Figuur 2.2 Rol van het centrale buikvet in het metabool syndroom. Toename van het viscerale vet (in de ingewanden) leidt tot verstoring van het lipidenspectrum, toename van insulineresistentie, diabetes mellitus en hypertensie.

Uit het centrale buikvet komt een overmaat aan niet-veresterde vrije vetzuren vrij. Deze vetzuren hebben verschillende effecten op meerdere organen.
- In de eerste plaats resulteren de vrije vetzuren in een toename van de insulineresistentie, zowel perifeer als in de lever. Wanneer de insulineresistentie niet langer gecompenseerd kan worden door een toename van de insulineproductie in de pancreas, manifesteert zich diabetes mellitus).
- Daarnaast leidt het verhoogde aanbod van vrije vetzuren aan de lever tot de productie van triglyceridenrijke cholesteroldeeltjes (VLDL). Hierdoor ontwikkelt zich een voor het metabool syndroom kenmerkend lipidenprofiel met verhoogde triglyceriden en een laag HDL-cholesterol. Daarnaast reguleert het centrale vet de synthese van adinopectine die daarin plaatsvindt (zie figuur 2.3).

2.4 · Pathogenese

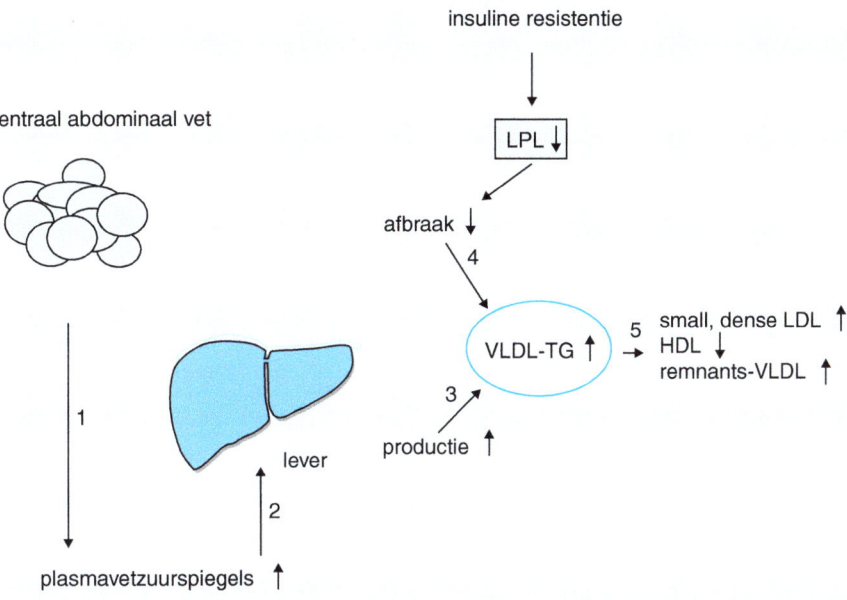

◘ **Figuur 2.3** Het ontstaan van dyslipidemie bij het metabool syndroom. Ten gevolge van insulineresistentie wordt de insulineresistentie minder onderdrukt en vindt er een verhoogde productie van vrije vetzuren plaats (1). Deze vrije vetzuren worden naar de lever getransporteerd (2), waar ze dienen voor een verhoogde productie van VLDL (3). Door de insulineresistentie is het enzym dat verantwoordelijk is voor de afbraak van de triglyceridenrijke VLDL-deeltjes verminderd actief, waardoor de afbraak van de VLDL-deeltjes is afgenomen (4). Het resultaat ((3) + (4)) is een overmaat van VLDL-deeltjes in de bloedbaan (5), wat zich uit in een verhoogd triglyceridengehalte.

- Bovendien vindt in het centrale vet de productie plaats van eiwitten die een rol spelen bij ontstekingsprocessen zoals tumornecrosefactor-α (TNF-α) en interleukine-6. Deze ontstekingseiwitten oefenen een brede invloed uit die weer leidt tot verdere insulineresistentie, vrijkomen van vetzuren (lipolyse) en disfunctie van de vaatwand (endotheeldisfunctie) en een afname van adiponectine, een hormoon dat in het vetweefsel geproduceerd wordt en in de perifere weefsels een gunstig effect heeft op de vetstofwisseling en de insulineresistentie.
- Verder produceert het centrale vet een eiwit dat een rol speelt in het stollingsevenwicht, PAI-1. Hierdoor ontstaat in het vaatstelsel een milieu waarin stollingsneiging de boventoon gaat voeren (zie ◘ figuur 2.4).

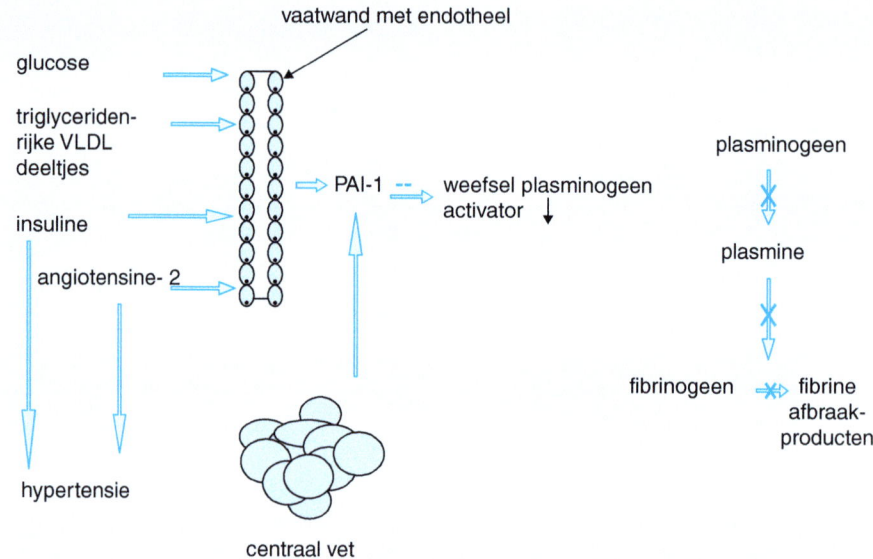

◘ **figuur 2.4** Invloed van de verschillende parameters van het metabool syndroom op de vaatwand en de daarop volgende reactie vanuit de vaatwand voor de bloeddruk en stollingsprocessen.

Insulineresistentie en hyperglykemie

Het centrale buikvet draagt op verschillende niveaus bij aan het ontstaan van insulineresistentie (◘ figuur 2.4). Vanuit het buikvet komen vrije vetzuren beschikbaar en daarnaast produceert het abdominale vet eiwitten zoals interleukine-6 en tumornecrosefactor-α, die betrokken zijn bij ontstekingsprocessen. De insulineresistentie uit zich in de perifere organen, bijvoorbeeld in de spier, in een verminderde glucoseopname in respons op insuline. Daarnaast neemt door insulineresistentie de invloed van insuline op de lever af, waardoor het vrijkomen van in de vorm van glycogeen opgeslagen glucose (glycogenolyse) te weinig wordt onderdrukt. Hierdoor stijgt de nuchtere bloedglucose. In de pancreas vermindert de respons van de vroege insulinepiek in reactie op de maaltijd, waardoor postprandiale glucosewaarden oplopen.

Dyslipidemie

Lipiden vormen een belangrijke energiebron voor het lichaam. Daarnaast dienen vetten ook als bouwstof voor onder meer de celwand. Bovendien is vet een bestanddeel voor de synthese van sommige hormonen. Vetten uit de voeding worden in de darm door enzymen gesplitst in vetzuren en glycerol. Na opname via de darmwand worden deze bestanddelen omgevormd tot triglyceriden. Naast de opname via de darm van vetten uit de voeding, vindt ook synthese van vetten (triglyceriden) in de lever plaats. In het lichaam worden lipiden naar de lever en van de lever naar de perifere weefsels vervoerd als lipoproteïnen: deeltjes waarbij vetten zoals triglyceriden, vrij cholesterol en cholesterolesters in eiwitten (apoproteïnen) verpakt zijn.

Deze lipoproteïnen kunnen worden onderverdeeld in chylomicronen, very-low-densitylipoproteïne (VLDL), high-densitylipoproteïne (HDL) en low-densitylipoproteïne (LDL). Het begrip 'density' verwijst naar het verschil in dichtheid waarmee de lipoproteïnen natuurkundig van elkaar verschillen. Dichtheid geeft de hoeveelheid massa per volume weer. De chylomicronen en VLDL bevatten voornamelijk triglyceriden en slechts weinig cholesterol. De afbraakproducten van VLDL (de VLDL-remnants) zijn relatief rijk aan cholesterolesters en de LDL-deeltjes bevatten voornamelijk cholesterolesters. Hetzelfde geldt voor de HDL-lipoproteïnen, die het overtollige cholesterol vanuit de periferie terug naar de lever transporteren en dus beschermen tegen atherosclerose. 70% van het cholesterol bevindt zich in het LDL en 25% van het cholesterol zit in HDL-deeltjes

De vetten uit de darm worden na opname verpakt in het lipoproteïne chylomicron, terwijl de door de lever geproduceerde triglyceriden getransporteerd worden in het lipoproteïne VLDL. Na opname in de perifere weefsels worden vetten als triglyceriden opgeslagen (lipogenese). Wanneer vetten voor energieverbranding nodig zijn, vindt vetafbraak (lipolyse) plaats van triglyceriden tot vrije vetzuren en glycerol.

Een gezond lipidenspectrum kan kort worden samengevat in de 5-3-2-1-regel; totaal cholesterol lager dan 5,0 mmol/L, LDL-cholesterol lager dan 3,0 mmol/L, triglyceridengehalte lager dan 2,0 mmol/L en HDL-cholesterol hoger dan 1,0 mmol/L. Uitgaande van deze criteria is bij 30 tot 70% van de mensen met type-2-diabetes sprake van een gestoord lipidenspectrum.

De dyslipidemie bij patiënten met type-2-diabetes wordt gekenmerkt door een verhoogde plasmatriglycerideconcentratie en een verlaagde HDL-cholesterolconcentratie. Bij een goede glykemische controle is het LDL-cholesterol niet verhoogd. Wel zijn de LDL-deeltjes kleiner en werken ze meer bloedvatvernauwend (atherogeen).

De verstoring in het lipidenspectrum bij type-2-diabetes wordt veroorzaakt door insulineresistentie (figuur 2.3). In het intra-abdominale vetweefsel leidt insulineresistentie tot verminderd vasthouden van vetzuren. Hierdoor stijgt de spiegel van vrije vetzuren in het plasma. Er ontstaat een verhoogd aanbod van vrije vetzuren vanuit het vetweefsel naar de lever, wat in de lever leidt tot een verhoogde productie van VLDL. Bij type-2-diabetes is de afbraak van deze triglyceridenrijke lipoproteïnen door het enzym lipoproteïnelipase (LPL) gestoord. De verhoogde productie en de gestoorde afbraak van VLDL leiden tot een overmaat van VLDL-deeltjes in het bloed (en dus tot hypertriglyceridemie). Uiteindelijk draagt de overmaat aan VLDL-deeltjes bij aan de voor type-2-diabetes kenmerkende veranderingen in het lipidenspectrum met kleine LDL-deeltjes ('small dense LDL') en een laag HDL-cholesterol.

Indien totaal-cholesterol, HDL-cholesterol en triglyderiden bekend zijn, kan met behulp van de formule van Friedewald het LDL-cholesterol worden berekend. Voorwaarde is dat het triglyceridengehalte < 4 mmol/L. De formule luidt:
LDL-cholesterol = totaal-cholesterol - HDL-cholesterol - [0,45 × triglyceriden]

Ontsteking en toename van stollingsneiging in de vaatwand

Obesitas draagt bij aan een, voor het metabool syndroom kenmerkend, milieu waarbij in de vaatwand ontstekingsprocessen in gang gezet worden en een verhoogde stollingsneiging in het bloed ontstaat. Stapeling van atherogene kleine LDL-deeltjes in de vaatwand leidt tot een ontstekingsreactie waarbij het endotheel, de bekleding van de vaatwand, betrokken raakt (◘ figuur 2.4). Dit komt tot uiting in de verhoogde productie van verschillende ontstekingseiwitten zoals TNF-α, interleukine-6 en bij ontstekingsprocessen betrokken acutefase-eiwitten zoals *c-reactive proteine* (CRP). Interleukine-6 remt bovendien de werking van insuline, terwijl TNF-α de het vrijkomen van vetzuren (lipolyse) bevordert. Zodra het endotheel wordt blootgesteld aan een overmaat van insuline (zoals bij hyperinsulinemie bij insulineresistentie), glucose en triglyceridenrijke cholesteroldeeltjes (VLDL), vindt in de celkern van de endotheelcellen in de vaatwand via gen-activatie een versterkte productie plaats van PAI-1 (*plasminogen activator inhibitor* 1). Ook in het vetweefsel wordt PAI-1 geproduceerd. Daarnaast draagt een geactiveerd renine-angiotensine-aldosteronsysteem (RAAS), met toename van productie van angiotensine II, bij aan de toegenomen productie van PAI-1. PAI-1 remt de weefselplasminogeenactivator, waardoor uiteindelijk een verminderde omzet van plasminogeen in plasmine optreedt. Plasmine speelt een cruciale rol in het opruimen van bloedstolseltjes via de omzetting van fibrinogeen in fibrine. Via verhoogde productie van PAI-1 ontstaat dus een verschuiving van het evenwicht van de stollingscascade, waarbij factoren die bloedstolling bevorderen gaan overheersen. Deze processen zijn mede verantwoordelijk voor het sterk verhoogd voorkomen van de voor type-2-diabetes kenmerkende macrovasculaire complicaties.

Daarnaast dragen zowel hyperinsulinemie en activatie van hormonale systemen in de nieren (het renine-angiotensine-aldosteronsysteem (RAAS)) bij aan het ontstaan van hypertensie. Belangrijk hierbij is dat een gestoorde endotheelfunctie leidt tot 'arterial stiffness' met een verhoging van de vaatweerstand.

Kernpunten

- Het metabool syndroom is een conglomeraat van factoren waarin centrale obesitas, insulineresistentie, lipidenstoornissen en verhoogde bloeddruk op de voorgrond staan.
- Iemand met het metabool syndroom loopt meer risico op het ontwikkelen van type-2-diabetes en hart- en vaatziekten.
- Preventie van de ontwikkeling van type-2-diabetes en vermindering van het risico op hart- en vaatziekten is mogelijk door vermindering van de centrale obesitas door leefstijlverandering en multifactoriële behandeling van de overige componenten van het metabool syndroom (zie Deel II, Behandeling van diabetes mellitus).

Ontregelde diabetes en hyperglykemie

Samenvatting

Er kunnen twee extreme vormen van ernstige hyperglykemische ontregelingen van diabetes mellitus onderscheiden worden: diabetische ketoacidose (DKA) en het hyperosmolair hyperglykemisch non-ketotisch syndroom (HHS). Bij beide vormen van hyperglykemische ontregeling staat insulinedeficiëntie (absoluut of relatief) centraal. In dit hoofdstuk wordt ingegaan op de predisponerende factoren voor een hyperglykemische ontregeling en de klinische manifestatie. Daarnaast wordt aandacht besteed aan het couperen van hyperglykemische ontregeling.

3.1   Inleiding – 22

3.2   Diabetische ketoacidose – 22

3.3   Hyperosmolair hyperglykemisch non-ketotisch syndroom – 23

3.4   Behandeling van hyperglykemische ontregeling – 24

R. Holtrop, *Dichter bij diabetes*, DOI 10.1007/978-90-368-1053-1_3,
© 2015 Bohn Stafleu van Loghum, onderdeel van Springer Media BV

3.1 Inleiding

Er kunnen twee extreme vormen van ernstige hyperglykemische ontregelingen van diabetes mellitus onderscheiden worden: diabetische ketoacidose (DKA) en het hyperosmolair hyperglykemisch non-ketotisch syndroom (HHS). Bij beide vormen van hyperglykemische ontregeling staat insulinedeficiëntie - absoluut of relatief - centraal.

3.2 Diabetische ketoacidose

Verantwoordelijk voor de diabetische ketoacidose (DKA) is de metabole acidose die ontstaat door de verbranding van vrije vetzuren. Diabetische ketoacidose is een probleem dat voornamelijk, maar niet exclusief, wordt gezien bij patiënten met type-1-diabetes. Een DKA ontstaat meestal in situaties waarin sprake is van een verhoogde insulinebehoefte en een onvoldoende insulinesuppletie via vochttoediening. Braken kan het ontstaan van een DKA versnellen. Niet zelden is de oorzaak het stoppen of verminderen van insulinetoediening bij een bijkomende ziekte, waarbij ook niet (voldoende) wordt gegeten. Het is een misverstand om een toestand van ziekte met onvoldoende inname van koolhydraten automatisch te associëren met een verminderde insulinebehoefte. Bij ziekte en in het bijzonder bij infecties met koorts verslechtert de glykemische instelling door een versterkte insulineresistentie. Bijkomende ziekten die een rol spelen bij het ontstaan van DKA zijn infecties (zoals pneumonie, erysipelas (wondroos) of urineweginfecties), ontstekingsprocessen (appendicitis en pancreatitis) en cardiovasculaire ziekten.

Naar schatting wordt een gemiddeld ziekenhuis in Nederland vijf tot tien keer per jaar met een opname wegens diabetische ketoacidose geconfronteerd. Het is een misverstand dat diabetische ketoacidose pas bij extreem hoge glucosewaarden kan optreden. Ook bij relatief milde hyperglykemie kan zich al een ketoacidose ontwikkelen. Het is daarom raadzaam om bij een hyperglykemische ontregeling de urine te controleren op ketonen.

Specifiek voor het klinisch beeld bij diabetische ketoacidose is, naast symptomen van hyperglykemie, de snelle en vooral diepe ademhaling (kussmaul-ademhaling), een respiratoire compensatie van de metabole acidose. Daarnaast vertoont de uitgeademde lucht een sterke acetongeur. De dehydratie uit zich in een lage huidturgor en droge slijmvliezen. Vaak zijn de patiënten wat slaperig. Hoewel het bewustzijn dikwijls wat verlaagd is, is er meestal geen sprake van een echt coma. De patiënt maakt meestal een erg vermoeide indruk. De lichaamstemperatuur is gewoonlijk normaal of verlaagd, zelfs wanneer er sprake is van een infectieziekte. Hoewel er in veel gevallen sprake is van - soms hevige - buikpijn, ontbreken daarbij de tekenen van een acute buik. Niet zelden doen zich misselijkheid en braken voor. De bloeddruk is normaal of verlaagd en in uitzonderlijke gevallen zijn er tekenen van een hypovolemische shock. De polsfrequentie is meestal verhoogd.

3.3 Hyperosmolair hyperglykemisch non-ketotisch syndroom

Het hyperosmolair hyperglykemisch non-ketotisch syndroom (HHS) is voornamelijk kenmerkend voor type-2-diabetes. Het kent in de algemene populatie een jaarlijkse incidentie van 2-3 per 100.000 personen; de morbiditeit is hoog, evenals de sterfte. De sterfte wordt hoofdzakelijk bepaald door de plasmaosmolariteit en bedraagt 10-15%.

Een aanzienlijk deel van de patiënten die zich met HHS presenteren is daarvóór nog niet gediagnosticeerd als diabetespatiënt. Vooral bij patiënten van Afrikaanse afkomst kan HHS een eerste presentatie zijn van type-2-diabetes.

De mate van hyperglykemie is bij HHS meestal meer uitgesproken dan bij DKA. Deze hyperglykemie zonder ketoacidose zorgt vooral voor dehydratie. Niet zelden worden glucosespiegels aangetroffen van boven de 50 mmol/L. Hierbij geeft de capillaire meting slechts 'high' aan, omdat de bovengrens die voor glucosestrips nog meetbaar is bij 25-30 mmol/L ligt.

Een HHS kan ook worden veroorzaakt door stresserende factoren zoals infecties (vooral bij sepsis) en cardiovasculaire ziekten. Ook diabetogene medicatie zoals corticosteroïden kan een luxerende rol spelen bij het ontstaan van HHS. Daarnaast is dehydratie van meet af aan een belangrijke factor in de pathogenese. Het lessen van de door dehydratie veroorzaakte dorst met koolhydraathoudende dranken kan een verdere verslechtering van HHS bevorderen.

Oudere patiënten zijn bij hyperglykemie extra kwetsbaar voor dehydratie. Hierbij spelen toename van insulineresistentie en een verminderd dorstgevoel een belangrijke rol. De voornaamste klachten die bij hyperglykemie met dehydratie, zonder ketoacidose, kunnen optreden zijn: veel plassen, dorst, droge tong en lage huidturgor. Daarnaast zijn er bewustzijnsstoornissen, die meer uitgesproken kunnen zijn dan bij het diabetisch ketoacidotisch coma. De ademhaling is normaal. Het HHS kan gecompliceerd worden door trombo-embolische afwijkingen (CVA, myocardinfarct, mesenteriale trombose).

Meestal zal de presentatie van een hyperosmotische hyperglykemische bij een diabetespatiënt zich buiten het blikveld van de praktijkondersteuner afspelen. Toch kan de praktijkondersteuner bij uitzondering te maken krijgen met een dergelijke complicatie. Dit kan zowel acuut in het directe contact met de patiënt zijn als in de nazorg na een doorgemaakte hyperglykemische ontregeling in de avond-, nacht- en weekenddienst. Hierbij heeft de praktijkondersteuner vooral de taak om samen met de huisarts te analyseren hoe een dergelijke ontregeling heeft kunnen ontstaan en in de toekomst mogelijk voorkomen kan worden. Daarom is het van belang dat de praktijkondersteuner deze complexe ontregeling kan herkennen. Voor een korte samenvatting van de klinische verschillen tussen hyperglykemische en hypoglykemische ontregeling bij diabetes mellitus wordt verwezen naar tabel 3.1. Afgezien van het uiteindelijke inhoudelijke beleid, is het hierbij van groot belang dat direct overleg met de behandelend huisarts plaatsvindt.

Tabel 3.1 Verschillen in presentatie tussen hypoglykemie en hyperglykemie.

hypoglykemie	hyperglykemie
snel ontstaan	langzaam ontstaan
klam	droog
bleek	rood
geen koorts/koud	soms koorts
tevoren niet ziek	tevoren ziek
snelle bewustzijnsdaling	langzame bewustzijnsdaling
geen droge mond/tong	droge mond/tong
zweten	geen zweten
hongergevoel	geen hongergevoel
slecht zien	niet slecht zien
hartkloppingen	geen hartkloppingen
angst/onrust/stemming	geen angst/onrust/stemmingswissel
geen dorst	dorst

Tabel 3.2 De 2-4-6-regel voor de opvang en controle van hyperglykemische ontregeling.

glucosebepaling om de 2 uur tot glucose <15 mmol/L

bijspuiten met ultrakortwerkende insuline afhankelijk van de gemeten bloedglucose

glucose 15-20 mmol/L: 4 E ultrakortwerkende insuline

glucose >20 mmol/L: 6 E ultrakortwerkende insuline

3.4 Behandeling van hyperglykemische ontregeling

Hyperglykemische ontregeling wordt opgevangen met behulp van ultrakortwerkende insulineanalogen (insuline Aspart: NovoRapid®, insuline Lispro: Humalog®). Het werkingsprofiel van deze ultrakortwerkende insulineanalogen vermindert de kans op late hypoglykemie. Bijspuiten gebeurt volgens de 2-4-6-regel tabel 3.2; onder controle van de bloedglucose om de twee uur wordt insuline bij gespoten tot de bloedglucosewaarde <15 mmol/L. Indien bij controle glucose 15-20 mmol/L, wordt 4 IE bij gespoten en indien bij controle glucose >20 mmol/L wordt 6 IE bij gespoten. Twee uur na een extra insulinetoediening vindt weer een bloedsuikercontrole plaats.

Bij hyperglykemie met dehydratie en verminderde nierfunctie, bij gebruik van orale medicatie, behoort met metformine tijdelijk te worden gestopt.

Een ernstige hyperglykemische ontregeling met ketoacidose is een urgente toestand die onmiddellijk klinische opname vereist. Ook bij een hyperosmotische hyperglykemisch ontregeling dient bij onvoldoende verbetering op het ingezette beleid een opname te worden overwogen.

Tabel 3.3 Hyperglykemische ontregeling bij type-2-diabetes met mogelijke reden voor klinische opname.

hyperglykemische ontregeling met onvoldoende reactie op de 2-4-6-regel

hyperglykemische ontregeling met ketoacidose

hyperglykemische ontregeling met braken en onvoldoende vochtintake en/of matige reactie op anti-emeticum

hyperglykemische ontregeling met algemeen ziek zijn

hyperglykemische ontregeling bij ontbreken van adequate mantelzorg of verpleging

Braken bij een hyperglykemische ontregeling moet als een urgentie behandeld worden. Meestal wijst braken op een dreigende hyperglykemische ontregeling met ketoacidose. Door uitdroging kan er ook een hyperosmolaire ontregeling ontstaan. Het advies hierbij is om frequent kleine hoeveelheden vocht toe te dienen, eventueel ondersteund door een anti-emeticum om het overgeven te stoppen. Hierbij kan metoclopramide in zetpilvorm 20 mg 2-3 dd een goede keus zijn. Belangrijk is om bij een dergelijk beleid bij ontregeling met braken een goede follow-up na enkele uren af te spreken. In het signaleren van een diabetische ontregeling met overgeven en in de behandeling en follow-up daarvan werken praktijkondersteuner en huisarts nauw samen. Ook de praktijkassistente dient in deze samenwerking betrokken te worden vanwege haar rol bij het aannemen van telefonische hulpvragen en de triage daarvan. Indien geen verbetering optreedt, is persisterend braken ook een reden voor opname ◘ Tabel 3.3.

Casus 3.1 Een patiënt met hyperglykemie waarbij de diagnose diabetes mellitus nog niet is gesteld

Meneer M. (39) is een Hindoestaanse man, met overgewicht, die het spreekuur bezoekt wegens klachten van algemene malaise, dorst en een gewichtsverlies van 4 kg. Er wordt 'at random' een niet-nuchtere glucose geprikt van 27 mmol/L. In de urine is bij controle met een urinestickje het glucosegehalte sterk verhoogd, zonder aanwezigheid van ketonen. Er wordt gestart met 3 dd metformine 500 mg en glimepiride 2 mg. Voor de volgende twee dagen wordt afgesproken glykemie hoger dan 15 mmol/L te couperen met snelwerkende insuline volgens de 2-4-6-regel (zie Deel II). Hiertoe wordt een glucosemeter voor zelfcontrole uitgeleend en een voorgevulde pen met snelwerkend insulineanaloog voorgeschreven. Na 2 weken is de nuchtere glucose van meneer M. gedaald naar 10 mmol/L. De metformine wordt geïntensiveerd naar 3 dd 850 mg en de glimepiride verhoogd naar 3 mg. Uiteindelijk kan een bevredigende glykemische controle bereikt worden met 4 mg glimepiride en de laatstgenoemde metforminedosering, zonder toevoeging van insuline.

Vraag 3.1
- Hoe is de snelle en goede respons van de ingestelde behandeling op de hyperglykemie te verklaren?

- Bent u zeker van de diagnose type-2-diabetes? Welke aanwijzingen ondersteunen u hierin?
- Welke instructie vindt u voor de eerste dagen van belang wanneer een nog onbekende diabetespatiënt zich presenteert met relatief hoge glucosewaarden? Neem in uw overweging mee dat het stellen van de diagnose diabetes mellitus in dit geval direct samenvalt met het starten van orale bloedglucoseverlagende behandeling en het meegeven van snelwerkende insuline.
- Welke specialistische onderzoeken zouden bij twijfel aan de diagnose diabetes hulp kunnen bieden om het type diabetes van meneer M. verder te definiëren?

Kernpunten

- Hyperglykemische ontregeling bij type-2-diabetes kan zich manifesteren als diabetische ketoacidose (DKA) en het hyperosmolair hyperglykemisch non-ketotisch syndroom (HHS).
- De voornaamste klachten die op hyperglykemie wijzen zijn veel plassen, dorst, droge tong en lage huidturgor. Daarnaast zijn er bewustzijnsstoornissen, die bij HHS meer uitgesproken kunnen zijn dan bij DKA. Bij HHS is de ademhaling normaal, terwijl bij DKA de ademhaling dieper en sneller is en een ketonengeur verspreidt.
- Hyperglykemische ontregeling verlangt een snelle onderkenning en een adequate behandeling om verdere verslechtering tijdig te couperen.

Hypoglykemie

Samenvatting

Hypoglykemie is voor patiënten een bedreigende situatie die, zeker bij herhaald optreden, een inperking van de kwaliteit van leven betekent. Het intensiveren van bloedglucoseverlagende behandeling bij type-2-diabetes brengt vaak een toename van het risico op het optreden van hypoglykemie met zich mee. Voor zowel patiënt als zorgverlener betekent het risico op hypoglykemie dan ook een beperking voor het opvoeren van bloedglucoseverlagende therapie. In dit hoofdstuk wordt aandacht besteed aan het vóórkomen van hypoglykemie bij type-2-diabetes, waarbij afzonderlijk wordt ingegaan op hypoglykemie bij patiënten die met orale middelen worden behandelend en bij patiënten die insuline gebruiken. Verder wordt ingegaan op de klinische presentatie. Besloten wordt met een kort overzicht van de mogelijkheden waarmee hypoglykemie gecoupeerd kan worden en aanbevelingen om hypoglykemie te voorkomen.

4.1   Inleiding – 29

4.2   Definitie – 29

4.3   Prevalentie – 30

4.4   Klinisch beeld – 30

4.5   Lichaamseigen tegenregulatie – 31

4.6   Oorzaken van hypoglykemie – 32

4.7   Hypoglykemie en orale bloedglucoseverlagende middelen – 33

4.8   Hypoglykemie en insulinetherapie – 34

4.9   Hypoglykemie en het risico op acute cardiale complicaties – 34

4.10 Hypoglykemie corrigeren – 35

4.11 Analyse – 37

4.12 Preventie – 38

4.1 Inleiding

Hypoglykemie is voor patiënten een bedreigende situatie die, zeker bij herhaald optreden, een inperking van de kwaliteit van leven betekent. Het intensiveren van bloedglucoseverlagende behandeling bij type-2-diabetes brengt vaak een toename van het risico op het optreden van hypoglykemie met zich mee. Voor zowel patiënt als zorgverlener betekent het risico op hypoglykemie dan ook een beperking voor het opvoeren van bloedglucoseverlagende therapie.

In dit hoofdstuk wordt aandacht besteed aan het vóórkomen van hypoglykemie bij type-2-diabetes, waarbij afzonderlijk wordt ingegaan op hypoglykemie bij patiënten die met orale middelen worden behandeld en patiënten die insuline gebruiken. Verder wordt ingegaan op de klinische presentatie. Het hoofdstuk besluit met een kort overzicht van de mogelijkheden waarmee hypoglykemie gecoupeerd kan worden en aanbevelingen om hypoglykemie te voorkomen.

4.2 Definitie

Onder hypoglykemie verstaan we een combinatie van symptomen die optreden bij een te lage bloedsuiker, meestal bij patiënten met diabetes mellitus die bloedsuikerverlagende medicatie (sulfonylureumderivaten of insuline) gebruiken. In de NHG-standaard *Diabetes mellitus* spreekt men van hypoglykemie bij glucose < 3,5 mmol/L. Hypoglykemische verschijnselen kunnen al bij glucosewaarden hoger dan 3,8 mmol/L optreden. Dit hangt onder meer af van de gevoeligheid van de patiënt en van de snelheid waarmee de bloedsuiker daalt. Patiënten die lange tijd met te hoge bloedglucosewaarden gefunctioneerd hebben lijken, door gewenning, al bij laagnormale bloedsuikerwaarden hypoachtige verschijnselen te vertonen.

Een ernstige hypoglykemie wordt in onderzoekssetting wel gedefinieerd als een hypoglykemie die alleen met hulp van anderen gecorrigeerd kan worden. Hypoglykemie heeft een grote impact op het leven van patiënten. Frequente hypoglykemie zorgt voor veel onzekerheid en heeft een negatieve uitwerking op de ervaren kwaliteit van leven. Bovendien kan hypoglykemie die men niet goed voelt aankomen of die regelmatig optreedt grote gevolgen hebben, bijvoorbeeld voor de rijbevoegdheid of voor het uitoefenen van bepaalde beroepen. In verband met het toegenomen risico op hypoglykemie mogen diabetespatiënten die op insuline worden ingesteld bepaalde verantwoordelijke beroepen (zoals piloot, buschauffeur of treinmachinist) niet meer uitoefenen. Hypoglykemie kan de therapietrouw van patiënten negatief beïnvloeden en de bereidheid om door intensivering van de behandeling tot een betere regulatie te komen doen afnemen. Frequent optredende hypoglykemie kan tot slot tot gewichtstoename leiden, doordat bij wijze van compensatie overeten ontstaat.

Tabel 4.1 Klachten passend bij hypoglykemie.

vroege symptomen	
autonome (adrenerge) symptomen	angst, honger, hartkloppingen, zweten, trillen, bleekheid, misselijkheid
neuroglykopenische symptomen	
mild	slecht zien/dubbelbeelden, duizeligheid, hoofdpijn, moeheid
voortgeschreden	verwardheid, gestoord denken (samenhang/tempo), verminderde concentratie, prikkelbaarheid, wisselend humeur, atypisch gedrag, psychotisch/delirant toestandsbeeld
ernstig	gestoorde coördinatie, krampaanvallen, parese, verminderd bewustzijn, coma, epileptisch insult

4.3 Prevalentie

Data uit de UK Prospective Diabetes Study (UKPDS) maken duidelijk dat ernstige hypoglykemie bij type-2-diabetes veel minder frequent voorkomt dan bij type-1-diabetes. Van de patiënten met type-1-diabetes heeft ongeveer 30% te maken met episoden van ernstige hypoglykemie. Dit getal zou voor patiënten met type-2-diabetes, zelfs bij agressieve insulinetherapie, tienmaal lager liggen.

4.4 Klinisch beeld

De verschijnselen die met hypoglykemie gepaard gaan kunnen sterk wisselen in intensiteit en variëren van licht ongemak - met hongergevoel, zweten en hartkloppingen - tot bewustzijnsverlies. Bij de verschijnselen van hypoglykemie wordt onderscheid gemaakt tussen adrenerge symptomen, die vroeg optreden en een soort waarschuwende functie hebben, en de wat later optredende neuropsychiatrische symptomen die op een tekort aan glucose in het centrale zenuwstelsel wijzen (zie tabel 4.1 en figuur 4.1).

Het is belangrijk om eventuele hypoachtige verschijnselen goed te inventariseren. Daarnaast is het waardevol om in dergelijke situaties een mogelijke hypoglykemie te objectiveren met een glucosebepaling. Bewijzend voor een doorgemaakte hypoglykemie is de combinatie die omschreven wordt als de trias van Whipple; lage suiker (gemeten!) + symptomen + verdwijnen van de symptomen na glucosetoediening.

Soms merken diabetespatiënten nauwelijks iets van een episode van hypoglykemie; in zo'n geval wordt gesproken van asymptomatische hypo's. Deze berusten deels op een 'unawareness' voor hypoglykemie. Hieronder wordt verstaan het verminderd aanvoelen van een hypoglykemie of de afname van symptomatologie bij recidiverende, gelijke lage bloedsuikerwaarden. Dit kan versterkt worden door regelmatig optredende hypo's. Wanneer patiënten de standaardverschijnselen van een hypo niet meer als zodanig waarnemen en interpreteren, maken deze verschijnselen vaak plaats voor nieuwe symptomen. Deze nieuwe symptomen worden door de patiënt dan niet herkend en evenmin met een optredende hypo geassocieerd.

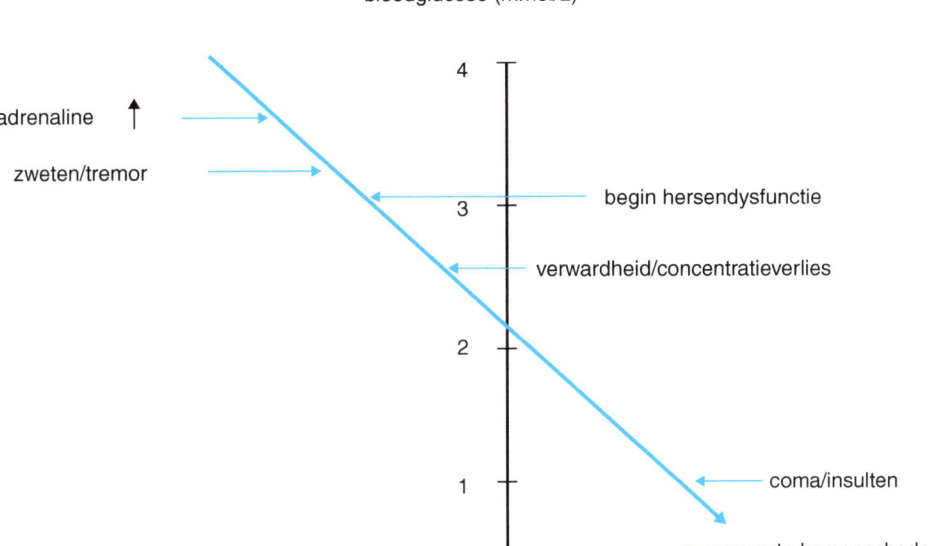

■ Figuur 4.1 Het ontstaan van de adrenerge en neuroglykopenische symptomen bij hypoglykemie in relatie tot de hoogte van het bloedglucose

De frequentie van hypoglykemie kan toenemen met een scherpere instelling van de diabetes. Daarnaast speelt mogelijk ook de ziekteduur van de diabetes mellitus een rol bij 'hypo-unawareness'. Uitgebreide autonome neuropathie kan zich ook als hypo-unawareness manifesteren. Van de geneesmiddelen staan bètablokkers erom bekend dat ze vooral de adrenerge vroege signalen van een hypoglykemie kunnen maskeren.

4.5 Lichaamseigen tegenregulatie

Het lichaam kent diverse mechanismen die in werking treden zodra een te lage bloedsuiker dreigt te ontstaan. We spreken bij deze compenserende mechanismen van contra- of tegenregulatie. Het netto effect van tegenregulatie bij dreigende hypoglykemie is een afname van het perifere glucoseverbruik en een toename van de glucoseproductie door de lever. Zodra het bloedglucose daalt tot circa 4,5 mmol/L, zal de endogene insulineproductie afnemen en uiteindelijk stoppen. Hiermee ontstaat een mogelijkheid voor de lever om de glucoseproductie op te voeren. Wanneer de glucosespiegel verder daalt tot 3,6-3,9 mmol/L, treden andere tegenregulatiemechanismen in werking. Er vindt activering plaats van het adrenerge systeem in het bijniermerg: adrenaline stimuleert in de lever de glucoseproductie uit vet en eiwit (gluconeogenese) en remt het glucoseverbruik perifeer in de weefsels. Daarnaast is er het mechanisme van de alfacellen in de pancreas, die glucagon produceren in reactie op een bloedglucoseverlaging. Hierdoor wordt naast de gluconeogenese (aanmaak van glucose uit eiwitten en vetten) ook de glycogenolyse (het vrijkomen uit de lever van als glycogeen opgeslagen glucose) gestimuleerd. Daarnaast speelt ook het

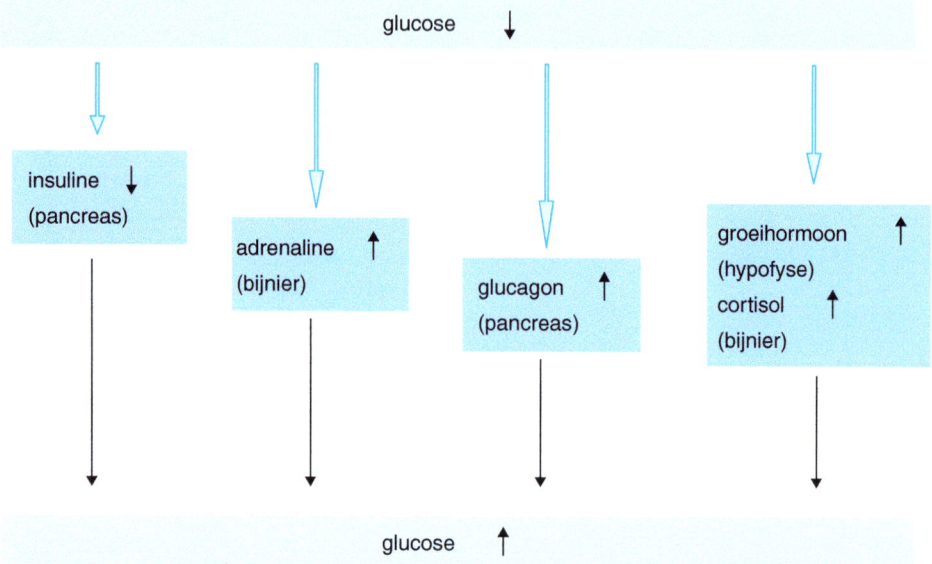

● **Figuur 4.2** Hormonale tegenregulatiemechanismen die in werking treden bij een daling van de bloedglucosespiegel

door de hypofyse geproduceerde groeihormoon een rol in de tegenregulatie van hypoglykemie (zie ● figuur 4.2). Groeihormoon wordt volgens een vast 24-uurspatroon door de hypofyse uitgescheiden, waarbij de hoogste waarden worden gevonden in de nanacht en vroege ochtend. Synchroon hieraan stijgt de bloedglucosespiegel, om het lichaam voor te bereiden op de activiteiten van de komende dag. Ook het in de bijnierschors geproduceerde cortisol, dat net als het groeihormoon in een 24-uurspatroon wordt uitgescheiden met een piek in de vroege ochtend, draagt bij aan het op peil houden van de bloedsuikerspiegel.

4.6 Oorzaken van hypoglykemie

Er zijn verschillende oorzaken voor hypoglykemie. Dit zijn:
- bloedsuikerverlagende medicatie (insuline/SU-derivaten) (doseringsfouten, verkeerde injectietechniek, onvoorspelbaar vrijkomen van insuline bij spuitinfiltraten);
- sterke lichamelijke inspanning (in relatie tot koolhydraatinname en gebruikte bloedglucoseverlagende medicatie);
- te weinig of te laat eten (weinig eten in relatie tot de gebruikte bloedglucoseverlagende medicatie);
- alcoholgebruik;
- sepsis;
- leverfalen (gestoorde gluconeogenese/glycogenolyse);
- meetfout van een capillaire bloedglucosemeter.

In essentie is er bij deze oorzaken meestal sprake van een combinatie van onvoldoende inname van koolhydraten in relatie tot gebruikte bloedglucoseverlagende medicatie. Daarnaast kan het compensatoir vrijkomen van glucose uit opslag (glycogenolyse) of uit nieuwvorming uit vetten of eiwit (gluconeogenese) bemoeilijkt zijn. Het is erg belangrijk om de oorzakelijke momenten van een doorgemaakte hypoglykemie goed te analyseren. Hierbij is de inbreng van de patiënt onontbeerlijk.

Daarnaast, misschien ten overvloede, kan ook een meetfout met een capillaire bloedglucosemeter voor een vermeende hypo zorgen. Een gemeten waarde van 4,0 mmol/L kan immers ook 3,6 mmol/L of 4,6 mmol/L zijn. Vooral oudere patiënten zijn extra kwetsbaar voor het ontstaan van hypoglykemie. Dit komt mede doordat het mechanisme voor hormonale tegenregulatie bij hypoglykemie minder effectief reageert. Cognitieve functiestoornissen verhogen het risico op hypoglykemie bij ouderen.

4.7 Hypoglykemie en orale bloedglucoseverlagende middelen

Van de orale bloedglucoseverlagende middelen zijn vooral de sulfonylureum-(SU-)derivaten verbonden met het risico op hypoglykemie. In Zweeds onderzoek werd een hypoglykemie-incidentie van 4,2 per duizend patiënten per jaar gevonden onder type-2-diabeten die met een sulfonylureumderivaat werden behandeld. Het betrof in dit onderzoek een ernstige hypoglykemie waarvoor opname in het ziekenhuis noodzakelijk was. Een vergelijkbaar onderzoek in Duitsland vond voor ernstige hypoglykemie een incidentie van 6,8 per 1000 patiënten per jaar. De werkingsduur (in uren) van de verschillende SU-derivaten verschilt onderling. Vooral bij gebruik van de langwerkende SU-preparaten zoals glibenclamide (werkingsduur 15 uur) of tabletten met gereguleerde afgifte zoals gliclazide tabletten met gereguleerde afgifte en preparaten die worden omgezet in actieve metabolieten (glimepiride), bestaat een reëel risico op het ontstaan van hypo's, zeker wanneer maaltijden worden overgeslagen of alcohol wordt gebruikt. Vooral orale middelen die ook weer een omzetting in actieve metabolieten kennen, zijn berucht voor een verlengde werking en de daarmee samenhangende kans op diepe, langdurige en ook na adequate behandeling recidiverende hypoglykemie. Oudere patiënten en mensen met een verminderde nierfunctie lopen bij gebruik van SU-derivaten een verhoogd risico op hypoglykemie. In de derde herziening van de NHG-standaard *Diabetes mellitus type 2* (2013) is wat betreft het gebruik van SU-derivaten een voorkeur uitgesproken voor gliclazide, met name op grond van werkingsduur en het feit dat bij nierfunctievermindering geen aanpassing van de dosering nodig is.

De andere categorieën van orale bloedglucoseverlagende middelen (biguaniden, thiazolidinedionen, op incretine gebaseerde behandeling) geven minder risico op het ontstaan van hypoglykemie, doordat een direct effect op de pancreas ontbreekt. Metformine kan eigenlijk alleen bijdragen aan een verhoogd risico op hypoglykemie wanneer het in combinatie met een sulfonylureumderivaat of insuline wordt gebruikt. Ook de recent geïntroduceerde middelen zoals de DPP-4-remmers geven in monotherapie geen kans op hypoglykemie, omdat de werking ervan afhankelijk is van de hoogte van de bloedglucose.

4.8 Hypoglykemie en insulinetherapie

Het risico op hypoglykemie neemt toe zodra door toevoeging van insuline de behandeling wordt geïntensiveerd. Bij patiënten met type-2-diabetes uit de UKPDS die op insuline waren ingesteld, was het risico op ernstige hypoglykemie vier- tot vijfmaal verhoogd (UKPDS 33). Het zijn vooral de patiënten met een lang bestaande type-2-diabetes - die op behandeling met insuline zijn aangewezen omdat de bètacelfunctie van de pancreas sterk is teruggelopen - die een risico lopen op het optreden van hypoglykemie. Insulinebehandeling betekent voor diabetespatiënten intensivering van de behandeling. Hoe meer therapeutische inspanning nodig is om een gestelde streefwaarde voor glykemische instelling te bereiken, des te groter is het risico op hypoglykemie. In zekere zin is het verhoogde risico op hypoglykemie de keerzijde van een scherpe glucoseregulatie. Daarnaast zijn er specifieke factoren denkbaar die het risico op hypoglykemie kunnen versterken:
- vertraagd vrijkomen van insuline uit spuitinfiltraten (defecten);
- vertraagd vrijkomen van genuttigd voedsel uit de maag bij diabetische gastroparese;
- 'mismatch' tussen insulinetoediening en het nuttigen van een maaltijd en/of inspanning.

De risico's van hypoglykemie bij verschillende insulines
NPH-insuline is insuline waarbij op grond van een binding aan het eiwit protamine een verlengde werking wordt gegeven. Vanuit de subcutis vindt na vrijkomen van de insuline een vertraagde afgifte plaats. Dit kan door een niet onbelangrijke intra- en interindividueel variabele resorptie soms voor onvoorspelbare profielen zorgen met hypoglykemie als gevolg. De moderne langwerkende insulineanaloga hebben dit risico veel minder, vanwege een beter voorspelbare resorptie en een vlak profiel. De pre-mix analoge insulines geven, door hun met de maaltijdgerelateerde glucosepiek synchroon lopende piek van snelwerkende insuline, minder kans op late hypoglykemie dan de humane mix-insulines.

Samengevat kan hypoglykemie bij insulinetherapie ontstaan op grond van het insulineprofiel, het moment of de hoeveelheid van voedselinname, lichamelijke activiteit, het moment van toediening van insuline of fouten in de toedieningswijze ervan. Niet zelden betreft het een combinatie van factoren.

4.9 Hypoglykemie en het risico op acute cardiale complicaties

In recente studies, zoals die uit 2008 (ACCORD, ADVANCE), waarbij gekeken werd naar een eventuele meerwaarde van een scherpere glykemische instelling voor patiënten met langer bestaande type-2-diabetes mellitus, blijkt dat bij een streven naar een HbA1c < 48 mmol/mol (6,5%) er risico op acute cardiovasculaire complicaties en een toename in morbiditeit en mortaliteit ontstaat. Dit werd deels verklaard met het feit dat een scherpere diabetesregulatie gepaard gaat met een toegenomen kans op hypoglykemie. Zeker bij patiënten met een langere ziekteduur voor type-2-diabetes en een toegenomen kans op diabetesgerelateerde vasculaire complicaties, vormt hypoglykemie een risicofactor voor acute cardiale complicaties door ritmestoornissen of het luxeren van ischemie. Dit inzicht pleit voor een streven om bij patiënten met langer bestaande type-2-diabetes en reeds doorgemaakte cardiovasculaire complicaties aandacht te besteden aan het beperken van het risico op hypoglykemie.

4.10 Hypoglykemie corrigeren

> **Casus 4.1 Een patiënte met type-2-diabetes die 's morgens niet wakker wordt**
>
> Mevrouw A. (54) is sinds vijf jaar bekend met type-2-diabetes. Ze wordt behandeld met 3 dd metformine 850 mg en glimepiride 4 mg. Daarnaast spuit ze voor de nacht 24 E NPH-insuline. 's Morgens om 8.00 uur belt haar man in paniek naar de assistente omdat zijn vrouw zo vreemd snurkt en niet goed wekbaar is. Er volgt een spoedvisite, waarbij een comateuze vrouw aangetroffen wordt die nauwelijks op pijnprikkels reageert. De temperatuur is 37,1 °C en er wordt een capillaire bloedsuiker van 1,2 mmol/L gemeten. Directe toediening van glucagon levert na tien minuten geen verbetering in het klinisch beeld, hoewel de bloedsuiker oploopt tot 2,2 mmol/L. Ook intraveneus spuiten van glucose 50% brengt mevrouw A. niet tot bewustzijn. Er volgt opname in het ziekenhuis per ambulance. Hier ontwaakt mevrouw A. pas na twee uur uit haar coma. Achteraf blijkt mevrouw A. de avond ervoor een feestje te hebben bezocht, waar ze relatief weinig gegeten had en drie glazen wijn genuttigd heeft. Na het spuiten van haar avonddosis insuline is ze gaan slapen. Waarschijnlijk heeft de bloedsuikerverlagende medicatie (een langwerkend SU-derivaat - glimepiride kent actieve metabolieten - en insuline) in combinatie met weinig eten en een door de alcohol belemmerde gluconeogenese voor een hypoglykemie in de nacht gezorgd. Bij een langer bestaande hypoglykemie kan het langer duren voordat maatregelen die de bloedsuiker doen stijgen, effect sorteren.
>
> Vraag 4.1
> - Hoe definieert u de hypoglykemie die mevrouw A. doormaakt? Op grond waarvan?
> - Welke factoren hebben mogelijk bijgedragen aan het ontstaan van de hypoglykemie?
> - Hoe verklaart u het langzame herstel na behandeling?
> - Waaraan besteedt u als praktijkondersteuner aandacht wanneer u het doorgemaakte incident met mevrouw A. bespreekt?

Een hypoglykemie wordt opgevangen door snelle toediening van 10–20 g snel resorbeerbare koolhydraten (zie ◘ tabel 4.2). Inname van zes dextro-tabletten moet een glucosestijging geven van 3 mmol/L. Limonadesiroop, of twee eetlepels suiker opgelost in water, vormen ook goede alternatieven. Opvang van hypoglykemie met light-frisdrank heeft weinig effect. Als orale inname van extra koolhydraten geen resultaat geeft of niet goed mogelijk is, dient intramusculair een injectie van 1 mg glucagon gespoten te worden (zie ◘ figuur 4.3). Toediening van glucagon heeft geen effect bij het ontbreken van een adequate

◘ **Tabel 4.2** Voedingsmiddelen in hoeveelheid overeenkomend met 10 g koolhydraten.

dextro-glucose	3 tabletten
Suiker	3 klontjes
Melk	200 ml
cola (geen light)	90 ml

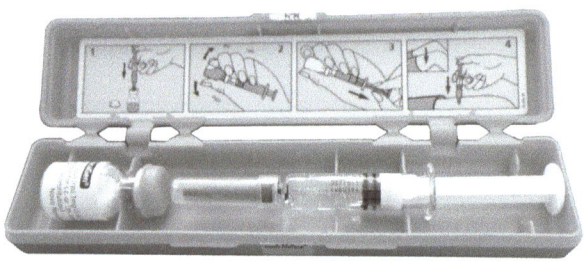

◘ **Figuur 4.3** Glucagen-set. De werkzame sof bevindt zich in poedervorm in de kleine flacon. De injectiespuit met naald bevat de oplosvloeistof. Glucagon is een hyperglykemisch middel dat hepatisch glycogeen mobiliseert, dat in de vorm van glucose in het bloed wordt afgegeven.

glycogeenvoorraad in de lever (zwervers, alcoholisten, bij kort na elkaar recidiverende of lang bestaande hypoglykemie), of bij bijnierschorsinsufficiëntie.

De angst voor hypoglykemie en het risico op hypoglykemie bij intensiveren van behandeling kunnen uiteindelijk zowel bij de patiënt als bij de arts en praktijkondersteuner invloed uitoefenen op het diabetesbeleid. Het is belangrijk zich van deze weerstanden bij patiënt en behandelteam bewust te zijn.

Ook nadat de bloedglucose na een (ernstige) hypoglykemie weer hersteld is, kunnen patiënten nog een aantal uren nodig hebben voordat normaal functioneren weer mogelijk is. Patiënten houden frequent nog urenlang last van vermoeidheid, hoofdpijn en een algemeen gevoel van onwelbevinden. Het is belangrijk bij de educatie van patiënten met type-2-diabetes ruim aandacht te schenken aan diverse aspecten van hypoglykemie, zoals het onderkennen van de verschijnselen en het op maat couperen van de bloedsuikerverlaging. Ook dienen patiënten die insuline gebruiken te kunnen beschikken over een glucageninjectie.

Casus 4.2 Late hypo na het sporten

Meneer G. (52) is sinds zes jaar bekend met type-2-diabetes. Hij wordt behandeld met metformine 2 dd 1000 mg en glimepiride 3 mg 's morgens. Daarnaast gebruikt hij 24 E NPH-insuline voor de nacht. Hij komt tussentijds bij de praktijkondersteuner om een incident na het sporten te bespreken. Afgelopen zaterdag maakte hij een nachtelijke hypoglykemie door. 's Middags had hij een voetbalwedstrijd gespeeld met tweemaal een verlenging. Hij had extra glucosecontroles ingelast; voor de wedstrijd, in de rust en na de wedstrijd. Bovendien had hij gezorgd voor inname van extra koolhydraten in de vorm van een banaan en twee dextrotabletten.

Voor het toedienen van zijn insuline rond 22.30 uur, bij het slapengaan, was zijn bloedglucose 8,0 mmol/L. Om 3.00 uur in de nacht werd meneer G. angstig wakker met hartkloppingen, zweten en trillen. Met hulp van zijn echtgenote lukte het om een bloedsuiker te prikken: 2,6 mmol/L. De hypo werd vervolgens snel gecoupeerd met zes dextrotabletten en een glas melk.
Na een half uur was de bloedglucose weer gestegen tot 6,2 mmol/L. Meneer G. sprak met zijn vrouw af de wekker te zetten voor een glucosecontrole om 6.00 uur 's morgens.

Vraag 4.2
- Verklaar het optreden van de late hypoglykemie in relatie tot de sportactiviteiten van de voorafgaande middag.
- Waaraan besteedt u aandacht bij de educatie als het gaat om sportactiviteiten?
- Hoe had deze late hypoglykemie beter voorkomen kunnen worden?
- Wat vindt u van de handelswijze van meneer G. en zijn vrouw?

Sportieve activiteit zorgt in de perifere weefsels voor een acute verhoging van de glucoseopname, terwijl daarnaast de insulinegevoeligheid voor langere tijd verhoogd blijft. Het uiteindelijke effect van sport op de bloedglucosespiegel is afhankelijk van de insulinespiegel. Bij een hoge insulinespiegel neigt iemand eerder tot een lage bloedglucose door de combinatie van verlaagde glycogenolyse (uit de lever) en versterkte perifere glucoseopname. Deze combinatie kan hypoglykemie veroorzaken na sporten, zelfs tot na een aantal uren. Bij een lage insulinespiegel daarentegen zal er door een versterkte glycogenolyse uit de lever in combinatie met een verminderde perifere glucoseopname een hogere bloedglucose ontstaan. Het risico op ontsporing van de bloedglucose in relatie tot sport kan gereduceerd worden door aanpassing van voeding en insulinedosis (tabel 4.3).

4.11 Analyse

Het is belangrijk om episoden van hypoglykemie door een bloedglucosebepaling te objectiveren en deze op te schrijven in het glucosedagboek. Ook is het essentieel om te evalueren hoe de hypoglykemie werd gecoupeerd en of dit effectief was. Daarnaast dient men zich af te vragen of de hypoglykemie een incident was en of daarvoor een verklaring te vinden is. Hierbij valt te denken aan externe omstandigheden, zoals disbalans tussen voeding en lichamelijke inspanning of fouten bij de medicatietoediening (inclusief insuline). Bovendien moet bij patiënten die insuline gebruiken gekeken worden naar eventuele fouten in de injectietechniek en afwijkingen op de spuitplaats. Wanneer de hypoglykemie structureel optreedt, dient aanpassing van het behandelschema overwogen te worden.

◘ Tabel 4.3 Richtsnoer voor het aanpassen van de extra hoeveelheid koolhydraten die bij sport genuttigd moeten worden in relatie tot de duur en de mate van inspanning en in relatie tot de uitgangswaarde van het bloedglucose voor sportaanvang.

aanpassen voedselinname (extra koolhydraten) afhankelijk van duur en type inspanning in relatie tot de glucosewaarde voor aanvang van sport

30 minuten of minder lichte inspanning	onder 5 mmol/L	10-15 g
	boven 5 mmol/L	geen
30-60 minuten matige inspanning	onder 5 mmol/L	30-45 g
	tussen 5 en 10 mmol/L	15 g
	tussen 10 en 16 mmol/L	geen
1 uur of langer matige inspanning	onder 5 mmol/L	45 g per uur
	tussen 5 en 10 mmol/L	30-45 g per uur
	tussen 10 en 16 mmol/L	15 g per uur

aanpassen toe te dienen insulinedosis

voor de maaltijd	ultrakortwerkend	-2/-4 E
bij intensieve sport	langwerkend analoog (glargine of levemir)	-2/-4 E

aanpassen van glucosezelfcontrole bij sport

voor sporten

na sporten

later op de dag/volgende dag

Casus 4.3 Glucose wil de hele dag maar niet stijgen

Mevrouw G. (56) is sinds acht jaar bekend met type-2-diabetes. Ze wordt behandeld met metformine 3 dd 850 mg en een basaal bolusregime: 52 E glargine voor de nacht en 3dd NovoRapid voor de maaltijden. Mevrouw G. belt om 16.45 uur naar de praktijk omdat ze bij zelfcontrole de hele dag al laag zit: 2,0-3,5 mmol/L. Ze durft zo de avond en de nacht niet in te gaan en vraagt de praktijkondersteuner om advies.

Vraag 4.3
- Welke verklaringen zijn er denkbaar voor het laag blijven van de bloedsuikerwaarden?
- Wat vraagt u verder uit aan mevrouw G.?
- Hoe luidt uw advies aan mevrouw G.?

4.12 Preventie

Hypoglykemie is een belangrijke beperkende factor voor het bereiken en handhaven van een scherpe glykemische instelling. Daarnaast predisponeert regelmatige hypoglykemie tot een steeds frequenter optreden van lage bloedsuikerwaarden. Daarom is het van belang

om het ontstaan van hypoglykemie te voorkomen. De volgende preventieve maatregelen/ adviezen kunnen hierbij waardevol zijn.
- Educatie geven over symptomen van hypoglykemie. Patiënten met diabetes moeten vooral leren de vroege adrenerge symptomen van hypoglykemie te herkennen en daarnaar adequaat te handelen.
- Bij de hand hebben van snelwerkende suikers (dextro-tabletten) en bij gebruik van insuline bovendien kunnen beschikken over een glucogeninjectie.
- Educatie geven over de trias insulinebehoefte, koolhydraatinname en lichaamsbeweging.
- Inzicht bieden in de relatie tussen insulineprofiel en glucosedagcurve.
- Educatie geven aan naaste verwanten van de patiënt over herkennen en opvang van hypoglykemie.
- Preventietraining wanneer er sprake is van 'hypo-unawareness'. Hierbij krijgt de patient educatie voor het herkennen van de nieuwe symptomen die met de hypoglykemie verbonden zijn. Het accent ligt op herkenning en gedragsverandering.

Kernpunten
- Hypoglykemie vormt een beperkende factor voor het intensiveren van bloedsuikerverlagende behandeling bij diabetes mellitus.
- Hypoglykemie kenmerkt zich door het achtereenvolgens optreden van adrenerge en neuroglykopenische symptomen in samenhang met een bloedsuikerwaarde < 3,5 mmol/L.
- Een episode van doorgemaakte hypoglykemie dient geobjectiveerd te worden door een bloedsuikermeting en geanalyseerd te worden op mogelijke oorzaken. Daarnaast moet geëvalueerd worden hoe de hypo werd gecoupeerd.
- Bij diabeteseducatie vormen correctie en preventie van hypoglykemie belangrijke aandachtspunten.
- Patiënten met langer bestaande type-2-diabetes en reeds aanwezige cardiovasculaire complicaties lopen bij hypoglykemie een verhoogd risico op acute cardiale morbiditeit en mortaliteit.

Complicaties

Samenvatting

Diabetes mellitus manifesteert zich met name in diabetesgerelateerde complicaties die meestal van micro- of macrovasculaire aard zijn. Door het frequente contact met patiënten met diabetes mellitus is de praktijkondersteuner soms de eerste zorgverlener die, door anamnese en lichamelijk onderzoek, de eerste aanwijzingen voor diabetesgerelateerde complicaties op het spoor komt. De praktijkondersteuner zal bijvoorbeeld de uitslagen van fundusfotografie, waarin melding gemaakt wordt van diabetische retinopathie of een afwijkende waarde voor microalbuminurie, in het HIS invoegen. Of klachten van patiënten over voetsymptomen aanhoren. De praktijkondersteuner kan de eerste zijn die complicaties aan de grote vaten op het spoor komt, door het uitvragen van klachten over pijn in de benen bij langer lopen of pijn op de borst bij lichamelijke inspanning. Het optreden van complicaties bij type-2-diabetes betekent in het algemeen dat behandeling van diabetes geïntensiveerd moet worden en dat aanvullende therapieën gestart moeten worden, ter vermindering van de klachten en om progressie van complicaties te voorkomen.

5.1 Inleiding – 43

5.2 Macrovasculaire complicaties – 43

5.3 Diabetische voet – 43
5.3.1 Pathofysiologie – 44
5.3.2 Protocol voor voetscreening – 45
5.3.3 Risico-inschatting en analyse – 45
5.3.4 Behandeling – 47

5.4 Microvasculaire complicaties – 49

5.5 Diabetische nefropathie – 50
5.5.1 Microalbuminurie – 50
5.5.2 Verminderde nierfunctie – 52

R. Holtrop, *Dichter bij diabetes*, DOI 10.1007/978-90-368-1053-1_5,
© 2015 Bohn Stafleu van Loghum, onderdeel van Springer Media BV

5.6	Diabetische retinopathie – 54
5.6.1	Pathofysiologie – 54
5.6.2	Behandeling – 57

5.7	Diabetische neuropathie – 58
5.7.1	Inleiding – 58
5.7.2	Perifere polyneuropathie – 58

5.1 Inleiding

Door het frequente contact met de patiënten met diabetes mellitus is de praktijkondersteuner soms de eerste zorgverlener die, door anamnese en lichamelijk onderzoek, de eerste aanwijzingen voor diabetesgerelateerde complicaties op het spoor komt. De praktijkondersteuner zal bijvoorbeeld de uitslagen van fundusfotografie, waarin melding gemaakt wordt van diabetische retinopathie of een afwijkende waarde voor microalbuminurie, in het HIS invoegen. Of klachten van patiënten over voetsymptomen aanhoren. De praktijkondersteuner kan de eerste zijn die complicaties aan de grote vaten op het spoor komt door het uitvragen van klachten over pijn in de benen bij langer lopen of pijn op de borst bij lichamelijke inspanning. Het optreden van complicaties bij type-2-diabetes betekent in het algemeen dat behandeling van diabetes geïntensiveerd moet worden en dat aanvullende therapieën gestart moeten worden ter vermindering van de klachten en om progressie van complicaties te voorkomen.

5.2 Macrovasculaire complicaties

Met de term macrovasculaire complicaties worden alle manifestaties van gegeneraliseerd vaatlijden aan de grote arteriële bloedvaten bedoeld: Angina pectoris/myocardinfarct, cerebrovasculaire accidenten, perifeer vaatlijden (aneurysma aorta, benen). Het betreft bij type-2-diabetes de gevolgen van versnelde atherosclerose door hypertensie, dyslipidemie en in mindere mate ook hyperglykemie. Daarnaast kan roken het proces extra versnellen. Voor het verminderen van macrovasculaire complicaties zijn de volgende interventies dan ook van cruciaal belang: behandeling van verhoogde bloeddruk en dyslipidemie en stoppen met roken.

Bij het overlijden van 75% van de patiënten met type-2-diabetes spelen macrovasculaire complicaties een rol. Anders gezegd: een belangrijk deel van de patiënten bereikt door vroegtijdig overlijden door macrovasculaire complicaties niet het stadium waarop microvasculaire complicaties het leven ingrijpend kunnen bepalen, zoals ernstige nefropathie die nierdialyse noodzakelijk maakt.

Bij 20% van de patiënten met type-2-diabetes ontstaat een macrovasculaire complicatie voordat de diagnose diabetes mellitus is gesteld. Gesteld wordt dat het risico op het krijgen van een myocardinfarct voor een diabetespatiënt even hoog is als voor een nietdiabetespatiënt die al een myocardinfarct heeft doorgemaakt.

5.3 Diabetische voet

De diabetische voet is een verzamelterm voor een spectrum van veranderingen aan de voet die in het verloop van de diabetes mellitus kunnen optreden. De diabetische voet wordt in de CBO-richtlijn gedefinieerd als 'een verscheidenheid aan voetafwijkingen die ontstaan ten gevolge van neuropathie, macroangiopathie, 'limited joint mobility' en andere gevolgen van metabole stoornissen, die meestal in combinatie voorkomen bij patiënten met diabetes mellitus'. Door de combinatie van deze aspecten neemt de diabetische voet onder de complicaties een aparte positie in. Ongeveer 25% van de patiënten met diabetes mellitus ontwikkelt uiteindelijk voetproblemen. Bij 3-10% van de diabetespatiënten wordt een voetulcus aangetroffen (prevalentie). De 'life time'-prevalentie voor het ontwikkelen van voetulcera is voor diabetespatiënten ongeveer 15%. Diabetische voetulcera hebben een slechte genezingstendens, met een genezingsduur van twee tot vijf maanden. Patiënten die eenmaal een ulcus hebben doorgemaakt, lopen een hoger risico op een recidief ulcus. Bij één eerder doorgemaakt ulcus is er 25% kans op een recidief.

Bij één op de vijftien patiënten komt het ooit tot een amputatie. Door de aanwezigheid van diabetes mellitus is de kans op amputatie twintig keer hoger dan in de populatie zonder diabetes. Bij uitgebreidere amputaties, zoals een onder- of bovenbeenamputatie, bedraagt de mortaliteit 10% en daalt de vijfjaarsoverleving tot beneden de 30%, vooral door andere macrovasculaire complicaties. In 1995 waren er in Nederland ten minste 19.500 patiënten met een diabetisch voetulcus (circa 3% van de totale diabetespopulatie).

> **Verhoogd risico op complicaties bij diabetische voet**
> Bij de volgende patiëntencategorieën is er sprake van een verhoogd risico op het ontwikkelen van diabetische voetcomplicaties:
> - ouderen: gemiddeld 75 jaar;
> - diabetesduur: gemiddeld 9 jaar;
> - aanwezigheid cardiovasculaire problematiek;
> - retinopathie met visusvermindering;
> - perifeer arterieel vaatlijden (afwezige perifere pulsaties);
> - diabetische neuropathie (vooral de sensorische/autonome neuropathie);
> - alleen wonen;
> - eerder doorgemaakt voetulcus.

5.3.1 Pathofysiologie

Hyperglykemie, dyslipidemie, hypertensie en roken versnellen atherosclerose en leiden tot diabetische angiopathie. De verschillende componenten van de diabetische neuropathie (zie ▶ hoofdstuk 5.7) dragen ook bij aan het ontstaan van voetcomplicaties bij diabetes mellitus. Door zenuwschade aan de gevoelszenuwen (sensibele neuropathie) ontstaat vermindering van pijnregistratie, temperatuur- en tastzin. Ook het diepe gevoel kan gestoord zijn, waardoor de voetcoördinatie verslechtert. Door motorische neuropathie ontstaan vorm- en standveranderingen, zoals holvoetvorming met klauwstand van de tenen en in een later stadium platvoetvorming. Door autonome neuropathie neemt de zweetsecretie af en ontstaat er een droge huid waarin gemakkelijk scheurtjes ontstaan.

Ten gevolge van hyperglykemie treedt glycosylering in spieren/pezen en gewrichtskapsels van de voeten en enkels op, waardoor een verminderde beweeglijkheid in de voeten ontstaat. Dit gaat bij belasting gepaard met drukverhoging en toegenomen schuifkrachten in de voet, met als resultaat overbelasting die zich manifesteert als een toename van eeltvorming en een hogere kans op ulceratie.

5.3.2 Protocol voor voetscreening

Screeningsonderzoek op voetafwijkingen verloopt het meest optimaal wanneer het volgens een protocol wordt uitgevoerd. Door het hanteren van een protocol is het onderzoek minder afhankelijk van de persoon die het uitvoert en beter te implementeren in het geheel van de diabetescontroles. Bovendien zijn bij een protocollaire benadering van de voet eventuele afwijkingen beter te coderen en te relateren aan een beslismoment over behandeling, frequentie van vervolgcontrole of doorverwijzing. Het protocollair voetonderzoek is bij uitstek een taak van de praktijkondersteuner.

5.3.3 Risico-inschatting en analyse

Het is belangrijk om na de voetcontrole (zie ◘ tabel 5.1) de voet te stadiëren naar risico. ◘ tabel 5.2 geeft een overzicht van de risicoinschatting volgens de Simms-classificatie. Zijn er aanwijzingen voor perifeer vaatlijden of diabetische neuropathie? Is er sprake van voetdeformiteiten of standsafwijkingen? Vertoont de patiënt andere kenmerken die hem predisponeren voor het ontwikkelen van met diabetes mellitus samenhangende voetproblematiek?

De frequentie van voetonderzoek is afhankelijk van het risicoprofiel van de patiënt:
- geen sensibele neuropathie: eenmaal per jaar;
- sensibele neuropathie: eenmaal per 6 maanden;
- sensibele neuropathie en/of angiopathie en/of voetdeformiteiten: eenmaal per 3 maanden;
- doorgemaakt ulcus: eenmaal per 1-3 maanden.

De Simms-classificatie geeft aan hoeveel risico er bestaat op diabetesgerelateerde voetproblematiek. Ziektekostenverzekeraars vergoeden voetzorg op basis van het vermelde risico volgens de Simms-classificatie. Om te bepalen of de behandeling vanuit de basisverzekering vergoed kan worden, is het belangrijk dat deze informatie op de verwijzing naar en de nota's van de podotherapeut of pedicure vermeld staat.

Als er een ulcus wordt ontdekt, wordt hiervan een nadere analyse verricht waarbij gekeken wordt naar de lokalisatie in relatie tot een eventuele oorzaak of luxerend moment, diepte van het ulcus, aanwijzingen voor infectie en inschatting van het onderliggend lijden: neuropathisch, ischemisch of gemengd. Let vooral ook op verschijnselen van infectie, die overigens niet allemaal aanwezig hoeven te zijn:
- lokaal: scherp omschreven roodheid, zwelling, pus, crepitaties (knisteren onderhuids of in een gewricht als uiting van artrose of een infectie met gasvormende bacteriën en rode strepen op de voet of onderbeen als uiting van lymfangitis);
- systemisch: koorts, ontregelde diabetes, verhoogde bezinking en leukocytose.

◘ **Tabel 5.1** Samenvatting van anamnese en onderzoek van de voet. Het betreft een compilatie van protocollen uit Protocollaire diabeteszorg 2009/2010 (Houweling et al, 2009) en Voeten en diabetes (Van Putten, 2002).

anamnese	voorgeschiedenis van voetcomplicaties
	klachten van claudicatio intermittens
	klachten passend bij neuropathie
	predisponerende factoren voor voetcomplicaties (slechte visus, alleenwonend/matige (zelf)zorg
voetinspectie	huiddefecten (wondjes, scheurtjes, blaren)
	huidskleur
	aanwijzingen voor autonome neuropathie (warme voeten met gezwollen venen, brokkelige nagels, dunne huid, afname beharing aan voeten en onderbenen)
	eeltvorming/likdoorns
	vorm-/standafwijkingen voeten (holvoet, platvoet, hamertenen, klauwtenen, hallux valgus met stijfheid, ossale verdikkingen op de tenen/MTP-gewrichten/hiel/bal van de voet)
	inspectie schoeisel
palpatie	temperatuurverschil
	arteriële pulsaties (a. dorsalis pedis, a. tibialis posterior)
	reflexonderzoek (vooral achillespeesreflex)
aanvullend onderzoek	onderzoek naar de sensibiliteit met behulp van een 10 g monofilament op volgende 3 punten: onderkant teen 1, zool ter hoogte van metatarsophalangeaal gewricht van teen 1 en 5. Afwijkend indien tenminste 2 van d 3 controlepunten ongevoelig zijn (zie ◘ figuur 5.1)
	onderzoek van het diepe gevoel met behulp van een stemvork 128 hz (niet meer obligaat)
	onderzoek naar 'limited joint mobility' met behulp van controle van het 'prayers sign' (niet in staat zijn om met de handpalmen tegen elkaar bij strekken een hoek van 90 graden in de pols te maken)
	onderzoek naar arteriële vaatvoorziening met behulp van doppler-flowtest

◘ **Tabel 5.2** Simms-classificatie voor risico op diabetesgerelateerde voetproblematiek.

Simms-classificatie	voetproblematiek
0	geen afwijkingen zoals neuropathie of perifeer vaatlijden
1	aanwezigheid van sensibele neuropathie of perifeer vaatlijden, zonder tekenen van verhoogde druk
2	aanwezigheid van sensibele neuropathie en perifeer vaatlijden, al dan niet in combinatie met verhoogde druk
3	amputatie en/of ulcus in de voorgeschiedenis

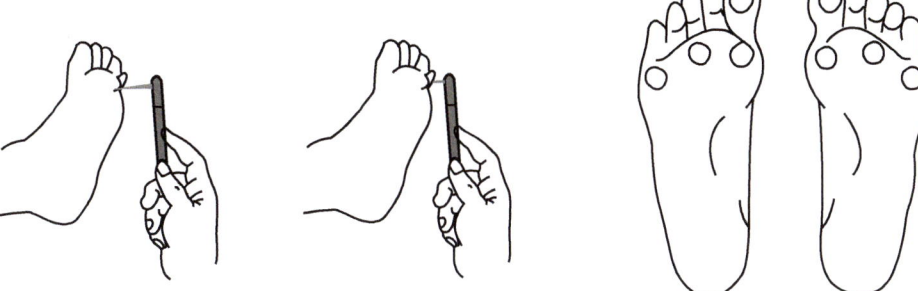

● **Figuur 5.1** Sensibiliteitsonderzoek van de voet met behulp van een Semmes-Weinstein monofilament.

5.3.4 Behandeling

Bij een geïnfecteerd diabetisch ulcus is behandeling met antibiotica geïndiceerd. Meestal wordt, na afname van een wondkweek, gekozen voor een breed spectrum antibiotische behandeling, zoals een combinatie van clindamycine 3 dd 300 mg en ciprofloxacine 2 dd 500 mg. Op geleide van de resultaten van de wondkweek kan de antibiotische behandeling eventueel versmald worden. Bij verdenking op een diepere infectie dient een röntgenfoto gemaakt te worden om een eventuele osteomyelitis uit te sluiten. De algemene behandeling van een neuropathisch ulcus bestaat uit drukontlasting en chirurgische verwijdering van het hypertrofische weefsel dat aan de ulcusrand ontstaat.

In de meeste ziekenhuizen is voor de regio een voetteam beschikbaar. Hierin zijn meestal de disciplines chirurgie, orthopedie, dermatologie en revalidatiegeneeskunde vertegenwoordigd. Overleg met de huisarts, en eventuele verwijzing naar een voetteam, is geïndiceerd wanneer bij voetonderzoek sprake is van één van de volgende afwijkingen:

- bij drukplekken of overmatige eeltvorming: schoenadvies en verwijzing naar de podotherapeut;
- bij oppervlakkige ulcera plantair, zonder perifeer vaatlijden: verwijzing naar de revalidatiearts voor schoenadvies ter ontlasting van drukplekken;
- bij standafwijking en problemen met de voetvorm: verwijzing naar de revalidatiearts of orthopedisch chirurg;
- bij een diep ulcus, eventueel in combinatie met perifeer vaatlijden, al of niet samengaand met infectie: verwijzing naar de (orthopedisch) chirurg.

> **Casus 5.1 Slecht genezend plekje aan de grote teen**
>
> Meneer F. (76) is zelfstandig alleenwonend en sinds twaalf jaar bekend met type-2-diabetes. Hij heeft voor diabetische retinopathie tweemaal een laserbehandeling ondergaan. Anderhalf jaar geleden zijn beide ogen aan cataract geopereerd. Desondanks is de visus slecht. Bij de jaarcontrole, een halfjaar geleden, was de sensibiliteit bij onderzoek met monofilament voor het eerst gestoord. Hij komt met zijn dochter naar het spreekuur van de praktijkondersteuner. Bij de voetinspectie is er een neuropa-

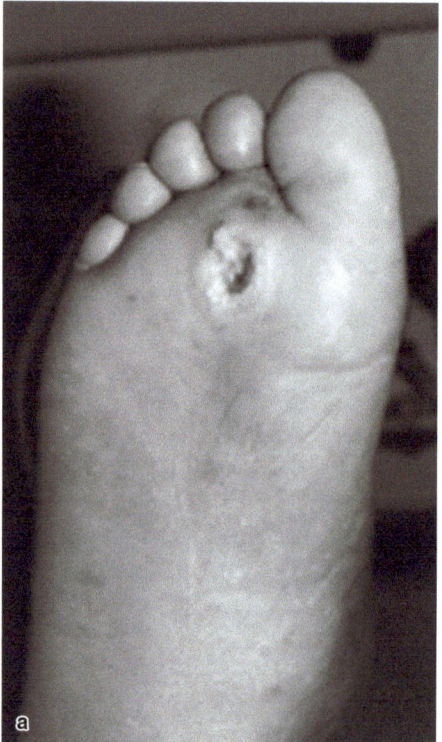 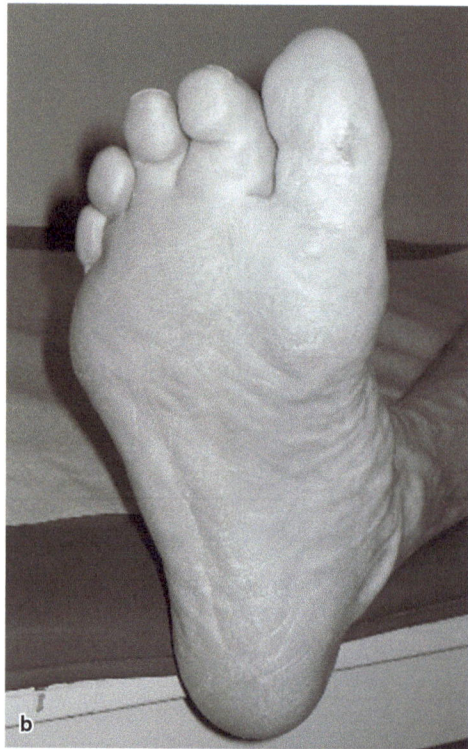

Figuur 5.2 a De voet van meneer F. met een neuropathisch ulcus bij eerste presentatie; b De voet van meneer F. na vier weken, met een genezen ulcus

thisch ulcus met eeltvorming aan de randen, waaronder het ulcus zich ondermijnend heeft uitgebreid (zie figuur 5.2). Er zijn geen aanwijzingen voor infectie. Meneer F. had geen voetklachten.

Vraag 5.1
Wat is het behandeladvies voor het neuropathisch ulcus? Wat wordt de frequentie van de voetcontrole na het doormaken van een neuropathisch ulcus?

Casus 5.2 Ongemakkelijke voeten

Mevrouw K. (63) is sinds 19 jaar bekend met type-2-diabetes. Er is overgewicht. Mevrouw K. was tot twee jaar geleden een fervent wandelaarster. Sinds twee jaar heeft ze last van voetklachten die aanvankelijk wat moeilijk te omschrijven waren: gevoel alsof er mieren over de voeten lopen, bij blootsvoets lopen niet duidelijk de ondergrond kunnen onderscheiden en temperatuurverschillen bij baden als onaangenaam ervaren. Vorig jaar bij de jaarcontrole was het voetonderzoek afwijkend. Nu geeft mevrouw K. bij controle direct aan dat er in de voeten soms een onaangenaam gevoel bestaat.

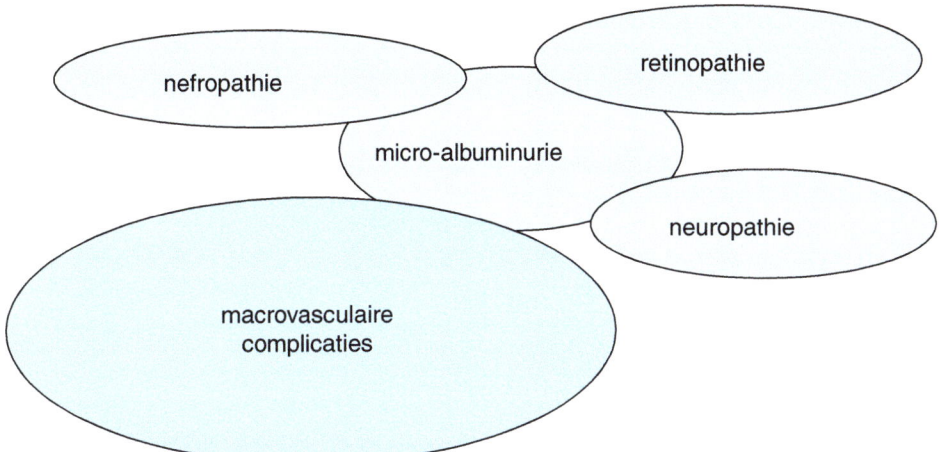

> **Figuur 5.3** Microvasculaire complicaties komen bij type-2-diabetes vaak gelijktijdig voor. Bij ontdekking van een manifestatie van microvasculaire complicaties dient daarom actief gezocht te worden naar andere vormen van microvasculaire complicaties. De aanwezigheid van microalbuminurie betekent niet alleen een toename van de kans op andere microvasculaire problematiek, maar ook dat de kans op macrovasculaire complicaties sterk is toegenomen.

Bij onderzoek vallen brokkelige dikke nagels met een gele verkleuring op. Bij staan valt op dat de rechtervoet warmer aanvoelt en verbreed is. Het sensibiliteitsonderzoek is verslechterd ten opzichte van een jaar geleden.

Vraag 5.2
Wat is de vermoedelijke oorzaak van de voetklachten van mevrouw K.? Wat is uw beleid?

5.4 Microvasculaire complicaties

Diabetesgerelateerde complicaties in de kleine vaten, microvasculaire complicaties genoemd, kunnen zich manifesteren als nefropathie, neuropathie of retinopathie. Het merendeel van deze complicaties vertoont een relatie met de ziekteduur van diabetes mellitus. Toch is er bij een aanzienlijk deel al sprake van microvasculaire complicaties op het moment dat de diagnose type-2-diabetes wordt gesteld: 6,5% van de patiënten heeft dan al klachten van microalbuminurie, 8% van de patiënten heeft dan al neuropathieklachten, 25% heeft al een achtergrondretinopathie. Microvasculaire complicaties treden vaak in combinatie met elkaar op en zijn daarnaast ook een indicator voor aanwezigheid van macrovasculaire complicaties (figuur 5.3).

5.5 Diabetische nefropathie

Nierschade bij diabetes mellitus kan zich manifesteren in de vorm van eiwitverlies (microalbuminurie), of als nierfunctievermindering. Daarnaast manifesteert nierschade zich meestal met (een toename van) hypertensie. Achtereenvolgens wordt hierna aandacht besteed aan microalbuminurie en aan verminderde nierfunctie.

5.5.1 Microalbuminurie

Microalbuminurie is niet alleen een manifestatie van nierschade bij diabetes mellitus. Het is ook een algemene indicatie voor endotheelschade en daarmee een indicator voor verhoogd risico op hart - en vaatziekte. Daarom maakt onderzoek op microalbuminurie deel uit van de inventarisatie van het cardiovasculair risicoprofiel (zie ▶ hoofdstuk 14.3). De progressie naar meer gevorderde stadia van nierfunctieverlies verloopt verschillend voor type-1-diabetes en type-2-diabetes. Bij circa 6,5% van de patiënten is er al sprake van microalbuminurie als de diagnose type-2-diabetes wordt gesteld. Bij type-1-diabetes treedt bij 70-80% van de patiënten met microalbuminurie progressie van nefropathie op en bij type-2-diabetes bij 20-40%. Uiteindelijk ontwikkelt slechts 3-8% van de mensen met type-2-diabetes terminaal nierfalen. Dit relatief lage percentage wordt deels bepaald door de omvangrijke vroege cardiovasculaire sterfte onder type-2-diabetici. Microalbuminurie is een risicofactor voor renale en cardiovasculaire morbiditeit. Microalbuminurie bij type-2-diabetes verschilt in meerdere opzichten van microalbuminurie bij type-1-diabetes. Bij type-1-diabetes vertoont 70-80% van de patiënten progressie van microalbuminurie naar meer gevorderde stadia van diabetische nefropathie. Hoewel microalbuminurie frequent voorkomt bij mensen met type-2-diabetes, vertoont slechts een minderheid van 20-40% van de patiënten progressie naar gevorderde nefropathie. Daarvan ontwikkelt uiteindelijk slechts 20% over een periode van tien tot twintig jaar terminaal nierfalen. Op het grote aantal patiënten met type-2-diabetes betekent een prevalentie van 20-40% natuurlijk wel dat het uiteindelijk om een grote groep patiënten gaat.

De grote impact van microalbuminurie bij type-2-diabetes schuilt in het sterk verhoogde risico op cardiovasculaire incidenten. Waarschijnlijk is microalbuminurie een weergave van een algemene functieverslechtering van de vaatwand (endotheeldisfunctie). In de nieren uit de verslechterde vaatfunctie zich in lekkage van kleinere eiwitten. Jaarlijks schuift 2-3% van de patiënten met type-2-diabetes met microalbuminurie op naar een volgende fase in de verslechtering van de nierfunctie, via macroalbuminurie, naar progressie richting nierinsufficiëntie. Zie ◘ tabel 5.3 voor de indeling van de mate van eiwitverlies in diverse stadia.

Het bepalen van albumineverlies in de urine (de zogenoemde microalbuminuriebepaling) lijkt op dit moment de meest voorspelbare test te zijn voor het opsporen van beginnende diabetische nierschade. Jaarlijks worden bij elke patiënt met type-2-diabetes een screening op microalbuminurie en een schatting van de creatinineklaring uitgevoerd. Screening op microalbuminurie geschiedt door bepaling van de albuminecreatinineratio

◘ **Tabel 5.3** Stadia van eiwituitscheiding met de urine. Eiwituitscheiding is, afhankelijk van het stadium, geassocieerd met de volgende klinische kenmerken.

	albumine-creatinineratio	milligram/liter	milligram/24 uur
normoalbuminurie	mannen: < 2,5	< 20	< 30
	vrouwen: < 3,5		
microalbuminurie*	mannen: 2,5-25	20-200	30-300
	vrouwen: 3,5-35		
macroalbuminurie**	mannen: > 25	> 200	> 300
	vrouwen: > 35		

Bij microalbuminurie*: verhoogde (nachtelijke) bloeddruk, dyslipidemie, cardiovasculaire morbiditeit en mortaliteit.
Bij macroalbuminurie**: verhoogde bloeddruk, dyslipidemie, cardiovasculaire morbiditeit en mortaliteit en progressieve achteruitgang van de nierfunctie.

in een portie steriele urine. Een urine-albuminebepaling alleen zonder urinecreatinine is onderhevig aan fout-negatieve en fout-positieve uitslagen ten gevolge van variaties in de urineconcentratie (afhankelijk van de mate van hydratie). Als bij een patiënt met type-2-diabetes sprake is van microalbuminurie, zonder dat er andere microvasculaire complicaties aanwezig zijn, moet ook aan andere nierafwijkingen worden gedacht die niet primair door diabetes mellitus worden veroorzaakt.

Het onderzoek naar microalbuminurie is verminderd betrouwbaar bij urineweginfectie, menstruatie, koortsende ziekte, forse lichamelijke inspanning, hartfalen, ernstig verhoogde bloeddruk en sterk ontregelde diabetes (HbA1c > 8,5%). Afhankelijk van normalisatie van deze factoren kan in het stadium van microalbuminurie spontane vermindering van renale eiwituitscheiding optreden. Wanneer er bij routinescreening (in het klinisch chemisch lab) sprake is van microalbuminurie, kan dit als objectieve meting worden beschouwd omdat bepaling van de albumineconcentratie of de albumine/creatinineratio in een portie steriel urine als betrouwbare screeningsmethode geaccepteerd wordt. Wanneer er tevens mictieklachten zijn, dient een sediment of een kweek van de urine te worden aangevraagd, teneinde infecties uit te sluiten. Bij twijfel over de waarde van de gevonden microalbuminurie (zoals bij koorts of na extreme inspanning) kan een bepaling van de eiwituitscheiding in een urineportie worden herhaald. Wanneer een patiënt positief bevonden is bij screening op microalbuminurie, kan het eiwitverlies verder geobjectiveerd en gekwantificeerd te worden door middel van het verzamelen van 24-uurs urine voor het meten van de eiwituitscheiding. Deze methode is vrij omslachtig en niet direct noodzakelijk. Na ontdekking van microalbuminurie, dient na starten van behandeling met een ACE-remmer of een A-II-antagonist, na 14 dagen controle van kalium en serumcreatinine plaats te vinden. Na 3 maanden dient controle van microalbuminurie plaats te vinden om het effect van de behandeling te evalueren.

5.5.2 Verminderde nierfunctie

De nieren spelen een belangrijke rol bij de uitscheiding van afvalstoffen uit het lichaam en bij de regulatie van de lichaamshuishouding van water en zouten. Hiervoor vindt filtratie van het bloed plaats in de glomeruli, de kleinste functionele eenheden die de nier kent. Bij deze filtratie van het bloed zijn onder gezonde omstandigheden de glomeruli niet doorlaatbaar voor bloedcellen en eiwitten. Via de beïnvloeding van de water- en zouthuishouding en effecten op de vaatwand van het arterieel vaatstelsel spelen de nieren een essentiële rol in de bloeddrukregulatie. Eén van de lichaamseigen stoffen die via het bloed door de nieren wordt uitgescheiden, is creatinine dat in de spieren wordt gevormd. De circulerende creatinineconcentratie wordt bepaald door twee factoren: enerzijds door de spiermassa van het lichaam omdat daarvan de productie van de hoeveelheid creatinine afhangt, en anderzijds door de uitscheiding van het geproduceerde creatinine door de nieren. Daarmee wordt het serum creatinine een maat voor de nierfunctie. Het serum creatinine geeft als schatting een grove indicatie voor de nierfunctie aan. Een oplopend creatinine betekent een minder goede uitscheiding van het creatinine door de nieren, dus een verminderde nierfunctie.

Omdat spiermassa per individu verschilt en ook dieetinvloeden (zoals de hoeveelheid vlees die geconsumeerd wordt) mede van invloed zijn op de hoogte van de creatininespiegel is er behoefte naar meer precieze schattingen van het functioneren van de nieren. Hierin voorzien de diverse schattingen van de creatinineklaring. De meest bekende is de schatting van de creatinineklaring volgens roftroft. Hierbij wordt voor een meer precieze schatting gebruik gemaakt van de parameters leeftijd, gewicht en serumcreatinine. In de formule wordt een correctiefactor A meegenomen die op grond van een verschil in spiermassa verschillend is voor mannen en vrouwen: A= 0,815 voor mannen en 0,930 voor vrouwen). Deze formule luidt:

Creatinineklaring = [140 − leeftijd in jaren) × gewicht (in kg)] : [A × serumcreatinine in micromol/L]. (in ml/min)

In een andere formule voor de schatting van de klaring, 'Modified Diet in Renal Disease' (MDRD) genaamd, wordt tevens het lichaamsoppervlak als variabele opgenomen. Hierbij is K een constante die voor mannen 1,000 is en voor vrouwen 0,742. Voor negroïde mensen is K 1,210. Deze formule luidt:

Creatinineklaring = 186 × [(serumcreatinine (in µmol/L $^{-1,154}$: 88,4] × leeftijd (in jaren) $^{-0,203}$ × K (in ml/min/1,73m^2)

De MDRD-formule voor de schatting van de creatinineklaring zou betrouwbaarder zijn bij een verminderde glomerulaire filtratiesnelheid en minder kans op overschatting van de nierfunctie bieden bij obesitas. Bij ouderen zou de MDRD-formule, in vergelijking met de Cockroft-formule, minder snel tot een onderschatting van de nierfunctie leiden. Voor schatting van de klaring zijn op bovenstaande modellen gebaseerde rekenfuncties beschikbaar (Klaring-, BMI- en caloriecalculator te downloaden op ▶ http://www.diabetes2.nl onder Downloads). Daarnaast kan meestal ook een schatting van de creatinineklaring worden aangevraagd bij het laboratorium. Wanneer bij een patiënt de spiermassa sterk

◘ **Tabel 5.4** Indeling naar stadia van nierfunctieverlies aan de hand van de creatinineklaring uitgedrukt in ml/min. Gebaseerd op de K-DOQI-richtlijn van de (Amerikaanse) National Kidney Foundation: Kidney-Disease Outcomes Quality Initiative (hierbij gaat men uit van een schatting op basis van de Cockroft-formule).

1	normale nierfunctie	> 90 ml/min
2	milde nierfunctiestoornis	60-89 ml/min
3	matige nierfunctiestoornis	30-59 ml/min
4	ernstige nierfunctiestoornis	15-29 ml/min
5	(pre)terminaal nierfalen	< 15 ml/min

afwijkt van lichaamsbouw en leeftijd, kan voor een goed beeld van de nierfunctie ook nog teruggegrepen worden op de meer bewerkelijke methode van een berekening van de creatinineklaring in gespaarde 24-uurs urine.

De schatting van de creatinineklaring is een belangrijk onderdeel van laboratoriumonderzoek bij de jaarcontrole van de diabetespatiënten. In de richtlijnen voor internisten en nefrologen (gebaseerd op de KDOQI -richtlijn van de National Kidney Foundation) wordt de nierfunctie aan de hand van de geschatte creatinineklaring in stadia ingedeeld (zie ◘ tabel 5.4). Deze indeling is onder meer van belang voor de aanpassing van de medicatie bij nierfunctieverslechtering en voor de beslissing voor verwijzing naar internist of nefroloog. Verwijzing is geïndiceerd zodra er sprake is van een matige nierfunctiestoornis.

Factoren die de progressie van diabetische nefropathie bevorderen zijn: roken, hypertensie, aanhoudende slechte glykemische regulatie, dyslipidemie, genetische predispositie, eiwitrijke voeding en de mate van proteïnurie. In Nederland heeft zo'n 23% van alle patiënten met type-2-diabetes een klaring van < 60 ml/min en zo'n 10% een klaring van < 50 ml/min. Uit de UK Prospective Diabetes Study (UKPDS) is gebleken dat een strikte glykemische controle tot een significante afname leidt in het optreden van microalbuminurie. Een verschil in HbA1c van 7,9% versus 7,0% gaf na twaalf jaar een absolute vermindering van 11% van de kans op microalbuminurie. Ook werd de kans op verdubbeling van het serumcreatinine 2,5% kleiner.

Van de mensen in Europa en Azië die starten met nierdialyse heeft 25% terminaal nierfalen ten gevolge van diabetes mellitus. In Nederland ligt dat getal opvallend lager, namelijk op 16%. Van alle nieuwe patiënten die zich jaarlijks voor dialyse aanmelden heeft 30% diabetesgerelateerd nierfalen. Dat betekent dat er in Nederland circa achthonderd mensen met diabetes mellitus gedialyseerd worden ten gevolge van terminaal nierfalen. Hoe beter het zorgverleners in de toekomst lukt om macrovasculaire complicaties bij patiënten met type-2-diabetes te voorkomen, des te sterker zal het aantal patiënten toenemen dat in het kader van progressie van microvasculaire complicaties terminaal nierfalen ontwikkelt.

5.6 Diabetische retinopathie

Van de mensen bij wie de diagnose type-2-diabetes wordt gesteld, is op dat moment al in 25% van de gevallen retinopathie aantoonbaar. Dit moet worden toegeschreven aan lang bestaande hyperglykemie in de jaren voordat de diabetes werd ontdekt. Na een ziekteduur voor diabetes mellitus van twintig jaar heeft 75% van deze patiënten een aan diabetes gerelateerde retinopathie.

De veranderingen die ten gevolge van diabetes mellitus in het netvlies optreden, verlopen voor een belangrijk deel symptoomarm. Pas wanneer door aantasting van de macula (gele vlek) het deel van het netvlies waarmee we het scherpst zien beschadigd raakt, ontstaat een duidelijke vermindering van de gezichtsscherpte (visus).

5.6.1 Pathofysiologie

Permanente hyperglykemie leidt via enzymatische omzetting tot hogere concentraties van producten als sorbitol en fructose. Het gevolg hiervan is stapeling van sorbitol en fructose in de cellen van de wand van bloedvaatjes. Hierdoor ontstaat vochtophoping in de vaatwandcellen en verdikking van het membraan dat de vaatwand van de cellen van het netvlies scheidt. Dit alles bij elkaar veroorzaakt een toenemende belemmering van het zuurstoftransport in de retina. Dit wordt nog versterkt doordat de rode bloedcellen minder in staat zijn om zuurstof af te geven in een hyperglykemisch milieu. Uiteindelijk raken de haarvaten minder doorbloed, wat verzwakking van de vaatwand in de haarvaatjes tot gevolg heeft. Dit uit zich in eiwitlekkage en het ontstaan van uitstulpinkjes (microaneurysmata) in de vaatwand. In het netvlies resulteert dit in bloedinkjes en vochtophoping (oedeem) vanuit de beschadigde haarvaatjes. Aan de randen van de oedemateuze zones in het netvlies hoopt zich uit de vaten getreden eiwitrijk serummateriaal op, samen met afbraakproducten van zenuwcellen; harde exsudaten. Als de retinopathie nog verder voortschrijdt, raken hele gebieden met haarvaatjes afgesloten, waardoor grotere zones in het netvlies niet meer doorbloed zijn. Zenuwweefsel sterft af door zuurstofgebrek. Dit stimuleert de nieuwvorming van vaatjes (proliferatie) in de retina, vanuit de randen van de niet meer doorbloede gebieden. Uiteindelijk vindt toenemende nieuwvorming van bloedvaten plaats. Deze vaatjes, die door proliferatie zijn ontstaan, zijn van mindere kwaliteit dan het oorspronkelijke vaatbed van de retina. Dit uit zich in het gemakkelijk ontstaan van bloedinkjes. De nieuwe vaatjes vertonen ingroei in het glasvocht. Door tractie tussen glasvocht en netvlies kunnen de fragiele nieuwe vaatjes gemakkelijk scheuren, wat weer bloedingen met zich meebrengt en de kans op een netvliesloslating verhoogt. Pas wanneer bovengenoemde ziekteprocessen zich afspelen in het deel van de retina waarmee we het scherpst kunnen zien, de macula ofwel gele vlek, wordt dit ervaren als vermindering van de gezichtsscherpte. Vroege detectie van retinopathie, voor visusverlies optreedt, is van groot belang. Vroege stadia van diabetische retinopathie kunnen vaak zodanig behandeld worden dat de visus grotendeels behouden blijft (zie tabel 5.5).

◘ **Tabel 5.5** Fasen van diabetische retinopathie. Elke fase kan, wanneer de afwijkingen in het maculagedeelte (de gele vlek) van de retina optreden, tot verminderde visus leiden.

achtergrondretinopathie	discrete aantasting van de wand van de bloedvaten in de retina met enkele retinabloedinkjes
exsudatieve retinopathie	vochtophoping in het netvlies door lekkage van eiwitten door de vaatwand (zie ◘ figuur 5.4)
preproliferatieve retinopathie	matige tot ernstige aantasting van de retina, waarbij grote delen van het netvlies tekenen van zuurstofgebrek vertonen. Hierbij zijn verwijde haarvaten zichtbaar en gezwollen zenuwvezels met vlokkige witte gebiedjes (infarctjes); 'cotton wool'-laesies. Soms kan men bloedinkjes herkennen als grote donkere vlekken
proliferatieve retinopathie	ernstige netvliesaantasting, waarbij vaatnieuwvorming ingroeit in de zones van de retina met zuurstofgebrek (zie ◘ figuur 5.5)
	de nieuwe bloedvaatjes zijn van inferieure kwaliteit en leiden tot bloedinkjes

De belangrijkste risicofactoren voor het ontwikkelen van diabetische retinopathie en de progressie daarvan zijn: diabetesduur, slechte glykemische regulatie, hypertensie, de aanwezigheid van microalbuminurie, insulinetherapie en abdominale obesitas. Specifieke bevolkingsgroepen lopen een hogere kans op het ontwikkelen van diabetische retinopathie, zoals mensen van negroïde of Hindoestaanse afkomst.

Met het accent op preventie begint de behandeling van retinopathie van patiënten met type-2-diabetes bij de praktijkondersteuner en huisarts. Na het stellen van de diagnose type-2-diabetes dient binnen drie maanden een eerste screening op de aanwezigheid van retinopathie plaats te vinden. De patiënt is er, samen met zijn behandelaar, verantwoordelijk voor dat deze screening ook daadwerkelijk plaatsvindt. Patiënten met diabetes mellitus ondergaan tweejaarlijks screening op retinopathie, door middel van digitale fundusfotografie onder medicamenteuze pupilverwijding. Bij reeds geconstateerde afwijkingen wordt jaarlijks fundusfotografie aangeraden. Bij deze gedigitaliseerde fotografie wordt met behulp van een camera een normale fundusfoto genomen, die vervolgens via een computersysteem weer wordt omgezet in een digitale afbeelding die uit een aantal kleurpuntjes (pixels) bestaat. Hoe hoger het aantal pixels van het computerbeeld, des te minder korrelig wordt de afbeelding. Digitale fundusfotografie heeft als grote voordelen de directe beschikbaarheid van de afbeelding met de mogelijkheid die, over langere afstanden, aan derden (zoals oogartsen) te verzenden, met daarbij het gemak van gemakkelijk archiveren. Bovendien gaat deze werkwijze gepaard met lage kosten. Het is een screeningsmethode die geprotocolleerd door paramedici kan worden verricht.

Door het verwijden van de pupil voor fotografie kan een zo groot mogelijk deel van het oppervlak van het netvlies (retina) worden afgebeeld. Met behulp van fundusfotografie kunnen afwijkingen in het netvlies worden ontdekt, zoals vochtophoping in het netvlies, niet goed doorbloede delen, bloedingen of vaatnieuwvorming (zie ◘ figuren 5.4, 5.5 en 5.6). De kwaliteit van oogheelkundige screening kan worden verbeterd door aan

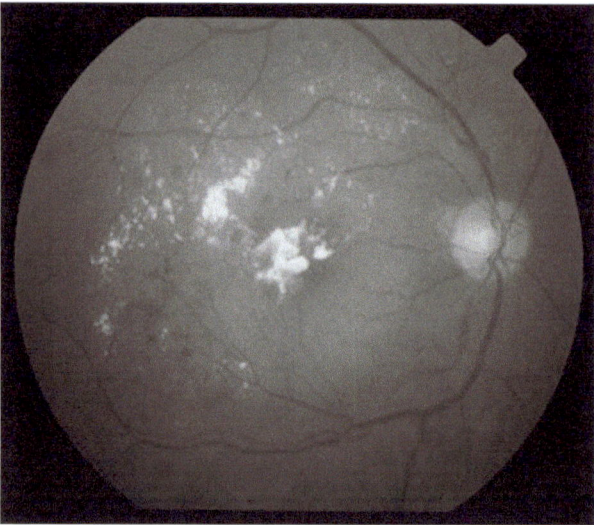

Figuur 5.4 Exsudaten (herkenbaar als wittige vlekjes) ten gevolge van vaatlekkage via de door microangiopathie aangedane netvlies arteriën in de gele vlek (macula) (diabetische maculopathie). De macula is het deel van het netvlies waarmee men het scherpst ziet. Aantasting van de macula leidt tot visusverlies.

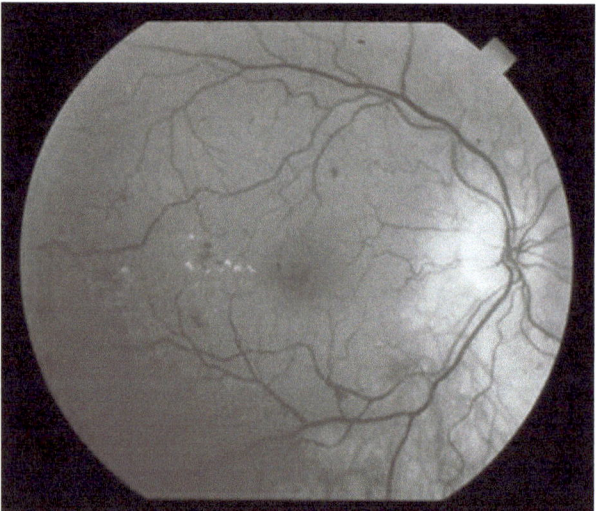

Figuur 5.5 Diabetische niet-proliferatieve retinopathie. Hoewel hier nog geen sprake is van vaatnieuwvorming, vertoont het vaatbed in de retina wel afwijkingen in de vorm van bloedinkjes (de rode vlekken), exsudaten (eiwitlekkage, herkenbaar als witte vlekjes) en microaneurysmata (kleine verwijdingen in de bloedvaten) die op zwakte van de vaatwand en hoge bloeddruk in het vaatbed wijzen.

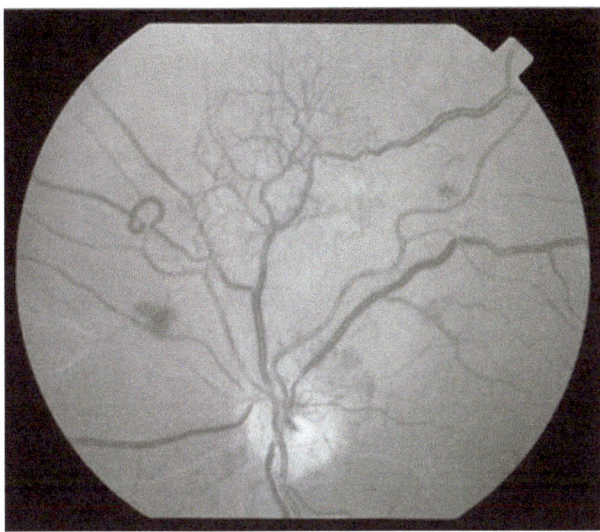

Figuur 5.6 Diabetische proliferatie retinopathie, waarbij nieuwvorming van vaatjes in het vaatbed van de retina opgetreden is.

de fluorescentieangiografie een bepaling van de visus toe te voegen. Hiermee kunnen macula-afwijkingen en andere oogheelkundige comorbiditeit eerder aan het licht komen. Wanneer een beginnende retinopathie wordt ontdekt, wordt de patiënt nader door de oogarts beoordeeld en wordt de frequentie van oogcontrole opgevoerd. De oogarts kan zo nodig meer geavanceerd onderzoek uitvoeren, zoals het maken van fluorescentiefoto's van de retina, waarmee vaatlekkage en vaatnieuwvorming nog scherper in beeld te brengen is.

Verwijzing naar de oogarts
Bij de volgende oogproblematiek moet een patiënt met diabetes mellitus naar de oogarts worden verwezen:
- visusvermindering (vooral wanneer deze plots ontstaan is of door fundusfotografie niet goed verklaard kan worden). Er kan ook sprake zijn van andere oogproblematiek, zoals cataract, glaucoom of maculadegeneratie;
- detectie bij fluorescentieangiografie van harde exsudaten in de buurt van de macula, uitgebreid maculaoedeem of belangrijke proliferatieve of preproliferatieve netvliesveranderingen.

5.6.2 Behandeling

Wanneer diabetische retinopathie in ernst toeneemt, komt de patiënt in aanmerking voor laserbehandeling. Vooral patiënten bij wie er in het netvlies sprake is van gevorderde preproliferatieve veranderingen, neovascularisaties, maculaoedeem of harde exsudaten in de buurt van de fovea (gele vlek), komen in aanmerking voor lasertherapie. Hierbij worden met behulp van laserstralen kleine brandgaatjes in de retina geslagen (fotocoagulatie), waarbij deeltjes van de retina worden uitgeschakeld zonder dat dit ten koste gaat van de gezichtsscherpte. Laserbehandeling bewerkstelligt een verminderde zuurstofbehoefte in de retina. Hiermee wordt een halt toegeroepen aan de vaatproliferatie. Adequate lasertherapie verlaagt het risico op ernstige visusdaling met 50%. Wel kan door lasertherapie een vermindering van het perifere gezichtsveld ontstaan, evenals een verminderd zicht in het donker.

Bij complicaties, zoals een glasvochtbloeding die het zicht ernstig belemmert of een uitgebreide netvliesloslating, kan chirurgisch ingrijpen nodig zijn. Hierbij kan een vitrectomie (operatief verwijderen van het glasvocht) nodig zijn. Naast het risico op retinopathie lopen diabetespatiënten ook meer kans op het ontstaan van andere oogafwijkingen, zoals glaucoom (verhoogde oogdruk), cataract (staar) of uitval van een van de spiertjes die de oogbewegingen verzorgen.

5.7 Diabetische neuropathie

5.7.1 Inleiding

Onder de term diabetische neuropathie worden de uiteenlopende manifestaties van zenuwschade samengevat die ten gevolge van diabetes mellitus kunnen ontstaan. Hiertoe wordt allereerst de diffuse perifere polyneuropathie gerekend, die het meest voorkomt. Daarnaast vallen de verschillende uitingen van autonome neuropathie eronder. Ook de soms reversibele vormen van zenuwschade zoals mononeuropathieën en acute pijnlijke neuropathieën worden ertoe gerekend. In ◻ tabel 5.6 worden de verschillende uitingsvormen van diabetische neuropathie samengevat. In ▶ paragraaf 5.7.2 wordt nader ingegaan op de perifere polyneuropathie, omdat deze zeer frequent voorkomt. Bovendien leidt perifere neuropathie tot kenmerkende klachten die door patiënten bij controle door de praktijkondersteuner vaak spontaan naar voren worden gebracht. Bij de protocollaire voetcontrole onderzoekt de praktijkondersteuner de patiënten in het bijzonder op de aanwezigheid van perifere polyneuropathie

5.7.2 Perifere polyneuropathie

Op de perifere polyneuropathie wordt nu uitgebreider ingegaan, omdat deze frequent voorkomt. Diffuse perifere polyneuropathie tast de perifere zenuwen aan, te beginnen bij de voeten. Hierbij valt vooral het symmetrisch optreden van sensibele klachten op. Deze gevoelsveranderingen worden door patiënten zeer uiteenlopend ervaren en beschreven. Meestal is er sprake van gevoelsverlies met een sensatie van op watten lopen. Daarnaast kunnen temperatuursensaties beschreven worden zoals koude of brandend gloeiende

◘ **Tabel 5.6** Overzicht van de diverse vormen van diabetesgerelateerde neuropathie en de wijze van manifesteren (symptomen).

vorm	subvorm	symptomen
perifere (distale) symmetrische polyneuropathie	sensibele neuropathie	gevoelsstoornissen: tintelingen, gevoelsveranderingen, pijn, gevoelsvermindering (loop- en evenwichtsstoornissen)
	motorische neuropathie	atrofie van intrinsieke spiertjes in voeten/handen met standsverandering (hyperextensie) middenvoet, waardoor veranderde vorm voetgewelf met verhoogde druk en daardoor neiging tot eeltvorming/drukulcera
	autonome neuropathie	verminderde zweetsecretie, droge huid met fissuurtjes, vasculaire veranderingen (warmte, oedeem)
autonome neuropathie	gastro-intestinaal	gestoorde motiliteit van de oesofagus, retrosternale klachten van (brandende) pijn, stagnerende passage
		gestoorde motiliteit van de maag, vol gevoel na eten, bovenbuikpijn, misselijkheid/braken, schommeling in bloedglucose
		nachtelijke diarree
	urogenitaal	blaasfunctiestoornis, afname mictiedrang, bemoeilijkte mictie met onvolledige blaaslediging en verhoogde kans op urineweginfecties, of overloopblaas met incontinentie
	seksuele functiestoornis	erectiele disfunctie (♂), verminderde vaginale lubricatie (♀)
	cardiovasculair	orthostatische hypotensie, duizeligheidsklachten (bij opstaan)
		valneiging/syncope, tachycardie
		viscerale sensibiliteitsstoornissen, stil (symptoomarm) infarct
	ogen	droge ogen, afwijkende pupilreacties
	metabool	afname vermogen om hypo te signaleren ('hypoglycaemia unawareness') en erop te reageren met adequate respons ('hypoglycaemia responsiveness')
	huid	overmatig zweten (deels aanvalsgewijs en maaltijdgebonden)
proximale motorische neuropathie		neuropathie die zich in de bovenbenen (en in mindere mate in de schoudergordel) manifesteert met atrofie, spierzwakte en pijn (minder uitgesproken sensibiliteitsstoornissen)
mononeuropathie		uitval van solitaire zenuwen, veelal bij verloop op drukgevoelige plaatsen (n. medianus, n. ulnaris, n. peroneus, n. femoralis, n. intercostalis
		met de zenuwfunctie verbonden motorische uitvalsverschijnselen (atrofie, spierzwakte) en sensibiliteitsstoornissen waaronder pijn
neuropathie van hersenzenuwen		uitval van n. oculomotorius (n. III), n. abducens (n. VI) waardoor dubbelbeelden of ptosis

voeten. Ook kan er sprake zijn van echte pijnklachten of onrustig kriebelen en tintelen. Naast sensibele symptomen kan er ook sprake zijn van autonome verschijnselen (zoals verminderde zweetsecretie, droge huid met fissuurtjes, vasculaire veranderingen met warmte of oedeem), of motorische afwijkingen met spierzwakte door atrofie. De volgende risicofactoren kunnen bijdragen aan het ontwikkelen van diabetische neuropathie:
- langer bestaande diabetes mellitus;
- hogere leeftijd;
- slechte glykemische regulatie en sterk fluctuerende bloedglucosewaarden;
- hypertensie;
- dyslipidemie;
- roken;
- alcoholmisbruik;
- zwak sociaaleconomisch milieu/alleenstaand.

De aanwezigheid van perifere polyneuropathie vormt een onafhankelijke risicofactor voor het ontstaan van diabetische voetcomplicaties. Onderzoek naar de aanwezigheid van perifere polyneuropathie is dan ook opgenomen in het protocol voor het voetonderzoek.

Opsporen van perifere diabetische neuropathie

Waarschijnlijk is de combinatie van een gerichte vragenlijst en beperkt lichamelijk onderzoek (monofilament) het meest efficiënt/betrouwbaar voor het opsporen van perifere diabetische neuropathie. Voorbeelden van bruikbare vragenlijsten zijn de Diabetic Neuropathy Symptom-schaal (DNS-schaal) en de Diabetic Neuropathy Examination (DNE). De DNS-schaal scoort op vier items: onzekere gang bij lopen, neuropathische pijn, paresthesie (tintelingen) en doof gevoel. De DNE scoort op spierkracht, reflexen en gevoelskenmerken. Bij onderzoek met het monofilament valt een afname in de fijne tastzin op. Hierbij wordt de sensibiliteit getest op een aantal vaste punten aan de voetzool: de grote teen, aan de bal van de voet bij de grote teen en aan de bal van de voet bij de kleine teen. Per punt worden 3 testmomenten uitgevoerd: tweemaal met echt aanraken en eenmaal zonder aanraken (zie ◘ figuur 5.1). Aanvulling van het onderzoek met een stemvork kan een verminderde vibratiezin laten zien. Bij het testen van de reflexen ontbreekt meestal de achillespeesreflex.

Behandeling

De aanwezigheid van uitgebreide diffuse perifere polyneuropathie kan voor de patiënt een belangrijke vermindering in levenskwaliteit betekenen. De behandeling ervan is soms moeilijk en slechts beperkt effectief. Voor behandeling kan gekozen worden uit amitriptyline in een lage dosering van 10-25 mg, anti-epileptica zoals carbamazepine (100-600 mg), neurontin (te beginnen met 3 dd 100 mg, ophogen tot 900-3600 mg) of pregabalin (te beginnen met 2 dd 75 mg, ophogen tot 300-600 mg).

5.7 · Diabetische neuropathie

Casus 5.3 Een patiënt met gevoelige tenen

Meneer D. (55) is bij u al tien jaar bekend met type-2-diabetes, waarvoor hij insuline gebruikt. Ongeveer vijf jaar geleden kreeg hij, aanvankelijk in lichte mate, maar later progressief last van sensitiviteitsverlies in de tenen. Nu klaagt hij over pijn in dezelfde tenen.

Vraag 5.3
- Hoe vraagt u de voetklachten van meneer D. verder uit?
- Waar besteedt u vooral aandacht aan in het voetonderzoek?
- Welke behandelmogelijkheden zijn er om de klachten van meneer D. te verlichten?

Kernpunten
- Type-2-diabetes wordt gekenmerkt door het hoge risico om vasculaire complicaties te ontwikkelen. Het gaat hierbij om complicaties aan de grotere vaten (macrovasculaire complicaties) en complicaties aan de kleinere vaten (microvasculaire complicaties).
- Diabetesbehandeling is er in het bijzonder op gericht om het risico op dergelijke complicaties te verminderen.
- Voor het verlagen van de kans op microvasculaire complicaties (retinopathie, nefropathie en neuropathie) is met name scherpe glykemische controle erg belangrijk. Daarnaast zijn stoppen met roken en bloeddrukregulatie van belang.
- Voor de reductie van macrovasculaire complicaties zijn met name het verlagen van de bloeddruk, stoppen met roken en cholesterolverlaging belangrijk, en in mindere mate optimaliseren van de glucosecontrole.

Psychologische aspecten

Samenvatting

Mensen met diabetes mellitus hebben, vergeleken met de totale populatie, een verhoogde kans op depressie. Ook gegeneraliseerde angststoornissen en enkelvoudige fobieën komen vaker voor dan in de algemene populatie. Zowel depressie als angststoornissen worden bij diabetespatiënten niet altijd goed herkend, waardoor de kans op onderbehandeling groot is. Longitudinaal onderzoek heeft laten zien dat de betekenis van diabetes en de psychologische impact van deze ziekte in de loop van de tijd voor de patiënt kunnen veranderen. Diabetes mellitus vraagt, vergeleken met andere chronische aandoeningen, een specifieke manier van coping. Bij andere chronische ziekten (zoals COPD of progressieve nierfunctievermindering) ligt het accent voornamelijk op aanpassing aan een toenemend verslechterende situatie. Bij diabetes mellitus daarentegen is de patiënt voortdurend bezig zijn glucosehuishouding te reguleren, klachten te vermijden en complicaties op de lange duur te voorkomen.

6.1   Inleiding – 64

6.2   Angststoornissen – 64

6.3   Depressie – 65

6.4   Eetstoornissen – 66

6.5   Cognitief disfunctioneren – 66

6.6   Psychologische expertise voor het eerstelijns diabetesteam – 67

R. Holtrop, *Dichter bij diabetes*, DOI 10.1007/978-90-368-1053-1_6,
© 2015 Bohn Stafleu van Loghum, onderdeel van Springer Media BV

6.1 Inleiding

Mensen met diabetes mellitus hebben, vergeleken met de totale populatie, een verhoogde kans op depressie. Ook gegeneraliseerde angststoornissen en enkelvoudige fobieën komen vaker voor dan in de algemene populatie. Zowel depressie als angststoornissen worden bij diabetespatiënten niet altijd goed herkend, waardoor de kans op onderbehandeling groot is. Longitudinaal onderzoek heeft laten zien dat de betekenis van diabetes en de psychologische impact van deze ziekte in de loop van de tijd voor de patiënt kunnen veranderen. Diabetes mellitus vraagt, vergeleken met andere chronische aandoeningen, een specifieke manier van coping. Bij andere chronische ziekten, zoals COPD of progressieve nierfunctievermindering, ligt het accent voornamelijk op aanpassing aan een toenemend verslechterende situatie. Bij diabetes mellitus daarentegen is de patiënt voortdurend bezig zijn glucosehuishouding te reguleren, klachten te vermijden en complicaties op de lange duur te voorkomen.

6.2 Angststoornissen

Bij diabetespatiënten kunnen angststoornissen een belangrijke invloed uitoefenen: de angst kan tot een verstoorde verhouding met de eigen ziekte diabetes mellitus leiden en een negatieve weerslag hebben op het eigen lichaamsbeeld. Daarnaast kan angst leiden tot verminderd adequaat gedrag bij hulp zoeken en tot verminderde therapietrouw bij de behandeling en het navolgen van leefstijladviezen. Angst kan ook direct, mede door verhoogde adrenerge activiteit, tot verslechtering van de glykemische instelling leiden. Angstige diabetespatiënten streven eerder een veilige glykemische instelling na, wat zich laat vertalen in een relatief hoger HbA1c.

Patiënten kunnen door diabetes mellitus een breed scala van traumatiserende ervaringen opdoen. Zo kan het stellen van de diagnose diabetes mellitus al als traumatiserend ervaren worden. De kans hierop wordt groter wanneer mensen bij wie diabetes wordt vastgesteld zelf in hun eigen omgeving slechte ervaringen hebben opgedaan met diabetes bij verwanten of vrienden (diabetesgerelateerde complicaties, overlijden), of wanneer hun eigen omgeving ontzet reageert op de recent gestelde diagnose. Na het stellen van de diagnose komt er een adaptatieproces op gang. Deze aanpassing kan meer of minder succesvol verlopen. De eerste periode nadat diabetes mellitus is vastgesteld, wordt veelal gekenmerkt door angst en onzekerheid.

Daarnaast kunnen incidenten in het verloop van de ziekte diabetes mellitus als traumatiserend ervaren worden, zoals recidiverende of ernstige hypoglykemie, frequente zelfcontrole, ziekenhuisopname of het intensiveren van de behandeling met introductie van insulinetherapie. De verkeerde interpretatie van lichaamssignalen kan ook angst oproepen: polyneuropathie met neuropathische pijn kan bijvoorbeeld geduid worden als dichtgeslibde vaten. Patiënten met psychiatrische comorbiditeit zoals een dwang- of paniekstoornis kunnen extreem bang worden voor hypoglykemie. Onder patiënten die met insuline worden behandeld, bestaat een prevalentie van 0,3-1% voor extreme spuit- (injecteren van insuline) en prikangst (zelfcontrole). De lijdensdruk onder deze patiënten is hoog en predisponeert deze groep voor een slechte diabetesregulatie.

Traumatiserende ervaringen rond diabetes mellitus kunnen tot disfunctionele gedachten leiden die voeding geven aan en geassocieerd raken met een negatief zelfbeeld (zoals: 'Ik heb de suikerziekte aan mezelf te wijten omdat ik te dik ben', 'Ik moet nu ook al gaan spuiten, omdat ik me niet voldoende inzet voor de behandeling van mijn diabetes', 'Wat ik ook doe, ik val toch niet af', 'Een hypo kan je zomaar overkomen, ik heb er geen grip op en m'n lichaam geeft het niet aan', 'De diabetes wint uiteindelijk toch, hoe goed ik me ook aan mijn behandeling houd', of: 'Ik moet steeds meer tabletten nemen en de complicaties komen toch', 'Ik ben minder aantrekkelijk door mijn diabetes').

De subjectieve last van het 'leven met diabetes', waaronder het omgaan met negatieve reacties vanuit de sociale omgeving en ervaringen met discriminatie (bijvoorbeeld op het werk of op school), kan bijdragen aan een belangrijke vermindering van de levenskwaliteit.

Angststoornissen, en dan vooral de paniekstoornis, kunnen geassocieerd zijn maar ook verward worden met hypoglykemie. Vooral de adrenerge symptomen die bij de vroege waarschuwingsfase van een hypoglykemie horen, kunnen op angst lijken en ook angst veroorzaken.

Het is zinvol om in de begeleiding van diabetespatiënten angst tijdig te onderkennen. Verschillende signalen van de patiënt kunnen wijzen op een aanwezige angstcomponent: bij herhaling vragen om uitleg en bevestiging, onzekerheid en wantrouwen, buitensporig afweergedrag met ontkenning, rationaliseren of bagatelliseren, grote weerstand tegen verandering of intensiveren van behandeling en slechte 'compliance' bij behandeling en nakomen van afspraken. Bij vermoeden op de aanwezigheid van angstproblematiek kan verdere objectivering plaatsvinden via verschillende vragenlijsten, die ook in het Nederlands vertaald zijn en voor de Nederlandse populatie zijn gevalideerd. Voorbeelden hiervan zijn de Nederlandse versie van de verkorte Well-Being Questionnaire (W-BQ12) en de Diabetes Health Profile (DHP). Daarnaast is er de PAID: Problem Areas in Diabetes Scale (vertaald in het Nederlands in 2006). De verschillende diabetesspecifieke vragenlijsten (Problem Areas In Diabetes, Angst voor Hypoglykemie Vragenlijst, Diabetes Angst voor Spuiten en Prikken-vragenlijst, Vertrouwen in Diabetes Zelfzorg-vragenlijst) zijn te downloaden via internet.

6.3 Depressie

Bij patiënten met ongecompliceerde type-2-diabetes is de prevalentie van depressie niet duidelijk hoger dan in de algemene bevolking. Vooral bij comorbiditeit neemt de kans op een depressie bij diabetes mellitus toe. Daarnaast kunnen specifieke factoren die de draagkracht van de patiënt ongunstig beïnvloeden ook bijdragen aan de toegenomen kans op het ontwikkelen van een depressie. Diabetes mellitus als chronische aandoening vraagt om specifieke copingstrategieën. Wanneer coping faalt, kan dit de gevoeligheid voor het ontwikkelen van een depressie vergroten. Er is daarnaast nog een omgekeerde relatie tussen depressie en diabetes mellitus. Bij een depressie kunnen neuro-endocriene mechanismen in werking treden die de kans op het ontstaan van diabetes mellitus verhogen. Een van de belangrijke mechanismen hiervoor is gelegen in de regulatie vanuit de hypothalamus, via de hypofyse naar de bijnier. Bij langdurige depressies wordt niet zelden een verhoogd cortisol aangetroffen. Met deze uiting van verhoogde bijnierschorsactiviteit ontstaat een diabetogene situatie waarin, bij predispositie, type-2-diabetes kan ontstaan. Daarnaast leidt behandeling met antidepressiva frequent tot gewichtstoename. De hiermee geassocieerde toename van insulineresistentie kan ook tot het ontstaan van type-2-diabetes leiden.

De praktijkondersteuner dient verdacht te zijn op een eventuele depressie als er sprake is van langdurig aanwezige sombere of afgevlakte stemming, interesseverlies (in werk, hobby's, maar ook in diabetesbehandeling) en wanneer nergens meer vreugde aan wordt beleefd. Daarnaast kunnen vitale kenmerken zoals slaapstoornissen of gewichtsverlies op een depressie wijzen. Soms leidt medicamenteuze behandeling van een depressie tot ander eetgedrag dat gewichtstoename in de hand kan werken.

6.4 Eetstoornissen

Eetgedrag is bij iedereen tot op zekere hoogte verbonden met emotie. Soms kan het gevoelsleven de belangrijkste leidraad worden voor eten. Men spreekt dan van emotie-eten (bijv. 'Als ik niet vrolijk ben eet ik het weg'). Daarnaast zijn er 'externe eters', die zich in hun eetgedrag laten beïnvloeden door omstandigheden van buitenaf (bijv. 'Wanneer het heel lekker is eet ik meer'). Patiënten met diabetes mellitus lopen waarschijnlijker een hogere kans op het ontwikkelen van eetstoornissen dan de algemene bevolking. Voor type-1-diabetes is dit duidelijker aangetoond dan voor type-2-diabetes. Voor deze verhoogde gevoeligheid zijn diverse redenen aan te geven. Niet zelden ontstaat bij diabetespatiënten het schuldgevoel dat ze diabetes mellitus aan zichzelf te wijten hebben. Een chronische aandoening zoals diabetes mellitus kan met een negatief zelfbeeld en geringere zelfwaardering gepaard gaan. Door het noodgedwongen altijd met eten bezig zijn, kan weerstand tegen (gezond) eten toenemen. Bovendien brengt intensievere bloedglucoseverlagende behandeling het risico met zich mee van verdere gewichtstoename. Ook wordt wel geopperd dat de gevoeligheid voor anorexia kan toenemen wanneer langdurige hyperglykemie gepaard gaat met onaanvaardbaar gewichtsverlies. Meestal lijden patiënten met type-2-diabetes aan het metabool syndroom en is er bij hen sprake van overgewicht.

Eetstoornissen zoals anorexia nervosa kunnen de therapietrouw bij de diabetesbehandeling negatief beïnvloeden. Overbescherming vanuit de omgeving van de patiënt kan hierbij een averechtse uitwerking hebben. Het gemak waarmee vooral patiënten met type-1-diabetes hun gewicht kunnen reguleren door bijvoorbeeld 'vergeten' insuline te spuiten, kan uitnodigen tot onverantwoord manipuleren van het eigen lichaamsgewicht.

6.5 Cognitief disfunctioneren

Bij patiënten met type-2-diabetes worden frequenter dan in de populatie zonder diabetes mellitus stoornissen in het cognitief functioneren aangetroffen. Het betreft vooral beperkingen in de snelheid van informatieverwerking, mentale flexibiliteit en het geheugen. De incidentie van dementie neemt bij ouderen die tevens diabetes mellitus hebben met 50-100% toe. De aard van de relatie tussen diabetes en dementie is nog niet geheel opgehelderd. Wel is duidelijk dat het bij de toename van dementie onder diabetespatiënten zowel om alzheimerdementie als om vasculaire dementie gaat. Onder de leeftijd van 60 jaar is klinisch relevant cognitief verval zeldzaam. Daarom is onderzoek naar verminderd cognitief functioneren onder de 65 jaar niet zinvol. Boven deze leeftijd is aandacht voor cognitieve disfunctie gerechtvaardigd vanwege de hogere incidentie. Vraag bij patiënten en hun naasten naar opvallende veranderingen op cognitief gebied en objectiveer zo nodig met voorbeelden en een Minimal Mental State Examination (MMSE). Verminderd cognitief functioneren heeft grote consequenties voor de diabetesbehandeling. Patiënten met cognitief disfunctioneren lopen een hoger risico op ernstig verlopende hypoglykemie en zijn voor het management van hun diabetes frequenter op de hulp van derden aangewezen.

Alzheimerdementie wordt, in samenhang met diabetes mellitus, wel type-3-diabetes benoemd. Hoewel de pathogenese niet geheel bekend is, worden insulineresistentie in de hersenen en depositie van bèta-amyloïd als luxerende factoren genoemd. Ook verminderde cerebrale insulineproductie zou een rol spelen.

6.6 Psychologische expertise voor het eerstelijns diabetesteam

Recent wordt gepleit voor participatie van een psycholoog in de eerstelijns diabeteszorg. Meestal is dit nog niet structureel als permanent beschikbare zorg te realiseren. Wel is het belangrijk om in de hulpverleningskaart voor de eigen regio zicht te hebben op de gezondheidspsychologen die voor deze begeleidende taak beschikbaar zijn.

Casus 6.1 Ik wil wel en ik wil niet ...

Meneer Z., 57 jaar, komt voor de derde keer op het spreekuur van de praktijkondersteuner om nogmaals de toevoeging van NPH-insuline aan zijn bloedglucoseverlagende behandeling te bespreken. De vorige keer had Z. enigszins wrevelig de spreekkamer verlaten, met opmerkingen als: 'U hebt makkelijk praten, maar ik moet het doen', en: 'Ik weet wel dat het HbA1c al lang te hoog is, en dat insuline misschien nodig is, maar u hebt geen begrip voor mijn situatie.'

Vraag 6.1
- Welke vragen zou u willen stellen aan meneer Z. om zijn weerstanden tegen het starten van insulinetherapie verder te exploreren?
- In welke vorm zou u meneer Z. kunnen steunen?

Kernpunten
- Psychologische aspecten spelen een belangrijke rol in het zelfmanagement van een chronische aandoening.
- In aanwezigheid van diabetes mellitus neemt de kans op psychische problematiek toe. Dit geldt vooral zodra diabetes mellitus gepaard gaat met complicaties, comorbiditeit en beperkingen in het functioneren.
- Belangrijkste voorkomende psychiatrische problemen bij diabetes mellitus zijn angststoornissen en stemmingsstoornissen.
- Wanneer er sprake is van psychische problemen, kan daarmee een belangrijk obstakel ontstaan voor het actief en betrokken met diabetes mellitus omgaan. Dit leidt dan tot ineffectief gedrag en betekent een inperking van de levenskwaliteit.

Deel II
Behandeling van diabetes mellitus

Hoofdstuk 7   Opsporing en diagnose – 71

Hoofdstuk 8   Prediabetes – 87

Hoofdstuk 9   Niet-medicamenteuze therapie: leefstijladviezen – 91

Hoofdstuk 10   Specifieke patiëntengroepen – 99

Hoofdstuk 11   Medicamenteuze therapie: bloedglucose verlagen – 111

Hoofdstuk 12   Individuele zorg bij diabetes mellitus – 137

Hoofdstuk 13   Glucosezelfcontrole en zelfmanagement – 145

Hoofdstuk 14   Cardiovasculair risicomanagement – 152

// 7

Opsporing en diagnose

Samenvatting

Diabetes mellitus kent meestal een lange symptoomloze aanloopfase. Uit de UK Prospective Diabetes Study (UKPDS) blijkt dat type-2-diabetes zich in 53% van de gevallen manifesteert met voor diabetes typerende symptomen. Bij 29% van de patiënten wordt de diabetes toevallig ontdekt, terwijl de ziekte bij 16% gevonden wordt door infecties en bij 2% door diabetesgerelateerde complicaties. In de afgelopen tien jaar is de actieve opsporing van diabetespatiënten in de eerste lijn sterk verbeterd. In dit hoofdstuk worden diverse vormen van opsporing van patiënten met type-2-diabetes besproken. Algemene screening op bevolkingsniveau op type-2-diabetes wordt door de Gezondheidsraad niet aanbevolen. In de huisartsenpraktijk is men aangewezen op case-finding, aan de hand van klinische kenmerken en selectieve screening wat betreft risicofactoren die geassocieerd zijn met diabetes mellitus. Naast detectie door screening komen in dit hoofdstuk de diagnosestelling en de bijbehorende criteria voor het vaststellen van type-2-diabetes aan bod. Pas na ontdekking van type-2-diabetes komt de patiënt bij de praktijkondersteuner in beeld. Voor de praktijkondersteuner is het belangrijk zich ervan bewust zijn dat een door screening ontdekte patiënt mogelijk met een geheel andere houding een categoraal spreekuur bezoekt, dan een diabetespatiënt die ontdekt is naar aanleiding van klachten.

7.1   Inleiding – 73

7.2   Epidemiologie – 73

7.3   Screening – 74
7.3.1   Screening op populatieniveau – 75
7.3.2   Selectieve screening – 76
7.3.3   Opportunistische screening – 76
7.3.4   Case-finding – 76
7.3.5   Multiple of multiphasic screening – 76
7.3.6   Screening op cardiovasculair risico – 77

R. Holtrop, *Dichter bij diabetes*, DOI 10.1007/978-90-368-1053-1_7,
© 2015 Bohn Stafleu van Loghum, onderdeel van Springer Media BV

7.4	**Stellen van de diagnose diabetes mellitus in de huisartspraktijk – 79**	
7.5	**Na de diagnose – 82**	
7.5.1	Behandelplan – 82	
7.5.2	Glucoseregulatie – 82	

7.1 Inleiding

Diabetes mellitus kent meestal een lange, symptoomloze aanloopfase. Uit de UK Prospective Diabetes Study (UKPDS) blijkt dat type-2-diabetes zich in 53% van de gevallen manifesteert met voor diabetes typerende symptomen. Bij 29% van de patiënten wordt de diabetes toevallig ontdekt, terwijl de ziekte bij 16% gevonden wordt door infecties en bij 2% door diabetesgerelateerde complicaties. In 1998, bij het verschijnen van de eerste herziening van de NHG-standaard *Diabetes type 2*, werd nog gesteld dat er op elke bekende diabetespatiënt waarschijnlijk nog een niet-gedetecteerde patiënt zou bestaan. Deze situatie lijkt in de afgelopen tien jaar sterk verbeterd door actievere opsporing van diabetespatiënten in de eerste lijn. Hierbij dient zich echter de vraag aan: wat is de meest effectieve screeningsmethode? Voor een zinvolle screening moeten diverse aspecten worden geëvalueerd: de ziekte moet een serieus gezondheidsprobleem vormen, het beloop van de ziekte dient bekend te zijn en er moet inzicht bestaan in de kosten en effectiviteit van primaire preventie-interventies. Daarnaast moet er een algemeen aanvaarde screeningstest zijn die veilig, precies en voldoende gevalideerd is. Bovendien moet er een eenduidig geformuleerd beleid bestaan voor verdere behandeling van door de screening ontdekte patiënten. Tot slot moet er bewijs zijn dat vroegtijdige behandeling van de ziekte leidt tot betere uitkomsten voor morbiditeit en mortaliteit.

Screening op type-2-diabetes in de huisartsenpraktijk blijft hoofdzakelijk beperkt tot case-finding en selectieve screening. Deze methoden worden, samen met andere vormen van screening, in dit hoofdstuk besproken. De praktijkondersteuner in de eerste lijn is meestal niet direct bij detectie van nieuwe diabetespatiënten door screening betrokken. Pas na ontdekking van type-2-diabetes komt de patiënt bij de praktijkondersteuner in beeld. Voor de praktijkondersteuner is het belangrijk om zich ervan bewust zijn dat een door screening ontdekte patiënt mogelijk met een geheel andere houding een categoraal spreekuur bezoekt dan een diabetespatiënt die ontdekt is naar aanleiding van klachten. Een door screening ontdekte patiënt had immers nog geen klachten en was nog geen patient. Deze categorie patiënten verlangt daardoor meer uitleg en educatie en het kan langer duren voor ze de impact van een ziekte als diabetes mellitus op hun bestaan onderkennen.

7.2 Epidemiologie

Epidemiologie is de leer van het vóórkomen van ziekten en de variabelen die daarop van invloed zijn. Men bestudeert in de epidemiologie de dynamiek van een ziekte op populatieniveau: het aantal nieuwe ziektegevallen per duizend mensen per jaar (incidentie) en het vóórkomen van een ziekte per duizend mensen per jaar (prevalentie). Deze cijfers worden gebruikt bij het evalueren van de kwaliteit van de zorg en voor het zorgbeleid. Via de website van het RIVM (▶ www.rivm.nl) kan het nationaal Kompas Volksgezondheid worden bekeken (▶ www.nationaalkompas.nl), met epidemiologische gegevens over diabetes mellitus. In 2007 waren er in Nederland 740.000 mensen met diabetes mellitus in de zorg (bijna 5% van de bevolking). De prognose is dat dit aantal zal oplopen tot een miljoen (2015) en ruim 1,3 miljoen (2025). Dat is 8% van de Nederlandse bevolking. Circa 90%

van de patiënten heeft type-2-diabetes. Type-1-diabetes komt bij circa drie op de duizend Nederlanders voor. Hiermee komt het aantal patiënten met type-1-diabetes in Nederland op 45.000-50.000.

Vooral type-2-diabetes kent in de aanloop een langere subklinische fase, waardoor de ziekte soms langer onontdekt blijft. Toch komen er per jaar in ons land meer dan 60.000 diabetespatiënten bij. Bij type-2-diabetes is er een leeftijdsafhankelijke trend voor het ontstaan en vóórkomen van de ziekte. Wel zet deze trend steeds vroeger in, door de toegenomen prevalentie van overgewicht. Van invloed zijn ook de vergrijzing en de betere overleving van patiënten bij wie de diagnose is gesteld.

De eigen diabetespopulatie

Epidemiologisch denken kan ook toegepast worden op het niveau van de eigen praktijk. Op deze wijze krijgt u inzicht in de dynamiek van de eigen diabetespopulatie (zie ook ▶ hoofdstuk 18, Kwaliteitsaspecten).

Stel vragen als:
- Hoeveel diabetespatiënten zijn er in mijn praktijk (ICPC 90.1 90.2 en B85.1)?
- Welk percentage staat onder controle van de praktijkondersteuner en huisarts en welk percentage wordt door een specialist behandeld?
- Hoeveel patiënten met type-2-diabetes worden met insuline behandeld? Hoeveel patiënten zijn het laatste jaar op insuline overgezet?
- Hoeveel nieuw gediagnosticeerde diabetespatiënten kwamen er in het afgelopen jaar bij?
- Hoeveel macrovasculaire complicaties waren er in het afgelopen jaar en hoeveel patiënten zijn er overleden?
- Hoeveel patiënten met diabetes werden in het afgelopen jaar doorverwezen?

7.3 Screening

Wanneer we de algemene criteria voor screening op type-2-diabetes toepassen, kan geconcludeerd worden dat type-2-diabetes een omvangrijk probleem is, gezien de prevalentie- en incidentiecijfers. Bovendien is er vaak een lange symptoomarme fase waarin de diabetes nog niet ontdekt is. Er bestaat voldoende inzicht in het beloop van type-2-diabetes en de langetermijncomplicaties die dit met zich meebrengt. Daarnaast zijn er duidelijke behandelstrategieën voor bloedglucoseverlaging en ter preventie van bijkomende macro- en microvasculaire complicaties. Het is echter nog niet duidelijk of screening in de algemene bevolking kosteneffectief is. Het begrip 'number needed to screen' (NNS) verduidelijkt dit: het aantal mensen dat gescreend moet worden om een enkele patiënt te ontdekken. Het NNS is afhankelijk van de prevalentie van diabetes mellitus in de (sub)populatie. Screening onder hoogrisicopatiënten is effectiever (NNS=21) dan screening onder de algemene bevolking (NNS=81).

Bovendien is er nog geen zekerheid of eerdere ontdekking door screening op de lange duur ook tot minder ziektelast in de vorm van complicaties leidt. Dit kan geïllustreerd worden door het begrip 'lead-time bias'. Lead-time is de tijdsduur tussen ontdekken van een ziekte (meestal gebaseerd op nieuwe criteria of testmethoden) en het stellen van de diagnose van de ziekte bij gewone klinische presentatie (gebaseerd op traditionele criteria). Deze tijdsduur zou abusievelijk als langere overleving met de ziekte geduid kunnen worden. Dit is echter een denkfout, lead-time bias genoemd. Stel dat bij een patiënt op de leeftijd van 48 jaar door screening type-2-diabetes wordt vastgesteld en dat hij zonder screening pas op de leeftijd van 53 jaar als diabetespatiënt gediagnosticeerd zou zijn. Wanneer nu deze patiënt op 67-jarige leeftijd overlijdt aan een macrovasculaire complicatie, dan zou hij bij screening 19 jaar en zonder screening 14 jaar met diabetes hebben geleefd. Dit scheelt vijf jaar voor zijn leven als diabetespatiënt, maar niet in zijn totale levensduur. Er loopt op dit moment een door de Gezondheidsraad geïnitieerd onderzoek bij obese patiënten, dat antwoord moet geven op de vraag of screening in de algemene bevolking, met vroegtijdig behandelen van de door screening ontdekte diabetespatiënten, rendabel is. De follow-up van het onderzoek is vijf jaar. Verder advies met betrekking tot screening zal deels van de uitkomsten van dit onderzoek afhangen.

7.3.1 Screening op populatieniveau

Bij screening op populatieniveau wordt de gehele bevolking gecontroleerd, ongeacht leeftijd, geslacht, bekende risicofactoren of etniciteit. Deze vorm van screening lijkt voor diabetes mellitus vooralsnog niet zinvol; de Gezondheidsraad raadt het ook niet aan. Gezondheidswinst lijkt waarschijnlijk, maar de effectiviteit is nog niet aangetoond.

> **Discussie over screening op populatieniveau**
> Argumenten *voor* screening:
> - Op het moment dat de diagnose type-2-diabetes wordt vastgesteld, is al een aanzienlijk deel van de capaciteit van de bètacelfunctie verloren gegaan (volgens de UKPDS).
> - Type-2-diabetes kent een veel langere asymptomatische fase dan type-1-diabetes.
> - Op het moment van ontdekking door screening is er bij een aanzienlijk deel van de patiënten al sprake van diabetesgerelateerde (microvasculaire) complicaties.
> - Er zijn behandelmogelijkheden voor de langetermijncomplicaties van diabetes mellitus. Daarmee moet in een vroeg stadium begonnen worden.
>
> Argumenten *tegen* screening:
> - Het is nog niet bekend of screening op diabetes mellitus op populatieniveau kosteneffectief is.
> - Het voordeel van vroege opsporing en behandeling van nog niet gediagnosticeerde maar via screening ontdekte diabetes is nog niet aangetoond.
> - Screening heeft nadelen zoals ongemak van de screeningstest, een verkeerde diagnose, medicalisering van mensen die nog geen patiënt zijn en negatieve maatschappelijke consequenties.
> - De nuchtere bloedglucose is nog geen ideaal screeningsinstrument, aangezien bij type-2-diabetes in de eerste fase de postprandiale bloedglucose oploopt terwijl de nuchtere glucose nog normaal kan zijn.

7.3.2 Selectieve screening

Bij selectieve screening wordt gecontroleerd bij subgroep(en) van de populatie. Dit is de vorm van screening die de NHG-standaard *Diabetes type 2* aanbeveelt. Groepen die voor selectieve screening in aanmerking komen, zijn patiënten boven de 45 jaar met hypertensie, dyslipidemie of een verhoogde BMI/buikomvang. Daarnaast mensen van wie nabije verwanten diabetes mellitus hebben, patiënten met hart- en vaatziekten in de voorgeschiedenis, vrouwen die zwangerschapsdiabetes doormaakten of een macrosoom kind (> 4000 gram) gebaard hebben en etnische risicogroepen (vanaf 35 jaar), zoals mensen van Turkse, Marokkaanse en Surinaams-Hindoestaanse afkomst.

7.3.3 Opportunistische screening

Bij een opportunistische screening is de patiënt op het spreekuur vanwege andere redenen dan eventueel onderzoek naar diabetes mellitus. Het spreekuurbezoek wordt als onafhankelijke aanleiding gebruikt om tot screening over te gaan. Bijvoorbeeld kan de nuchtere glucose worden bepaald bij een patiënt die voor een enkeldistorsie op het spreekuur komt en die een of meer risicofactoren heeft voor het ontwikkelen van type-2-diabetes. Een dergelijke screening kan nuttig en kosteneffectief zijn, maar heeft als nadeel een sterke selectiebias. Aan de andere kant biedt deze vorm van screening wel mogelijkheden, omdat vrijwel elke patiënt ten minste eenmaal per twee jaar de huisarts consulteert. Er is een grote spreiding in de mate waarin binnen huisartspraktijken opportunistische screening wordt toegepast.

7.3.4 Case-finding

Case-finding is screening met als doel ziekte te detecteren wanneer daarvoor eventuele aanwijzingen bestaan en vervolgens behandeling in te zetten. Bijvoorbeeld kan de nuchtere glucose worden bepaald bij een patiënt die melding maakt van polyurie en dorst of een positieve familieanamnese heeft voor type-2-diabetes. Ook deze vorm van screening wordt in de NHG-standaard *Diabetes type 2* als zinvol beschouwd.

7.3.5 Multiple of multiphasic screening

Hierbij vindt screening plaats in een serie opeenvolgende tests om uiteindelijk een kleinere groep voor definitieve screening over te houden waarbinnen diabetes mellitus frequenter voorkomt. Een voorbeeld hiervan is beginnen met het aanbieden van een vragenlijst (zie vragenlijst *Symptom Risk Questionnaire* van de Hoorn-studie) met betrekking tot het risico op diabetes mellitus, gevolgd door een bepaling van de nuchtere glucose bij patiënten met een risicoscore op de vragenlijst vanaf een bepaald afkappunt.

In sommige gevallen kan van de praktijkondersteuner wel medewerking verlangd worden voor het opzetten van een screeningsinitiatief in de eerste lijn. Voorbeelden hiervan zijn screening in het kader van de landelijke diabetesdag van de gezamenlijke apothekers of een screening in het verzorgingstehuis. Dan is het van belang dat de praktijkondersteuner bekend is met de verschillende vormen van screening en de mogelijkheden en beperkingen daarvan. Uit de opbrengst van screening krijgt de praktijkondersteuner te maken met diabetespatiënten die zich in de meestal gevallen nog geen patiënt voelen. Dit vraagt van de praktijkondersteuner een specifieke attitude met extra aandacht voor educatie en uitleg, motiveren van de patiënt en het opleiden van de patiënt tot manager van een aantal aspecten van zijn chronische ziekte.

Alle punten worden bij elkaar opgeteld. Bij een score > 6 op de vragenlijst moet de nuchtere glucose geprikt worden (bij mensen die een hoger uitgangsrisico hebben op de aanwezigheid van type-2-diabetes). Vervolgens wordt het afkappunt vastgesteld waarbij een nuchter capillair bepaalde glucose in het lab door een veneuze bepaling geverifieerd moet worden. In de Hoorn-studie lag het afkappunt voor capillair bepaalde glucose op 5,5 mmol/L.

7.3.6 Screening op cardiovasculair risico

Er is een toenemende roep om screenen niet te beperken tot uitsluitend detectie van verhoogde bloedglucose, maar deze uit te breiden tot een gecombineerde cardiometabole screening waarbij gefocust wordt op het complete spectrum van risicofactoren voor hart- en vaatziekten, zoals die geclusterd zijn in het metabool syndroom. Eigenlijk zijn de elementen die samen het metabool syndroom vormen al opgenomen in de criteria die voor selectieve screening gelden. Dit impliceert voor de huisartspraktijk dat er niet alleen frequenter een nuchtere glucosebepaling aan de patiënten moet worden aangeboden, maar dat men ook moet opletten of er bij patiënten sprake is van verhoogde bloeddruk, een te hoog cholesterol of een te hoge BMI.

Het advies omtrent screening op type-2-diabetes kan als volgt worden samengevat: screening onder groepen met een verhoogd risico op het ontwikkelen van type-2-diabetes en screening niet alleen op type-2-diabetes maar gecombineerde screening op het complete cardiovasculaire risicoprofiel.

Screening op diabetes mellitus
Voorafgaand aan een door apothekers georganiseerde landelijke diabetesdag vond in 2008 overleg plaats tussen praktijkondersteuners, een huisarts die de plaatselijke huisartsen vertegenwoordigde en de apothekers uit dezelfde woonplaats. Doel van het overleg was het ontwikkelen van een nieuw model voor screening op type-2-diabetes. In de jaren daarvoor was de bevolking via een advertentie in de lokale krant uitgenodigd om bij wijze van screening op diabetes mellitus een glucose te laten prikken in de apotheek. Uit het overleg werd het volgende model ontwikkeld: uitnodigen zou gaan gebeuren per advertentie in de krant en via posters in apotheken en huisartspraktijken. De uitnodiging werd beperkt tot de bevolking ouder dan 45 jaar. De eerste stap in de screening bestond uit de vragenlijst uit de Hoorn-studie (zie ◘ tabel 7.1). Besloten

◘ **Tabel 7.1** De Symptom Risk Questionnaire (SRQ) zoals gebruikt in de Hoorn-studie

1	Wat is uw leeftijd?	… jaar
	50-54 jaar	0
	55-59 jaar	2
	60-64 jaar	4
	65-69 jaar	6
	70-74 jaar	8
2	Wat is uw geslacht?	man
		vrouw
	Wat is uw lengte?	… m
	Wat is uw gewicht?	… kg
	BMI > 29 (man)	8
	BMI > 28 (vrouw)	3
3	Heeft uw vader, moeder, broer of zus diabetes (gehad)?	
	Ja	3
	Nee	0
4	Gebruikt u medicijnen tegen te hoge bloeddruk?	
	Ja	3
	Nee	0
5	Hebt u vaak dorst?	
	Ja	3
	Nee	0
6	Hebt u tijdens het lopen vaak pijn in de benen?	
	Zo ja, wat doet u dan?	
	a gewoon doorlopen alsof er niets aan de hand is	0
	b stilstaan of langzamer gaan lopen	3
7	Bent u eerder kortademig dan uw leeftijdgenoten bij het lopen?	
	Ja	3
	Nee	0
8	Fietst u?	
	Ja	0
	Nee	3

werd tot een vervolgscreening (voor de mensen met een score van 6 punten of hoger op de vragenlijst) door middel van het prikken van een nuchtere bloedglucose (in de apotheek, met een praktijkondersteuner aanwezig op de achtergrond). De verhoogde capillaire glucosewaarden werden vervolgens in het laboratorium veneus geverifieerd.

Tabel 7.2 Overzicht van de uitgegeven vragenlijsten in het kader van de landelijke apothekersdag in 2008 in Ermelo en de opbrengst daarvan.

aantal uitgegeven vragenlijsten	130
aantal geretourneerde vragenlijsten	53
- met verhoogd risico (score > 6)	48
- zonder verhoogd risico (score < 6)	5
aantal mensen geprikt	43
nuchter	39
niet-nuchter	4
met verhoogd risico (score > 6)	42
zonder verhoogd risico (score < 6)	1
mensen met glucose nuchter > 5,5 mmol/L	18

Van de vragenlijsten werd 41% geretourneerd. Hiervan had 91% een verhoogde risicoscore op de vragenlijst (> 6 punten). Van de mensen die de vragenlijst retourneerden werd bij 81% een glucose geprikt. Van de mensen die geprikt werden had 18 (42%) een nuchtere glucose > 5,5 mmol/L. Bij 11 van deze 18 patiënten werd bij een tweede - veneuze - punctie opnieuw een verhoogde bloedglucose gevonden (zie tabel 7.2). Ter vergelijking met de screening in 2007: In 2007 werd bij 350 mensen een glucose geprikt ('at random'), waarbij bij 21 mensen (6%) een glucose van > 5,5 mmol/L werd gevonden.

Vraag 7.1
- Hoe noemt men deze vorm van screening?
- Wat valt op in de vergelijking van de resultaten van 2007 en 2008? Wat vindt u van de verhouding tussen aantal patiënten dat op nuchtere glucose is geprikt en de opbrengst?

7.4 Stellen van de diagnose diabetes mellitus in de huisartspraktijk

De diagnose type-2-diabetes wordt gesteld aan de hand van de bepaling van de nuchtere bloedglucose. Dit lijkt eenvoudiger dan het is. In tabel 7.3 staan de afkappunten voor de bepaling van bloedglucose, zowel nuchter als niet-nuchter en zowel capillair als veneus bepaald, waarbij bepaald kan worden of er sprake is van een normale of gestoorde bloedglucose of diabetes mellitus. De afkappunten zijn ontleend aan de (in 2003) door de American Diabetes Association opgestelde criteria.

Belangrijke afwegingen bij de beslissing over de afkappunten waren het feit dat men over een eenvoudige test zoals een nuchtere bloedglucosebepaling wilde beschikken om de diagnose type-2-diabetes te kunnen stellen en het feit dat boven de range van een nuchtere glucose tussen 6,7-7,0 mmol/L een sterke toename ontstaat van diabetesgerelateerde microvasculaire complicaties. Daarnaast moet een indeling voorzien in de behoefte om

Tabel 7.3 Afkappunten voor de diagnose van type-2-diabetes en gestoorde nuchtere glucose (in mmol/L).

		capillair volbloed (mmol/L)	veneus plasma (mmol/L)
normaal	glucose nuchter	< 5,6	< 6,1
	glucose niet-nuchter	< 7,8	< 7,8
gestoord	glucose nuchter	5,6-6,0	6,1-6,9
diabetes	glucose nuchter	> 6,0	> 6,9
	glucose niet-nuchter	> 11,0	> 11,0

ook de patiënten te kunnen classificeren bij wie wel sprake is van een afwijkende bloedglucose, maar die nog niet voldoen aan de criteria voor type-2-diabetes.

Het eerste probleem dat we tegenkomen, ligt in de wijze waarop het bloedglucose gemeten wordt. In de huisartspraktijk is het gebruikelijk de bloedglucosebepaling uit te voeren met een draagbare glucosemeter. Dit is een heel andere meetmethode dan die in het laboratorium. De bepaling met een draagbare glucosemeter is een glucosebepaling in volbloed: een druppel bloed afgenomen uit de vinger. In het laboratorium vindt glucosebepaling plaats in veneus plasma. Plasma heeft een kleiner volume omdat de bloedcellen eruit zijn verwijderd. Hierdoor wordt in plasma een hogere bloedglucose gemeten dan in volbloed (figuur 7.1).

Draagbare glucosemeters geven een indicatie van het werkelijke glucosegehalte, waarbij er een behoorlijke afwijking van de exacte meetwaarde kan zijn. De meting met een draagbare glucosemeter mag volgens de eisen van de TNO-kwaliteitsrichtlijn tot maximaal 15% afwijken ten opzichte van de bepaling in het laboratorium. Bovendien is een aanzienlijk deel van de draagbare meters, waarbij ervan wordt uitgegaan dat een bepaling van de capillaire bloedglucose plaatsvindt, gekalibreerd op een veneuze bepaling. Meestal weten zorgverleners niet precies of hun draagbare glucosemeter een op capillair of veneus bloed gekalibreerde glucosebepaling levert (zie ▶ hoofdstuk 13).

Daarnaast biedt een glucosebepaling met een draagbare glucosemeter, vooral in de grensgebieden rond de afkappunten, te weinig zekerheid. Bij een gevonden glucosewaarde moet nog een marge van 15% worden aangehouden. Een met een draagbare glucosemeter gevonden glucosewaarde van 6,6 mmol/L kan zich in werkelijkheid bevinden tussen 5,6 mmol/L en 6,6 mmol/L (15% van 6,6 = 0,99). Arbitrair kan gesteld worden dat draagbare glucosemeters niet bruikbaar zijn in het grensgebied tussen 4,9 en 8,0 mmol/L. Deze grenzen zijn afgeleid van de onder- en bovengrensbepaling met een draagbare glucosemeter voor respectievelijk 'zeker geen diabetes' (5,6 mmol/L) en 'zeker wel diabetes' (6,9), waarbij rekening is gehouden met een marge van 15%.

Voor het stellen van de diagnose type-2-diabetes is het HbA1c niet van belang. In de VS komt naar voren dat 60% van de door screening (op basis van een nuchtere glucose) ontdekte diabetespatiënten nog een HbA1c binnen de norm heeft. Patiënten die in de groep 'gestoorde nuchtere glucose' vallen, hebben een hogere kans op het ontwikkelen van type-2-diabetes en doorgaans is er bij hen ook een verhoogd cardiovasculair risico. Het wordt aanbevolen bij patiënten met een 'gestoorde nuchtere glucose' na drie maanden

7.4 · Stellen van de diagnose diabetes mellitus in de huisartspraktijk

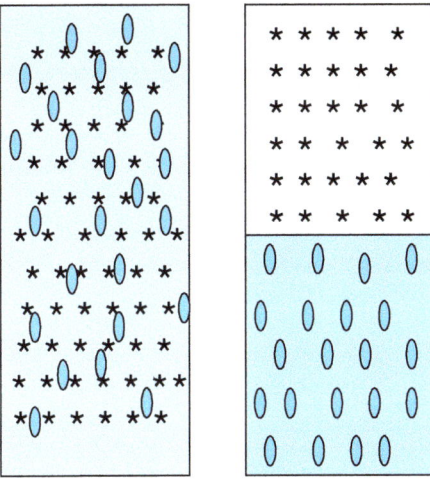

☐ = volbloed
☐ = plasma
☐ = volume van bloedcellen
◯ = bloedcel
∗ = glucose

Figuur 7.1 Verschil tussen capillair volbloed en veneus plasma.

een controle te doen van de nuchtere bloedglucose. Als deze niet afwijkt, blijven deze patiënten met een jaarlijkse frequentie onder controle. Ook verdienen deze patiënten een gedegen cardiovasculaire risico-inventarisatie (zie ▶ paragraaf 12.3).

Casus 7.2 Heb ik diabetes, dokter?

Tijdens het spreekuur verzoekt mevrouw K. (57) terloops om een glucosebepaling, omdat type-2-diabetes veel voorkomt in haar familie. De assistente meldt na afloop dat de door haar geprikte niet-nuchtere bloedglucose 9,2 mmol/L is. Er wordt besloten tot een herhaling van de bloedglucosebepaling, maar dan nuchter. De volgende ochtend is de nuchtere bloedglucose 6,7 mmol/L. Ook enkele dagen later, bij herhaling van de nuchtere bloedglucose op de praktijk, wordt een te hoge waarde gevonden: 7,1 mmol/L. Hierna wordt besloten tot het aanvragen van een nuchtere bloedglucose in het laboratorium. De aldaar bepaalde veneuze glucose is 7,3 mmol/L. In dezelfde week wordt mevrouw K. voor het eerst door de praktijkondersteuner gezien.

Vraag 7.2
Beargumenteer de waarde van de glucosebepalingen die verricht zijn. Met welke bepaling is er uiteindelijk zekerheid over de vraag of mevrouw K. wel of niet type-2-diabetes heeft?

> **Casus 7.3 Nuchtere glucose, HbA1c en gemiddelde bloedglucose**
>
> Mevrouw A. is nog niet duidelijk wat haar uitslagen betekenen. Ze was zelf heel tevreden met haar HbA1 van 7,9% en haar nuchtere glucose van 8,2mmol/L. Ze vraagt haar praktijkondersteuner om uitleg.
>
> Vraag 7.3
> - Leg aan mevrouw A. het verschil uit tussen nuchtere bloedglucose en HbA1c.
> - Geef een indicatie van het gemiddelde bloedglucose van mevrouw A.

7.5 Na de diagnose

Te horen krijgen dat je diabetes mellitus hebt, is voor een patiënt een ingrijpend moment. Meestal worden de consequenties van dit slechte nieuws niet direct geheel overzien. Er komt heel veel op de patiënt af.

7.5.1 Behandelplan

Het stellen van de diagnose type-2-diabetes is een taak voor de huisarts. Direct nadat de diagnose is gesteld, begint een intensief werktraject voor de praktijkondersteuner. Belangrijkste elementen hierbij zijn het in kaart brengen van de patiënt en het in samenspraak met de patiënt opstellen van een behandelplan (tabel 7.4). Hierbij kan gebruik gemaakt worden van de *Diabetes zorgwijzer* die is opgesteld door de Diabetes Vereniging Nederland en gezien kan worden als een vertaling (naar de patiënten toe) van de NDF-zorgstandaard van de Nederlandse Diabetes Federatie (zie ▶ http://www.dvn.nl). De vernieuwde NDF-zorgstandaard belicht vooral de organisatorische aspecten van de samenwerkende zorgpartners in de diabeteszorg. In de zorgstandaard staat de kwaliteit van de zorg centraal en wordt de patiënt met diabetes mellitus gezien als medebehandelaar.

7.5.2 Glucoseregulatie

Er zijn diverse maten om een indruk te krijgen van de glucoseregulatie (zie figuur 7.2). Zo kan gekeken worden naar nuchtere glucose, postprandiale glucose, HbA1c en gemiddelde bloedglucose. De nuchtere bloedglucose wordt bepaald door de mate waarin de eigen insulineproductie nog in staat is de nachtelijke glucosevorming in de lever uit eiwitten en vetten (gluconeogenese) te onderdrukken. Bij type-2-diabetes zal, door toenemende insulineresistentie en falende bètacelfunctie, de nuchtere bloedglucose uiteindelijk oplopen. De nuchtere glucose is de maat waarop getitreerd wordt bij patiënten bij wie leefstijlverandering en een dieet als behandeling volstaan en bij patiënten die behandeld worden met orale bloedglucoseverlagende middelen. Ook bij patiënten bij wie als aanvullende behandeling eenmaal daags insuline wordt gespoten, wordt voor de behandeling getitreerd op de nuchtere bloedglucose.

7.5 · Na de diagnose

Tabel 7.4 Behandelplan.

1	patiënt in kaart brengen	algemeen onderzoek: bloeddruk, gewicht en lengte (met BMI-bepaling), buikomtrek
		laboratoriumonderzoek: glucose nuchter, HbA1c, lipidenspectrum, serumcreatinine (met schatting van de creatinineklaring), ochtendurine op albumine-creatinineratio
		onderzoek naar de aanwezigheid van diabetesgerelateerde complicaties (angina pectoris, myocardinfart, hartfalen, cerebrovasculair accident/ transient ischaemic attack, claudicatio intermittens en familieanamnese voor hart- en vaatziekten jonger dan 60 jaar)
		onderzoek van de voeten met sensibiliteitsonderzoek (monofilament)
		afspraak voor fundusfotografie voor screening op retinopathie
2	cardiovasculair risicoprofiel bepalen	(zie hfdst. 14)
3	behandeldoelen formuleren	
4	behandelplan formuleren	ten aanzien van diabetes mellitus: dieet/leefstijl en eventueel starten bloedglucoseverlagende medicatie (zie hfdst. 11)
		ten aanzien van bloeddruk
		ten aanzien van microalbuminurie
		ten aanzien van cholesterolverlaging
5	educatie	(zie hfdst. 17)
6	opnemen in controlesysteem voor diabetes mellitus	ICPC-code toekennen
		afspraak voor jaarcontrole en kwartaalcontrole (zie hfdst. 15)

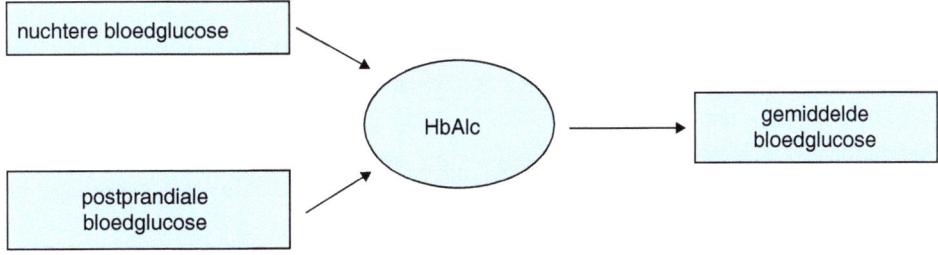

Figuur 7.2 De pijlers van de bloedglucose.

De postprandiale glucose wordt bepaald door de glucosepiek die 1,5-2 uur na de maaltijd optreedt. Bij type-2-diabetes is de vroege insulinepiek die in aansluiting op de maaltijd optreedt verminderd aanwezig. Hierdoor is in de beginfase bij type-2-diabetes de postprandiale glucose verhoogd, terwijl de nuchtere glucose nog normaal kan zijn (zie figuur 7.3).

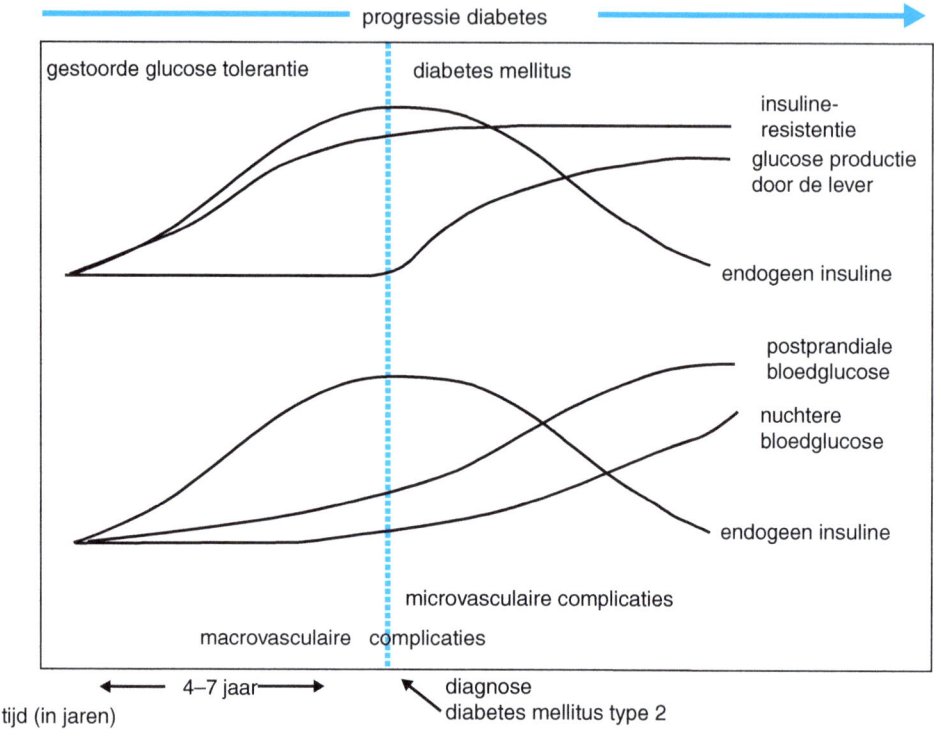

Figuur 7.3 Relatie in de tijd tussen het ontstaan van verhoogde postprandiale glucose (door verlies van de vroege insulinepiek) en verhoogde nuchtere glucose (door toename van de nachtelijke gluconeogenese ten gevolgde van verminderde endogene insulineproductie) bij type-2-diabetes. (naar Nathan DM, 2002)

Het HbA1c is het geglycosyleerde hemoglobine. Glucose hecht zich aan het hemoglobine dat zich in de rode bloedcellen (erytrocyten) bevindt. Deze erytrocyten hebben een levensduur van ongeveer 110 dagen. Het HbA1c is een maat voor het glucoseprofiel van de zes tot acht weken voorafgaande aan de bepaling. Het is een belangrijke maat voor de evaluatie van de glykemische instelling. Op grond van het HbA1c wordt bepaald of de bloedglucoseverlagende behandeling al of niet verder geïntensiveerd moet worden. Conform de NHG-standaard *Diabetes type 2* is er sprake van een goede glucoseregulatie als het HbA1c lager is dan 7%. Naarmate het HbA1c dichter bij de streefwaarde komt, neemt het aandeel van de postprandiale hyperglykemie aan de gemiddelde hyperglykemie toe (zie ◘ figuur 7.4). Dit inzicht kan consequenties hebben voor de bloedglucoseverlagende behandeling (zie ▶ hoofdstuk 11).

Onder sommige omstandigheden kan het HbA1c een onjuist beeld geven van de glykemische instelling. Bij een tekort aan ijzer, vitamine B_{12} of foliumzuur neemt de levensduur van rode bloedcellen toe, waardoor er een relatief hoog percentage oude erytrocyten is. Hierbij valt het HbA1c te hoog uit. Bij ziekten die tot een versnelde afbraak van erytrocyten leiden, stijgt het aandeel van jonge rode bloedcellen, waardoor het HbA1c relatief te laag is. Tegenwoordig wordt naast het HbA1c ook steeds vaker het gemiddelde bloedglucose gehanteerd. Soms maakt dit voor de patiënt inzichtelijker hoe het staat met de glykemische instelling, omdat het HbA1c (in procenten) soms verward wordt met een glucosebepa-

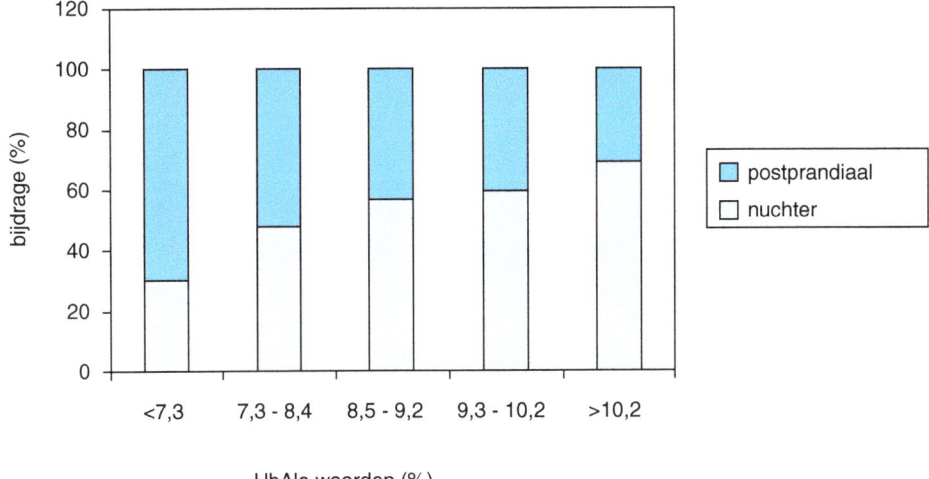

■ **Figuur 7.4** Relatie tussen het aandeel van nuchtere en postprandiale hyperglykemie in functie van de hoogte van het HbA1c. (naar Monnier L, 2003)

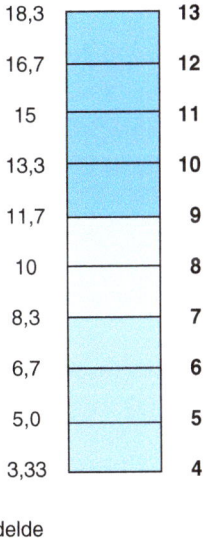

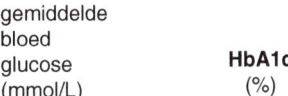

■ **Figuur 7.5** Verband tussen HbA1c en gemiddelde bloedglucose.

ling in mmol/L (zie ■ figuur 7.5). Vanaf april 2010 worden de metingen van HbA1c in een nieuwe eenheid gerapporteerd. De reden hiervoor is het streven naar een wereldwijde standaardisatie van de rapportage over HbA1c. Hierbij vervalt de uitdrukking van het HbA1c in een percentage in mmol/mol. De nieuwe eenheid is goedgekeurd door de International Federation of Clinical Chemistry and Laboratory Medicine (IFCC). Voor een vergelijking tussen oude en nieuwe waarden zie ■ tabel 7.5.

Tabel 7.5 Overzicht van oude en nieuwe HbA1c-waarden.

oude DCCT-HbA1c (%)	nieuwe IFCC-HbA1c (mmol/mol)
6,0	42
6,5	48
7,0	53
7,5	58
8,0	64
8,5	69

Voor meer informatie en ondersteuning over de nieuwe rapportage van het HbA1c zie ▶ www.nieuwediabeteswaarde.nl.

Kernpunten

- De diagnose type-2-diabetes wordt gesteld aan de hand van de nuchtere bloedglucose.
- Om te bewijzen dat iemand geen type-2-diabetes heeft, moet de nuchtere waarde in veneus plasma < 6,1 mmol/L (capillair < 5,6 mmol/L) zijn en de niet-nuchtere (tweeuurswaarde) veneuze glucose < 7,8 mmol/L.
- Afwijkende bloedglucosebepaling met een draagbare glucosemeter dient bevestigd te worden met een veneuze bepaling van de bloedglucose. Dit geldt vooral voor een nuchtere bloedglucose in het grensgebied 4,9-8,0 mmol/L.
- Bij mensen met een gestoorde nuchtere bloedglucose dient een follow-up plaats te vinden.
- Na het stellen van de diagnose type-2-diabetes volgt een uitvoerige inventarisatie van de patiënt en het opstellen van een geïndividualiseerd behandelplan.

Prediabetes

Samenvatting

Voor 1979 (NDDG-rapport) en 1980 (WHO-rapport) werd gesproken over borderline-diabetes: hiermee duidde men een glucosewaarde aan boven de toen geldende afkappunten, maar die nog niet voldeed aan de toen geldende criteria voor diabetes. De genoemde rapporten formaliseerden het begrip als gestoorde glucosetolerantie (IGT): verhoogde plasmaglucose, twee uur na gestandaardiseerde glucosebelasting, maar lager dan het diagnostische cut-off-punt voor diabetes mellitus. In 1997 en 1999 werd het concept gestoorde nuchtere glucose (IFG) geïntroduceerd: een te hoge nuchtere glucose die echter lager is dan het afkappunt voor diabetes mellitus. De aanwezigheid van IGT of IFG betekent een twee- tot driemaal verhoogde kans op het ontwikkelen van diabetes mellitus type 2. IGT is bovendien een marker voor verhoogd cardiovasculair risico. IGT en IFG werden in de daarop volgende jaren synoniem voor prediabetes. Toch bleef dit deels een misleidende term, omdat niet iedereen met prediabetes ook werkelijk diabetes ontwikkelt. Bovendien overschaduwt het daarmee het belang van andere risicomarkers en belaste familieanamnese die predisponeren tot het ontwikkelen van type-2-diabetes. De WHO geeft momenteel de voorkeur aan het begrip intermediate hyperglycemia.

8.1 Definitie van prediabetes – 88

8.2 Wetenschappelijk ondersteuning voor behandeling van prediabetes om het ontstaan van diabetes te voorkomen – 88
8.2.1 Finnish Diabetes Prevention Study – 89
8.2.2 Diabetes Prevention Program (DPP) – 89

R. Holtrop, *Dichter bij diabetes*, DOI 10.1007/978-90-368-1053-1_8,
© 2015 Bohn Stafleu van Loghum, onderdeel van Springer Media BV

8.1 Definitie van prediabetes (⬛ tabel 8.1 en 8.2)

Voor 1979 (NDDG-rapport) en 1980 (WHO-rapport) werd gesproken over borderlinediabetes. Hiermee duidde men een glucosewaarde aan boven de toen geldende afkappunten, maar die nog niet voldeed aan de toen geldende criteria voor diabetes. De genoemde rapporten uit 1979 en 1980 formaliseerden het begrip als gestoorde glucosetolerantie (IGT) ofwel verhoogde plasmaglucose 2 uur na gestandaardiseerde glucosebelasting, maar lager dan het diagnostische cut-off-punt voor diabetes mellitus. In 1997 en 1999 werd het concept gestoorde nuchtere glucose (IFG) geïntroduceerd: een te hoge nuchtere glucose die echter lager is dan het afkappunt voor diabetes mellitus. Het begrip IFG werd deels om praktische redenen omarmd, omdat daarmee een individu met risico voor diabetes mellitus kon worden opgespoord zonder de rompslomp van een glucosetolerantietest. De aanwezigheid van IGT of IFG betekent een twee- tot driemaal verhoogde kans op het ontwikkelen van diabetes mellitus type 2. IGT is bovendien een marker voor verhoogd cardiovasculair risico.

IGT en IFG werden in de daaropvolgende jaren synoniem voor prediabetes. Toch bleef dit deels een misleidende term, omdat niet iedereen met prediabetes ook werkelijk diabetes ontwikkelt. Bovendien overschaduwt het daarmee het belang van andere risicomarkers en belaste familieanamnese die predisponeren tot het ontwikkelen van type-2-diabetes. De WHO geeft op het ogenblik de voorkeur aan het begrip intermediate hyperglycemia.

IGT en IGF wordt vaker aangetroffen bij ouderen, mensen met overgewicht, bepaalde etnische groepen, patiënten met een cardiovasculaire voorgeschiedenis en bij kenmerken van het metabool syndroom (zoals dyslipidemie, hypertensie of vergrote buikomtrek).

Het HbA1c wordt in het Angelsaksisch taalgebied soms als diagnostische test gepropageerd. De ADA heeft in 2009 een aanbeveling gedaan voor het gebruik van het HbA1c als diagnosticum voor type-2-diabetes en voor personen die het risico lopen type-2-diabetes te ontwikkelen. Bij een HbA1c van 42-47 mmol/mol bestaat een verhoogd risico op het ontwikkelen van type-2-diabetes. De metingen dienen in veneus plasma te worden uitgevoerd. In de eerstelijns diabeteszorg wordt zelden of nooit van een glucosetolerantietest gebruik gemaakt. Niet-nuchtere bepalingen komen soms voor, maar zullen aangevuld worden met veneuze nuchterbepalingen en een HbA1c.

8.2 Wetenschappelijk ondersteuning voor behandeling van prediabetes om het ontstaan van diabetes te voorkomen

Het belang van onderkennen en detectie van prediabetes is tweeërlei: prediabetes predisponeert voor progressie tot type-2-diabetes en is tevens een conglomeraat van risicofactoren voor cardiovasculaire morbiditeit. Bovendien is het ontstaan van type-2-diabetes in deze fase mogelijk nog te voorkomen. Het heeft natuurlijk alleen zin om prediabetes tijdig te ontdekken, wanneer dit therapeutische consequenties heeft en er behandelmogelijkheden bestaan.

Heeft begeleiding van mensen met prediabetes zin om het ontstaan van type-2-diabetes te voorkomen of uit te stellen? Ja, uit onderzoek zijn er aanwijzingen dat dit zinvol

Tabel 8.1 Begrippen prediabetes.

IGT	2-uur na glucosebelasting > 7,8mmol/L en nuchtere glucose < 7,0 mmol/L
IFG	nuchtere glucose 6,1-6,9mmol/L (indien gemeten 2 uur na glucosebelasting of niet-nuchtere glucose < 7,8 mmol/L)
diabetes mellitus	nuchtere glucose > 6,9 mmol/L of niet-nuchtere glucose > 11,0 mmol/L

Tabel 8.2 Prediabetes samengevat.

nuchtere glucose	6,1-6,9 mmol/L
niet-nuchtere glucose	7,8-11,0 mmol/L
HbA1c	42-47 mmol/mol

is. De inspanning die hiervoor verricht moet worden, is groot en veelal multidisciplinair. Het accent bij de begeleiding van prediabetes ligt op het aanbieden van een bewegingsprogramma gecombineerd met begeleiding voor gewichtsreductie. Deze ondersteuning kan gedeeltelijk groepsgewijs gegeven worden. In veel centra wordt reeds multidisciplinair samengewerkt door huisarts/praktijkondersteuner, fysiotherapeut en diëtist. Veel lokale initiatieven werken onder de naam Diabetes Challenge.

8.2.1 Finnish Diabetes Prevention Study

De Finnish Diabetes Prevention Study (DPS) was de eerste studie die liet zien dat het risico op het krijgen van diabetes aanzienlijk kan worden gereduceerd door veranderingen in leefstijl. De 522 deelnemers van middelbare leeftijd met overgewicht en een gestoorde glucosetolerantie werden gerandomiseerd naar normale deiabeteszorg of een behandelgroepgroep voor intensieve lifestyle-interventie. De controlegroep ontving algemene adviezen over dieet en lichaamsbeweging en een jaarlijkse controle. De intensieve-lifestylegroep kreeg additioneel individuele begeleiding voor dieet en training van lichamelijke activiteit. De interventie was het eerste jaar het meest intensief, gevolgd door een consolidatieperiode.

De intensief behandelde groep liet de sterkste verbetering zien: na 1 en 3 jaar was gewichtsreductie respectievelijke 4,5 en 3,5 kg, in de controlegroep was dit respectievelijk 1,0 en 0,9 kg. Ook de glykemische instelling was beter bij de intensief behandelde groep.

8.2.2 Diabetes Prevention Program (DPP)

In de DPP werden 1079 deelnemers met een gestoorde glucosetolerantie gerandomiseerd naar intensieve lifestylebegeleiding, behandeling met metformine of placebo. Intensieve lifestylebegeleiding, met zeer intensieve individuele coaching, was gericht op gewichtsreductie en voldoende lichamelijke activiteit. Na 2,8 jaar bleek de incidentie van type-

2-diabetes in de met intensieve lifestylebegeleiding behandelde groep 58% lager en in de metforminegroep 31% lager, vergeleken met placebo.

De follow-up-studie toonde aan dat het effect van intensieve lifestylebegeleiding op het uitstel van het ontstaan van diabetes mellitus bij mensen met een predispositie voor het ontwikkelen van diabetes tot ten minste tien jaar meetbaar blijft.

Kernpunten

- Prediabetes betreft het spectrum van verhoogde glucosewaarden die nog onder het afkappunt voor de definitie van diabetes mellitus blijven: nuchtere glucose 6,1-6,9mmol/L en niet-nuchtere glucose 7,8-11,0 mmol/L.
- Prediabetes is geassocieerd met een verhoogde kans op het ontwikkelen van type-2-diabetes en op het ontstaan van hart- en vaatziekten.
- Intensieve lifestylebehandeling met focus op gewichtsreductie en meer lichaamsbeweging verlaagt de kans bij prediabetes op het ontwikkelen van diabetes mellitus.

Niet-medicamenteuze therapie: leefstijladviezen

Samenvatting

Adviezen over leefstijl vormen een essentiële eerste stap bij de begeleiding van patiënten met type-2-diabetes. De praktijkondersteuner zal direct na het stellen van de diagnose diabetes mellitus aandacht besteden aan advies over leefstijl. Ook later in de begeleiding, wanneer de bloedglucoseverlagende behandeling verder geïntensiveerd moet worden, dient opnieuw aandacht aan leefstijl geschonken te worden. Bij leefstijladviezen wordt vooral uitleg gegeven over de volgende vier onderwerpen: gezonde voeding, voldoende lichaamsbeweging, gewichtsreductie bij overgewicht en stoppen met roken. Vaak zijn bij educatie en advies om verandering in leefstijl te bewerkstelligen, specifieke technieken nodig om weerstand tegen verandering te verkleinen en motivatie te vergroten. Leefstijladvies met betrekking tot de vier eerdergenoemde onderwerpen draagt bij aan gezondheid in het algemeen en aan de gezondheid van de diabetespatiënt in het bijzonder. In de UK Prospective Diabetes Study (1998) bereikte men bij 17% van patiënten bij wie recentelijk de diagnose type-2-diabetes was gesteld, een daling van de nuchtere bloedglucose tot < 6 mmol/L en een HbA1c-daling van 2%, mede als gevolg van voedingsadviezen en gewichtsreductie. Voor patiënten met type-2-diabetes heeft de opvolging van leefstijladviezen een gunstig effect op de insulineresistentie, de glykemische instelling, de progressie van diabetes mellitus en het ontstaan van macro- en microvasculaire complicaties. Bij patiënten met prediabetes kan het gericht opvolgen van leefstijladvies het manifest worden van type-2-diabetes vertragen.

9.1 Inleiding – 92

9.2 Voeding – 92

9.3 Gewicht – 95

9.4 Lichaamsbeweging – 95

9.5 Stoppen met roken – 96

9.6 Behandelplan – 96

R. Holtrop, *Dichter bij diabetes*, DOI 10.1007/978-90-368-1053-1_9,
© 2015 Bohn Stafleu van Loghum, onderdeel van Springer Media BV

9.1 Inleiding

Adviezen over leefstijl vormen een essentiële eerste stap in de begeleiding van patiënten met type-2-diabetes. De praktijkondersteuner zal direct na het stellen van de diagnose diabetes mellitus aandacht besteden aan advies over leefstijl. Ook later in de begeleiding, wanneer de bloedglucoseverlagende behandeling verder geïntensiveerd moet worden, dient opnieuw aandacht aan leefstijl geschonken te worden. Bij leefstijladviezen wordt vooral uitleg gegeven over de volgende vier onderwerpen:
1. gezonde voeding;
2. voldoende lichaamsbeweging;
3. gewichtsreductie bij overgewicht;
4. stoppen met roken.

Niet zelden zal naast het geven van advies ook aandacht besteed moeten worden aan het motiveren van de patiënt om deze adviezen op te volgen en te implementeren in het dagelijks leven. Soms zullen er weerstanden en praktische bezwaren bestaan tegen het daadwerkelijk naleven van de leefstijladviezen. Uit een enquête van de Diabetesvereniging Nederland (DVN; december 2008) blijkt dat slechts bij vier op de tien patiënten ook daadwerkelijk aandacht wordt besteed aan aanpassing van het beweegpatroon; voor voeding en roken is nog minder aandacht. Een derde van de patiënten heeft moeite met het aanpassen van de leefgewoonten en wordt in het merendeel van de gevallen hierin niet adequaat ondersteund.

Leefstijladvies met betrekking tot de vier eerder genoemde onderwerpen draagt bij aan gezondheid in het algemeen en aan de gezondheid van de diabetespatiënt in het bijzonder. In de UK Prospective Diabetes Study (1998) bereikte men bij 17% van patiënten bij wie recent de diagnose type-2-diabetes was gesteld een daling van de nuchtere bloedglucose tot < 6 mmol/L en een HbA1c-daling van 2%, mede als gevolg van voedingsadviezen en gewichtsreductie. Voor patiënten met type-2-diabetes heeft de opvolging van leefstijladviezen een gunstig effect op de insulineresistentie, de glykemische instelling, de progressie van diabetes mellitus en het ontstaan van macro- en microvasculaire complicaties. Bij patiënten met prediabetes kan het gericht opvolgen van leefstijladvies het manifest worden van type-2-diabetes vertragen.

9.2 Voeding

Voor patiënten met type-2-diabetes gelden als uitgangspunt de algemene adviezen voor gezonde voeding. Daarnaast geldt voor hen een aantal specifieke adviezen. De praktijkondersteuner dient op de hoogte te zijn van de algemene en globale dieetadviezen voor patiënten met type-2-diabetes. Hierbij moet zowel aandacht gegeven worden aan de rol van voeding bij het optimaliseren van de bloedglucoseregulatie als aan de invloed van voeding op het gehele cardiovasculaire risicopatroon. Meestal zullen in de eerste adviesgesprekken met de patiënt verschillende misverstanden uit de weg geruimd moeten worden over koolhydraten. Veel patiënten zijn er, nadat ze met de diagnose type-2-diabetes zijn geconfronteerd, van overtuigd dat het juist de koolhydraten zijn die gemeden moeten worden. Het accent bij voedingsadvies voor de diabetespatiënt ligt, in verband met het meestal aanwezige overgewicht, in de eerste plaats op een beperking van de totale calorie-inname. Bij het streven naar een gewichtsreductie van 5-10% van het uitgangsgewicht wordt een energiebeperking van 500 (kilo)calorieën aanbevolen. Circa 80% van de patiënten met type-2-diabetes heeft overgewicht. Het is belangrijk om bij een dergelijke vermindering van de calorie-intake wel een evenwichtige samenstelling van de verhouding koolhydraten, vetten en eiwitten in de voeding na te streven. Als aanbeveling voor koolhydraten geldt een aandeel van 40-50 energieprocent (En%).

Laagkoolhydraatvoeding werd voorheen niet aanbevolen, omdat het geen gunstig effect zou hebben op de insulineresistentie en bovendien tot een verhoogde concentratie van postprandiale vrije vetzuren leidt. Men waarschuwde ook tegen het vervangen van koolhydraten door vetten of andere nutritiënten. In de recente NDF-voedingsrichtlijn *Diabetes* wordt wel een matige beperking van koolhydraten aanbevolen, waarbij met name ook naar de kwaliteit van de koolhydraten gekeken moet worden. Het advies is om geraffineerde koolhydraten met een hoge glykemische index te mijden. Dit zijn vaak korteketensuikers, die door industriële bewerking ontdaan zijn van hun context (zoals vezels) en frequent aan voedingsmiddelen zijn toegevoegd.

Patiënten moeten leren rekenen met koolhydraten. Het eenvoudigst is het werken met een puntensysteem voor koolhydraten, waarbij de patiënt inzicht krijgt in de koolhydraatbelasting van de verschillende voedingsmiddelen. De glykemische respons op inname van koolhydraten is sterk individueel bepaald (maagontlediging, hoeveelheid koolhydraten/voedingsvezel, rest insulinerespons, insulinegevoeligheid). Hoewel er aanwijzingen zijn dat het gebruik van voedingsmiddelen met een lage glykemische index een positief effect heeft op bloedglucoseregulatie en lipidenprofiel, wordt voedingskeuze op basis van glykemische index alleen nog niet aanbevolen. Deze meer gedetailleerde manier van denken over koolhydraten wordt koolhydraatrekenen genoemd (zie ▶ par. 13.7). Hierover kan een diëtiste uitgebreidere instructie geven. Hierbij gaat het om de relatie tussen koolhydraatinname en benodigde hoeveelheid insuline om de daaropvolgende glucosestijging op te vangen. Deze relatie is vaak interindividueel verschillend.

Bij intensievere bloedglucoseverlagende behandeling zal ook advies gegeven moeten worden voor het gebruik van koolhydraten als eventuele tussendoortjes. Voor een tussendoortje wordt een portie van 10 gram koolhydraten aanbevolen. Daarnaast is specifieke instructie over de opvang van hypoglykemie met snel resorbeerbare koolhydraten belangrijk (zie ▶ paragraaf 11.4).

Koolhydraten dienen gecombineerd te worden met een corresponderende hoeveelheid vezels (30-40 g per dag). Oplosbare voedingsvezels hebben een gunstig effect op de postprandiale glucosespiegels en de lipiden. Vezelrijke producten met koolhydraten zijn fruit en groenten, met name peulvruchten.

Als aanbeveling voor vetten geldt een beperking tot 20-40 En% van de totale voedselinname (bij overgewicht eventueel 20-35 En%). Ook hierbij geldt in de nieuwe voedingsrichtlijn dat de soorten vet die geconsumeerd worden bepalender is dan de kwantiteit. Hiervan mag maximaal 10 En% bestaan uit verzadigd vet, waarvan minder dan 1 En% transonverzadigd vet (geharde vetten) mag zijn. Verder dient gestreefd te worden naar een aandeel van enkelvoudig onverzadigd vet van maximaal 15 En% en meervoudig onverzadigd vet tot maximaal 12 En%. Ook dient het gebruik van minimaal 0,2 g omega-3-vetzuren per dag te worden aanbevolen. Er moet aandacht worden besteed aan vetarm koken en uitleg worden gegeven over onder meer goede vetsoorten en verborgen vetten. De belangrijkste bronnen van verzadigd vet en transvet zijn roomboter, harde margarines, vet vlees en vette vleeswaren, vetrijke kaas en volle melkproducten, koffiecreamer, snacks, gebak en koekjes. Onverzadigde vetten, als vervanging van verzadigde vetten, verlagen het totale cholesterolgehalte met een verbetering van het gehele lipidenspectrum. Vervanging van boter en margarine door producten met een hoog aandeel aan enkelvoudig onverzadigde vetzuren, zoals olijfolie, zijn aan te bevelen, evenals het gebruik van vette vis. Voorbeelden van vette vis, rijk aan onverzadigde vetzuren en omega-3-vetzuren zijn makreel, sprot, haring en heilbot.

Voor de eiwitbehoefte wordt een aandeel in de voeding van 10-20 En% aanbevolen. Dit komt ongeveer neer op 0,8 g per kg per dag. Bij micro- of macroalbuminurie dient volgens de CBO/NDF-richtlijn *Diabetische nefropathie* de aanbevolen hoeveelheid te worden aangepast. Adviseer tot slot gezonde tussendoortjes wanneer er geen extra behoefte aan koolhydraten gecompenseerd hoeft te worden. Daarnaast is bij diabetes mellitus specifieke uitleg over alcoholgebruik belangrijk. Het is zinvol om het dagelijks alcoholgebruik te beperken tot maximaal drie eenheden voor mannen en twee eenheden voor vrouwen. Wijs bij overgewicht op de calorische waarde van alcohol (1 g komt overeen met 7 kCal). Vooral bier bevat veel suiker en is daardoor extra calorierijk. Hetzelfde geldt voor zoete wijnen en likeuren. Wijs bij hypertensie op de relatie tussen alcohol en bloeddruk. Daarnaast onderdrukt alcohol de neoglucogenese, waardoor de kans op hypoglykemie toeneemt.

Bij allochtone patiënten met type-2-diabetes dient aandacht geschonken te worden aan specifieke etnoculturele aspecten van het voedingspatroon. Ook de sociale, religieuze en emotionele betekenissen die aan maaltijden worden toegekend dienen hierbij in oogschouw te worden genomen. Voorbeelden zijn het ritme van vasten overdag in combinatie met nuttigen van een maaltijd na zonsondergang in het kader van ramadan of maaltijden die genuttigd worden bij belangrijke gelegenheden zoals familiefeesten of huwelijksceremonies. Verdere concretisering van het algemene voedingsadvies voor diabetespatiënten is te vinden in de NHG-standaard *Cardiovasculaire risicomanagement*, de patiëntenbrieven voeding van het NHG en in de NDF-voedingsrichtlijnen.

De zorgverzekeraars vergoeden, na verwijzing door de huisarts, voor diabetespatiënten de eerste afspraken bij de diëtiste. Er bestaan verschillen tussen zorggroepen over de rol van de praktijkondersteuner in de ketenzorg bij het bespreken van het voedingsadvies. Dit kan variëren van uitbesteden van het integrale voedingsadvies voor elke diabetespatiënt aan de diëtiste tot het laten geven van de reguliere voedingsadviezen door de praktijkondersteuner en de diëtiste reserveren voor de meer complexe voedingsadviezen. In het laatste geval functioneert de diëtiste vaak ook als een soort coach en vraagbaak voor de praktijkondersteuners.

Voorkeursmomenten voor verwijzing naar een diëtist zijn: direct na het stellen van de diagnose diabetes, volwassenen met overgewicht of ondergewicht, ingrijpende wijziging of intensivering van de diabetesbehandeling, zwangerschap of zwangerschapswens, leren

rekenen met koolhydraten. In de recent herziene NDF-voedingsrichtlijn *Diabetes* (2015) worden vier profielen voor taken rond voedingszorg omschreven.
- *Profiel 1.* Zelfmanagement waarbij geen ondersteuning nodig is en basiskennis over voeding door educatie via de diëtist heeft plaatsgevonden.
- *Profiel 2.* Algemene voedingsvragen die beantwoord kunnen worden door een diabetesverpleegkundige, praktijkondersteuner, huisarts of internist.
- *Profiel 3.* Individueel voedingsadvies door de diëtist bij specifieke verwijsindicaties, zoals recentelijk gestelde diagnose diabetes type 2, ontregelde type-2-diabetes, overgewicht/obesitas, afwijkend lipidenspectrum, hypertensie, microalbuminurie of zwangerschapsdiabetes.
- *Profiel 4.* Gespecialiseerd advies door diëtist voor specifieke verwijsindicaties, zoals type-1-diabetes, flexibele insulinetherapie bij type-2-diabetes, morbide obesitas, gastroparese of nierinsufficiëntie.

9.3 Gewicht

Het merendeel van de patiënten met type-2-diabetes heeft overgewicht. Dit overgewicht is frequent geassocieerd met andere kenmerken van het metabool syndroom (zie ▶ hoofdstuk 2). Bij advies omtrent lichaamsgewicht kan een onderscheid worden gemaakt tussen beperking van gewichtstoename en gewichtsreductie. Intensivering van de bloedglucoseverlagende behandeling betekent voor patiënten met type-2-diabetes meestal verdere gewichtstoename. Dit is voor hen zeer demotiverend. In de UK Prospective Diabetes Study ging starten met insuline in het eerste jaar gepaard met een gewichtstoename van 2,5 kg per procent HbA1c-daling.

Streef bij diabetespatiënten met overgewicht naar een gewichtsreductie van 5-10% van het uitgangsgewicht. Dit blijkt in combinatie met voedingsadvies en instructie voor meer lichaamsbeweging meestal een haalbaar en realistisch advies. Ook wanneer een dergelijke gewichtsvermindering het overgewicht niet volledig normaliseert, wordt hiermee toch een belangrijke vermindering van de insulineresistentie (en dus een toename van de insulinegevoeligheid) bereikt. Hiermee kan verdere intensivering van de bloedglucoseverlagende behandeling soms worden uitgesteld. Daarnaast draagt gewichtsvermindering bij aan een verlaging van de bloeddruk.

9.4 Lichaamsbeweging

Patiënten met type-2-diabetes hebben baat bij meer lichaamsbeweging, dat wil zeggen vijf van de zeven dagen ten minste een halfuur per dag matige lichamelijke activiteit. Aan te raden activiteiten zijn wandelen, fietsen en aerobics. Belangrijk is dat bij het advies over sportieve activiteit rekening wordt gehouden met de cardiovasculaire conditie van de diabetespatiënt. Daarnaast dient bij de specifieke diabeteseducatie uitleg te worden gegeven over de relatie tussen het intensiteitniveau van de bloedglucoseverlagende therapie en de kans op hypoglykemie. Lichamelijke activiteit draagt bij tot gewichtsreductie/beperking van de gewichtstoename. Daarnaast neemt de insulineresistentie af. Binnen de diabetesketenzorg bieden fysiotherapeuten regelmatig programma's aan die ondersteuning bieden bij het verantwoord opbouwen van conditie en sportieve activiteiten.

9.5 Stoppen met roken

Roken brengt ernstige schade toe aan de gezondheid. Bij diabetespatiënten zijn die schadelijke effecten nog uitgesprokener dan bij de algemene bevolking. Roken draagt in combinatie met de voor diabetes mellitus kenmerkende hyperglykemie, dyslipidemie en hypertensie in belangrijke mate bij aan een versneld ontstaan van atherosclerose. Deze atherosclerose leidt tot macro- en microvasculaire complicaties (zie ▶ hoofdstuk 5). Stoppen met roken behoort in termen van risicoreductie tot de belangrijkste interventies die men bij patiënten met type-2-diabetes kan uitvoeren, ook al kan het opvolgen van het advies om met roken te stoppen resulteren in een toename in gewicht.

9.6 Behandelplan

De algemene adviezen worden samengevat in de opzet van een individueel zorgplan of behandelplan. In het behandelplan worden de individuele behandeldoelen en -afspraken voor de diabetesbehandeling vastgelegd. In het verloop van de behandeling en begeleiding zal het zorgplan van de patiënt worden uitgebreid met de medicamenteuze behandeladviezen. Uit de DVN-enquête 2008 blijkt dat 435 van de ondervraagde patiënten met type-2-diabetes geen individueel zorgplan hebben of er niet van op de hoogte zijn dat een dergelijk behandelplan bestaat.

Casus 9.1

Mevrouw L. is zeer gemotiveerd tot leefstijlverandering, nadat bij haar de diagnose type-2-diabetes is vastgesteld. Ze weet dat ze overgewicht heeft met haar gewicht van 79 kg bij een lengte van 1.68 m. Ook zou ze graag haar inactieve levensstijl veranderen.

Vraag 9.1
- Wat is het advies voor mevrouw L. ten aanzien van afvallen?
- Wat is het advies ten aanzien van lichaamsbeweging?

Kernpunten
- De eerste stap in de behandeling van type-2-diabetes bestaat uit het geven van niet-medicamenteuze adviezen voor gezonde voeding, voldoende lichaamsbeweging, gewichtsreductie bij overgewicht en stoppen met roken.
- De voedingsadviezen voor zowel type-1- als type-2-diabetes zijn gebaseerd op de Richtlijnen goede voeding. Voor type-2-diabetes wordt in verband van de associatie met overgewicht een matige koolhydraatbeperking geadviseerd. Hierbij is het met

9.6 Behandelplan

name zaak de producten met een hoge glykemische index (korte ketensuikers) te vermijden. Dit komt overeen met industrieel bewerkte producten met toegevoegde geraffineerde suikers.

- De niet-medicamenteuze adviezen worden voor elke patiënt individueel op maat geformuleerd in een behandelplan.
- De niet-medicamenteuze behandeladviezen vormen niet alleen het begin van de behandeling, maar staan gedurende het gehele begeleidingsproces van de patiënt met diabetes mellitus centraal. De adviezen zijn steeds nauw afgestemd op de intensiteit van de medicamenteuze behandeling.

Specifieke patiëntengroepen

Samenvatting

Specifieke patiëntengroepen bij wie in de manifestatie van diabetes mellitus en de begeleiding daarvan speciale eisen worden gesteld, zijn allochtone patiënten, oudere patiënten, zwangere vrouwen met diabetes en adolescenten met diabetes. De beide eerste categorieën zullen, afhankelijk van de opbouw en de locatie van de huisartspraktijk, ook deel uitmaken van de patiëntenpopulatie waarvoor de praktijkondersteuner zorgdraagt. Bij de begeleiding van zwangere diabetespatiënten en jongeren met diabetes is de praktijkondersteuner minder betrokken. In de fase voorafgaand aan een zwangerschap en in de nazorg van een door diabetes compliceerde zwangerschap, kan de praktijkondersteuner wel geconfronteerd worden met de problematiek van zwangerschapsdiabetes. Dit geldt eveneens voor het groeiend probleem van type-2-diabetes onder adolescenten. Deze patiëntengroep zal bij het bereiken van de volwassenenleeftijd eveneens een beroep op de praktijkondersteuner doen.

10.1 Inleiding – 100

10.2 Allochtone patiënten – 100

10.3 Oudere patiënten – 102

10.4 Zwangere vrouwen – 106

10.5 Adolescenten – 108

R. Holtrop, *Dichter bij diabetes*, DOI 10.1007/978-90-368-1053-1_10,
© 2015 Bohn Stafleu van Loghum, onderdeel van Springer Media BV

10.1 Inleiding

Er zijn specifieke patiëntengroepen waarbij in de manifestatie van diabetes mellitus en de begeleiding daarvan speciale problemen aan te wijzen zijn. Voorbeelden van karakteristieke patiëntengroepen zijn allochtone patiënten, oudere patiënten, zwangere vrouwen met diabetes en adolescenten met diabetes. De beide eerste categorieën zullen, afhankelijk van de opbouw en de locatie van de huisartspraktijk, ook deel uit maken van de patiëntenpopulatie waarvoor de praktijkondersteuner zorg draagt. Bij de begeleiding van de zwangere diabetespatiënt en de jongere met diabetes is de praktijkondersteuner minder betrokken. In de fase voorafgaand aan een zwangerschap en in de nazorg van een door diabetes gecompliceerde zwangerschap kan de praktijkondersteuner wel geconfronteerd worden met de problematiek van zwangerschapsdiabetes. Dit geldt eveneens voor het groeiend probleem van type-2-diabetes onder adolescenten. De patiëntengroep zal bij het bereiken van de volwassenenleeftijd eveneens een beroep op de praktijkondersteuner doen.

10.2 Allochtone patiënten

Diabetes mellitus bij de allochtone patiënt vraagt om een specifieke benadering. In de eerste plaats vormt de allochtone bevolking een zeer heterogene groep op zich. Deze diversiteit komt tot uiting in taal, cultuur, religieuze feesten, voeding (eetpatroon, voedingsvoorschriften) en zelfbeeld. Niet alle allochtone groepen zijn in dezelfde mate geïntegreerd in de samenleving. Daarnaast bestaan er grote etnische verschillen tussen bevolkingsgroepen voor wat de prevalentie van diabetes mellitus betreft (zie ◘ tabel 10.1). Onder Surinaamse Hindoestanen, Turken en Marokkanen bestaat er een vier tot zes keer hogere prevalentie van type-2-diabetes ten opzichte van de autochtone patiëntenpopulatie. Gedeeltelijk hangt dit samen met overgewicht en onvoldoende lichaamsbeweging. Overige cardiovasculaire risicofactoren, zoals roken, kunnen ook anders verdeeld zijn dan onder de autochtone bevolking. Ook in het vóórkomen van cardiovasculaire complicaties zijn er verschillen tussen patiënten met type-2-diabetes uit etnische minderheidsgroepen en patiënten uit de autochtone bevolking. Vooral bij Hindoestanen worden vaker cardiovasculaire complicaties gevonden dan bij autochtone patiënten met type-2-diabetes; bij Marokkaanse patiënten met type-2-diabetes zou dit juist minder vaak het geval zijn. Deze verschillen kunnen voor een groot deel worden toegeschreven aan verschillen in voorkomen van risicofactoren voor hart- en vaatziekten. Zo komt hypertensie vaker voor bij negroïde mensen en Hindoestanen en hebben Hindoestanen een relatief ongunstig lipidenprofiel.

De hogere prevalentie van type-2-diabetes onder sommige groepen allochtonen kan het zinvol maken om selectief actiever te screenen. In vergelijking met de autochtone bevolking kennen allochtone diabetespatiënten vaker een slechte metabole regulering en daarmee samenhangend een groter risico op complicaties.

Bij de diabeteseducatie van allochtone patiënten moet men op een aantal aspecten letten. Allochtone patiënten hebben veelal behoefte aan een stukje herkenning en erkenning. Een professionele uitstraling zonder wat begrip voor hun specifieke etnoculturele situatie wordt vaak als wat star en afstandelijk ervaren. Een taalbarrière kan bijvoorbeeld een

Tabel 10.1 Prevalentie van zelfgerapporteerde suikerziekte in verschillende bevolkingsgroepen in de Nationale Studie 2 van het NIVEL in de leeftijdscategorie 20-70 jaar (bron: RIVM).

bevolkingsgroep	%
autochtone Nederlanders	2,7
allochtonen totaal	11,3
Marokkanen	13,3
Surinamers	12,2
Antillianen	11,7
Turken	9,1

De getallen zijn gestandaardiseerd naar de leeftijdsopbouw van de Nederlandse bevolking in 2000.

belangrijk probleem vormen. Dit kan worden ondervangen door gebruik te maken van passend folder- of videomateriaal in de moedertaal of door gebruik te maken van een tolk (uit de eigen familie, cultuurgemeenschap of via een tolkencentrum). Het internet biedt sites waar allochtonen direct aangesproken worden, eventueel via hun kinderen. In veel grote steden zijn allochtone zorgconsulenten oftewel VETC-ers beschikbaar (voorlichting in eigen taal en cultuur). Niet zelden zal bij een afwachtende en afhankelijke opstelling van de allochtone patiënt gewezen moeten worden op een stuk eigen verantwoordelijkheid bij het managen van diabetes mellitus. Groepseducatie is bij veel allochtonen effectiever dan individuele advisering en uitleg. Dit zou bijvoorbeeld via samenwerking met andere huisartspraktijken gerealiseerd kunnen worden in het organiseren van voorlichtingsbijeenkomsten. Hierbij zouden patiënten uit de eigen gemeenschap die reeds langer met diabetes mellitus bekend zijn, als rolvoorbeeld voor nieuw gediagnosticeerde patiënten kunnen dienen. Lotgenotencontact blijkt voor allochtone diabetespatiënten positief te werken. Voor het organiseren van dergelijke bijeenkomsten kan gebruik gemaakt worden van het door de DVN voor dit doel ontwikkelde handboek.

Daarnaast zijn allochtone patiënten gebaat bij zeer concrete adviezen en het aanbieden van informatie in zeer kleine stapjes. Bijvoorbeeld: 'Ga per dag dertig minuten wandelen', in plaats van: 'Ga meer bewegen.' Het kan helpen wanneer bij het bespreken van leefstijl- en dieetadviezen gebruik gemaakt kan worden van een diëtiste die uit dezelfde culturele groep komt. Het is belangrijk in het contact met allochtonen patiënten primair in te gaan op de onderwerpen die zij in het consult als probleem ervaren en aangeven. In tweede instantie kan de praktijkondersteuner haar thema's aan de orde stellen. Vraag aan de patiënten om alle medicatie, pensystemen en glucosemeter naar het spreekuur mee te brengen. Zo ontstaan geen misverstanden over hetgeen aan medicatie gebruikt wordt. Bovendien kan dan het geheugen van de glucosemeter in het bijzijn van de patiënt uitgelezen worden. Besteed bij de educatie ook aandacht aan langer verblijf in het moederland en aan reisadvies. Men dient zich er met de allochtone patiënt van te vergewissen dat die in het thuisland kan beschikken over de gebruikte bloedglucoseverlagende middelen. Niet zelden wordt een reis naar huis gecombineerd met het inwinnen van medisch advies bij artsen ter plaatse.

Bij islamitische diabetespatiënten verdient de ramadan extra aandacht. Islamitische diabetespatiënten zijn op grond van de koran in principe vrijgesteld van deelname aan de ramadan. Als ze hieraan toch willen deelnemen is er, afhankelijk van de intensiteit van de behandeling, een aantal aanpassingen in de bloedglucoseverlagende behandeling nodig. Omdat men tijdens de vastenperiode maar twee maaltijden per dag gebruikt, wordt geadviseerd om medicatie met een korte werkingsduur voor te schrijven. Hiermee wordt de kans op hypoglykemie na de maaltijd geminimaliseerd. Bij gebruik van langwerkende middelen dient soms het moment van inname of de dosering te worden aangepast. Bij gebruik van insuline tijdens de vastenperiode genieten langwerkende preparaten de voorkeur, die dan 's avonds laat geïnjecteerd worden. Bij gebruik van kortwerkende insuline dient men bij het ontbijt te kiezen voor een preparaat met een zo kort mogelijke werkingsduur om de kans op hypoglykemie in de ochtend te voorkomen. Ook bij gebruik van mix-insuline dient de snelwerkende component een zo kort mogelijke werkingsduur te hebben. Eventueel kan tijdelijk de mix-insuline vervangen worden door tweemaal daags kortwerkende insuline voor de maaltijd en langwerkende insuline voor de nacht.

10.3 Oudere patiënten

Ook de oudere patiënt met diabetes mellitus vertoont een aantal kenmerken die om een specifieke benadering vragen. De presentatie van de diabetes mellitus kan op latere leeftijd sterk verschillen van de wijze waarop diabetes zich op jongere leeftijd manifesteert. Type-2-diabetes kan bij ouderen asymptomatisch verlopen (mede door het ontbreken van een uitgesproken dorstmechanisme). De oudere diabetespatiënt met kenmerkende symptomen van hyperglykemie, kan bij intercurrente ziekte onverwacht verdere ontregeling vertonen in de vorm van een diabetische ketoacidose of een hyperosmolair non-ketotisch coma. Ook ziet men bij de oudere met diabetes mellitus vaker stemmingsstoornissen, apathie of lichte verwardheid. Daarnaast is er kans op een versneld optreden van 'geriatrische' syndromen, zoals valneiging en mobiliteitsvermindering, spierzwakte, verslechterde visus, urine-incontinentie, onverklaard gewichtsverlies, cognitieve achteruitgang, recidiverende infecties of slechte wondgenezing. De oudere diabetespatiënt loopt een hogere kans op voetproblematiek. Waarschijnlijk kan men er bij de oudere patiënt die pas op latere leeftijd diabetes mellitus ontwikkelt van uitgaan dat de progressie van diabetes mellitus en de ontwikkeling van microvasculaire complicaties trager verlopen dan wanneer de diabetes mellitus zich op jongere leeftijd openbaart.

Ouderen met diabetes mellitus beschikken over een afnemende capaciteit om een acute diabetische ontregeling adequaat op te vangen. Bij hyperglykemie ontstaat bij ouderen eerder een dehydratie dan op jongere leeftijd. Ook bij hypoglykemie nemen de corrigerende tegenregulatiemechanismen af met toenemende leeftijd. Bij ouderen dragen diabetes mellitus en de daaraan gerelateerde complicaties bij aan wat 'frailty' wordt genoemd. Dit is een verzamelbegrip voor de totale kwetsbaarheid, met de daarmee gepaard gaande algehele functionele achteruitgang die door het geheel van bijkomende ziekten wordt veroorzaakt. Hierbij vallen gewichtsverlies en afname van spiermassa op, wat resulteert in verminderde knijpkracht, loopsnelheid, uitputting en complicaties zoals valneiging.

Andere geriatrische syndromen die met frailty geassocieerd worden, zijn incontinentie voor urine en ontlasting. Frailty weerspiegelt de algehele kwetsbaarheid van de oudere en staat voor het verminderde aanpassings- en compensatievermogen om het evenwicht (homeostase) in de verschillende lichamelijke processen te bewaren.

Specifieke problemen bij de oudere diabetespatiënten zijn gerelateerd aan comorbiditeit en polyfarmacie. Het is aan te raden om voor de oudere patiënt waarbij de diagnose diabetes mellitus type 2 wordt gesteld uitgebreider overleg met de huisarts, en eventueel in aanwezigheid van de apotheker, in te plannen. Ook is het raadzaam hierbij de betrokken praktijkverpleegkundige/praktijkondersteuner die met de ouderenzorg belast is uit te nodigen. Het doel van een dergelijk overleg moet zijn beter zicht te krijgen op de comorbiditeit naast diabetes mellitus en de daaruit voortkomende farmacotherapie (die vaak in polyfarmacie zal uitmonden), het algemene niveau van lichamelijk en cognitief functioneren in relatie tot de woonvorm en de mantelzorg van de patiënt.

Afhankelijk van de vitaliteit en de levensverwachting kan men de scherpte van de glykemische instelling variëren. Generaliserend gesproken is het waarschijnlijk zinvoller om bij de oudere diabetes- patiënt bloeddruk en lipiden scherp te reguleren dan om een scherpe glykemische regulatie met een HbA1c < 7% na te streven. Reden hiervoor is dat op oudere leeftijd macrovasculaire complicaties eerder en omvangrijker hun tol eisen dan microvasculaire complicaties. De meeste richtlijnen voor de behandeling van diabetes mellitus zijn ontwikkeld voor jongere patiënten zonder belangrijke comorbiditeit. In de NHG-standaard worden hierover ook nog geen concrete adviezen gegeven. De Stichting Langerhans houdt, arbitrair, het volgende aan:
- < 70 jaar: HbA1c < 7%;
- 70-80 jaar: HbA1c < 7,5%;
- > 80 jaar: HbA1c < 8,5%.

De formulering van de doelstellingen voor de diabetesbehandeling is voor de oudere patiënt nog meer op maat individueel toegesneden dan voor de niet-geriatrische diabetespatiënt. Belangrijke uitgangspunten die bij het vaststellen van de behandeldoelen betrokken moeten worden zijn de individuele situatie, het algemene niveau van lichamelijk en cognitief functioneren, de comorbiditeit (met bijbehorende medicatie) en de hiermee samenhangende levensverwachting. Mogelijke specifiekere doelstellingen bij de behandeling van de oudere diabetespatiënt zijn:
- preventie van symptomen van hyperglykemie;
- preventie van ongewenst gewichtsverlies;
- preventie van hypoglykemie;
- preventie en detectie van vasculaire complicaties;
- vroege detectie van cognitieve achteruitgang;
- behoud van autonomie;
- beperken van bijwerkingen van de behandeling.

Het zorgplan voor de oudere diabetespatiënt omvat de volgende stappen:
- formuleren van realistische behandeldoelen voor glykemische instelling en bloeddruk;

Tabel 10.2 Praktijkgeoriënteerde richtlijn voor insulinetherapie bij de oudere patiënt met diabetes mellitus (bron: Sinclair, 2004).

behandeling	indicatie	voordelen	nadelen
eenmaal daags insuline	– de fragiele oudere (> 80 jaar) – bij intercurrente ziekte – symptoomcontrole	kan door verzorging worden toegediend flexibel (bij langwerkend analoog)	meestal slechts matige glykemische controle mogelijk
orale bloedglucose-verlagende middelen + insuline	– als glykemische controle op orale middelen tekortschiet – bij intercurrente ziekte – om gewichtstoename te beperken	– minder insuline nodig – beperking van gewichtstoename	– kans op hypoglykemie (bij combinatie met SU)
tweemaal daags insuline		– laag risico op hypoglykemie – kan door meeste ouderen zelfstandig uitgevoerd worden	– normoglykemie moeilijk te bereiken – flexibiliteit beperkt door combinatie met de maaltijd
basaalbolusschema	– bij zeer gemotiveerde patiënten die in staat zijn tot zelfcontrole; – ter beperking van microvasculaire complicaties	– maakt scherpe glykemische instelling mogelijk – zeer flexibel	– frequente zelfcontrole – risico op hypoglykemie

- de keuze voor een geschikt farmacotherapie (orale bloedglucoseverlagende behandeling en/of insuline;
- bereiken van consensus (met patiënt, partner/familie, (wijk)verpleging, medisch specialist);
- vaststellen van de controlefrequentie;
- organiseren van glucosecontrole (patiënt, familie, wijkzorg, personeel verzorgingstehuis).

Ook bij de oudere diabetespatiënt wordt voor bloedglucoseverlagende behandeling begonnen met orale middelen. Eerste keus is hierbij, net als bij jongere patiënten, metformine. Wel dient bij oudere patiënten rekening te worden gehouden met, al of niet relatieve, contra-indicaties zoals verminderde nierfunctie, beperkte leverfuncties, hartfalen en COPD. Ook heftige gastro-intestinale bijwerkingen zoals diarree kunnen een beperkende factor vormen. Na metformine kan een sulfonylureumderivaat worden toegevoegd, waarbij middelen met een zeer lange werkingsduur gemeden moeten worden in verband met het toegenomen risico op hypoglykemie. Ook bij sulfonylureumderivaten geldt een verminderde nierfunctie als een relatieve contra-indicatie. Voor toevoeging van insuline, voor de intensivering van bloedglucoseverlagende behandeling, kan tabel 10.2 als leidraad dienen.

Bij veel ouderen zal er naast type-2-diabetes ook sprake zijn van comorbiditeit. Deze gecombineerde problematiek maakt behandeling en de afwegingen daarbij vaak extra gecompliceerd. Comorbiditeit kan ten eerste de behandeling van diabetes compliceren en ten tweede de prognose voor de levensverwachting dusdanig bepalen, dat deze niet verder door optimaliseren van de diabetesbehandeling beïnvloed wordt. Een voorbeeld waarbij comorbiditeit de behandeling van type-2-diabetes compliceert is polymyalgia rheumatica, waarvoor langdurig prednisonbehandeling nodig is, die ontregeling van diabetes mellitus veroorzaakt.

Een voorbeeld waarbij met name comorbiditeit (meer dan type-2-diabetes) de levensverwachting bepaalt, is een oncologische ziekte of een dementieel syndroom. Wanneer comorbiditeit de levensverwachting dermate ongunstig beïnvloedt, kan worden besloten de streefwaarden voor diabetesregulatie minder streng af te stemmen.

Casus 10.1 Diabetes en dementie

Meneer Z., 78 jaar, woont alleen maar zelfstandig. Hij is kinderloos. Sinds 2000 is hij bekend met type-2-diabetes. Daarvoor maakte hij reeds een myocardinfarct door. Zijn belangrijkste microvasculaire complicatie is een diabetische nefropathie. Hij injecteert zelf eenmaal daags een langwerkend insuline-analoog 28 E, en was daarmee altijd bevredigend ingesteld. In de laatste anderhalf jaar is meneer Z. driemaal voor een hypoglykemie met onduidelijke toedracht in het ziekenhuis opgenomen. Bij de laatste opname is besloten thuiszorg te introduceren voor hulp bij algemene dagelijkse verzorging en toezicht op het toedienen van de insuline. Hierdoor valt op dat meneer Z. neigt tot zelfverwaarlozing en het nodige inzicht in het managen van zijn diabetes mellitus verloren heeft: er worden maaltijden overgeslagen waarbij bedorven eten achterblijft en er wordt onregelmatig insuline gespoten zonder afstemming op gebruik van maaltijden. Na ruggespraak tussen thuiszorg en de huisarts wordt een verwijzing naar de polikliniek geriatrie geregeld, waar de diagnose matige tot gevorderde dementie gesteld wordt.

Opdracht 10.1 Zicht krijgen op de populatie van oudere diabetespatiënten in de eigen praktijk
- Hoe is de opbouw van de eigen patiëntenpopulatie met diabetes mellitus?
- Hoeveel patiënten zijn ouder dan 65 jaar en welk percentage daarvan woont zelfstandig?
- Welk percentage van de oudere diabetespatiënten heeft het afgelopen jaar een jaarcontrole ondergaan?
- Hoe zijn de controles geregeld voor de diabetespatiënten in het verzorgingstehuis?
- Selecteer twee oudere diabetespatiënten die meer dan vijf verschillende geneesmiddelen gebruiken. Bespreek de farmacotherapie met de eigen huisarts en de apotheker.

Vraag 10.1
- Bespreek de incidentele ontregeling van meneer Z. in relatie tot het verminderd cognitief functioneren.

- Welke ondersteunende mogelijkheden zouden ingezet kunnen worden om de diabetesbehandeling van meneer Z. te kunnen vergemakkelijken?
- Welke invloed heeft de diagnose matige tot gevorderde dementie op de behandeldoelen voor de diabetesbehandeling van meneer Z.? Welke doelen zouden minder streng geformuleerd kunnen worden?

10.4 Zwangere vrouwen

Met betrekking tot diabetes mellitus zijn er verschillende problemen voor de zwangerschap denkbaar:
- er is sprake van het metabool syndroom en een daarmee samenhangende onvervulde zwangerschapswens (polycysteus ovarieel syndroom);
- een al vooraf bestaande diabetes mellitus en zwangerschapswens;
- *de novo* diabetes, ontstaan tijdens de zwangerschap;
- een voorgeschiedenis van één of meerdere malen doorgemaakte diabetes gravidarum.

De praktijkondersteuner zal vooral met de eerste en de laatste categorie te maken krijgen. Voor een goed begrip van de implicaties van diabetes mellitus als complicerende factor voor de zwangerschap wordt op de relatie tussen diabetes mellitus en zwangerschap ingegaan. Zwangerschapsdiabetes, dat wil zeggen diabetes mellitus die ontstaat tijdens de zwangerschap, compliceert 2-4% van de zwangerschappen. De oorzaak is een met de zwangerschap samenhangende insulineresistentie, waarbij de alvleesklier niet meer kan voldoen aan de toegenomen insulinebehoefte. Er is dus, net als bij type-2-diabetes, sprake van een relatief insulinetekort. Meestal is ter behandeling het volgen van een dieet voldoende. Orale middelen mogen niet worden gegeven in verband met hun schadelijke invloed op de baby. Wanneer medicamenteuze behandeling nodig is, wordt gestart met insuline.

Veelal ontstaat zwangerschapsdiabetes tussen de 24e en 28e zwangerschapsweek. Screening op zwangerschapsdiabetes gebeurt in Nederland bij de verloskundige rond de 26e zwangerschapsweek. Bij onvoldoende behandeling van zwangerschapsdiabetes neemt de kans op complicaties bij de bevalling toe, zoals schouderdystokie door macrosomie (geboortegewicht > 4000 gram) en kans op overlijden van de foetus. Omdat de zwangerschapszorg en verloskunde grotendeels uit de huisartsenpraktijk zijn verdwenen, krijgt de praktijkondersteuner zelden of nooit met zwangerschapsdiabetes te maken. Het merendeel van de vrouwen met zwangerschapsdiabetes heeft na de zwangerschap weer een normale glucosetolerantie. Toch ontwikkelt 40-60% van hen binnen 5-15 jaar toch type-2-diabetes. Minimaal de helft van de moeders met een zwangerschapsdiabetes in de vorige zwangerschap ontwikkelt die opnieuw in de volgende zwangerschap. Het kind van een moeder met zwangerschapsdiabetes loopt meer kans later overgewicht te krijgen en zelf type-2-diabetes te krijgen en voor dochters zwangerschapsdiabetes. Maar deze risico's nemen waarschijnlijk af door een goede suikerregulering van de moeder tijdens de zwangerschap, waardoor het geboortegewicht wat minder wordt.

Wat de begeleiding betreft van patiënten die al vóór de zwangerschap bekend waren met diabetes mellitus is er geen verschil tussen type-1- en type-2-diabetes. Goede glykemische regulering voor de conceptie is erg belangrijk. Vroege optimalisering van de glykemische instelling bij de zwangere vrouw verkleint de kans op diabetesgerelateerde congenitale afwijkingen. Door de verhoogde suikerwaarden kunnen ernstige aandoeningen ontstaan in organen, die juist in die eerste maanden worden gevormd: vooral ruggenmerg (neuralebuisdefect), hersenen en hart. Met een scherpe instelling van de diabetes neemt het extra risico voor deze vrouwen wel af, maar het is nog onzeker of het extra risico (boven het 'normale' risico) helemaal verdwijnt. Bij type-2-diabetes die voor de zwangerschap al bekend was, gelden dezelfde overwegingen. Het is verstandig om dagelijks dezelfde hoeveelheid foliumzuurtabletten te slikken die ook geadviseerd wordt aan vrouwen zonder verhoogd risico. In verband met de teratogene effecten van de orale bloedglucoseverlagende middelen worden deze bij vrouwen met type-2-diabetes en zwangerschapswens gestopt. Insuline komt ervoor in de plaats. Daarmee wordt al voor de bevruchting begonnen. Zowel bij type-1- als bij type-2-diabetes wordt bij zwangerschapswens al ruim voor de bevruchting gestart met glucosezelfcontrole, minstens viermaal per dag. Bij insulinetherapie zal men frequent uitkomen op een basaalbolusschema met zeker viermaal per dag of zelfs vaker insuline spuiten. Met de pentechniek is dat veel eenvoudiger geworden. Laat de regulering bij een dergelijke intensieve behandeling nog te wensen over, dan is er een indicatie voor behandeling met een insulinepomp.

> **Taken voor het diabetesteam bij zwangerschap en diabetes in de huisartspraktijk**
> - Follow-up van vrouwen bij wie tijdens een vorige zwangerschap sprake was van zwangerschapsdiabetes en/of macrosomie, in verband met de predispositie om op latere leeftijd type-2-diabetes te ontwikkelen.
> - Begeleiding van vrouwen met kenmerken van metabool syndroom en subfertiliteit.
> - Tijdig verwijzen voor transmurale afspraak van diabetespatiënten met zwangerschapswens.

De praktijkondersteuner zal vrouwen met een doorgemaakte zwangerschapsdiabetes regelmatig moeten controleren op het opnieuw manifest worden van type-2-diabetes op latere leeftijd. De meeste kans op het ontstaan van type-2-diabetes na een doorgemaakte zwangerschapsdiabetes, is in de eerste vijf jaar na de zwangerschap. Daarom worden deze vrouwen in de eerste vijf jaar na de zwangerschap jaarlijks gecontroleerd. Daarnaast zal de praktijkondersteuner vrouwen met diabetes mellitus met zwangerschapswens vroeg moeten detecteren en bespreken met de huisarts, waarna doorverwijzing kan plaatsvinden.

10.5 Adolescenten

De adolescentenpopulatie met diabetes mellitus vormt geen eenvoudige patiëntencategorie. Jongvolwassenen zijn geen 'extra large'-uitvoering van kinderen en evenmin prototypes van volwassenen. Het zijn nagenoeg allemaal jongeren met type-1-diabetes. De diagnose is meestal gedurende de kinderjaren gesteld en vervolgens zijn ze voor de behandeling primair onder verantwoordelijkheid van de kinderarts en diabetesverpleegkundige in het ziekenhuis gekomen. In deze periode hebben de ouders van deze kinderen zich meestal tot mondige ervaringsdeskundigen en medebehandelaars ontwikkeld. De huisarts is in deze fase slechts zijdelings bij de behandeling betrokken; meestal rond de diagnose, die vaak in de eerste lijn gesteld wordt, en misschien steunend in de periode vlak daarna om de ouders bij te staan bij de acceptatie. Verder speelt de huisarts mogelijk een rol bij intercurrente ziekte. In de adolescentiefase vallen de kinderen voor de behandeling net tussen kinderarts en internist. De adolescentie is voor de persoonlijkheidsontwikkeling een turbulente periode die ook zijn weerslag heeft op de instelling van de diabetes mellitus en de omgang daarmee. Er kunnen problemen ontstaan rond de acceptatie van de ziekte, met negatieve gevolgen voor het zelfbeeld. Dit kan een averechts effect hebben op de 'compliance' bij de diabetesbehandeling. Het onregelmatige leven met uitproberen en grenzen verleggen kan tot een verdere verslechtering van de glykemische instelling leiden. Niet zelden staan de ideeën van de jongvolwassenen haaks op wat de behandelaars willen. De adolescentiefase is bovendien de periode waarin de uitvoering van en verantwoordelijkheid voor de zelfcontrole geheel bij de jongere komen te liggen.

De puberteit is geassocieerd met een fysiologische toename van de insulineresistentie. Deze wordt veroorzaakt door de in deze fase optredende hormonale veranderingen waarbij groeihormoon, geslachts- en bijnierschorshormonen betrokken zijn. De insulineresistentie bij de adolescent met diabetes mellitus manifesteert zich in het oplopen van het HbA1c, als uiting van een verslechterde glykemische regulatie. Scherpe regulering in deze leeftijdsfase gaat gepaard met een aanzienlijke kans op hypoglykemie. Met de toename van adipositas zal in de nabije toekomst ook een stijging ontstaan van de prevalentie van type-2-diabetes onder adolescenten. Voor behandeling en begeleiding van adolescenten met type-2-diabetes is de expertise nog sterk in ontwikkeling. Met behandeling van deze leeftijdsgroep met orale bloedglucoseverlagende behandeling is nog weinig ervaring opgedaan. Voor het bereiken van een verbetering in het algemeen welbevinden en een reductie in langetermijncomplicaties zullen behandelaars de kinderen en adolescenten met diabetes mellitus meer in de behandeling moeten laten participeren. Bij het bereiken van de volwassen leeftijd zal de praktijkondersteuner weer betrokken raken bij deze relatief jonge categorie diabetespatiënten.

Kernpunten

- Behandeling van diabetes mellitus bij specifieke groepen vereist aandacht voor de karakteristieke kenmerken en problematiek van deze patiëntencategorieën.
- De praktijkondersteuner zal zich met nadruk bezighouden met de specifieke categorieën van de allochtone diabetespatiënten en de oudere patiënten met diabetes.

- Begeleiding van allochtone patiënten dient nauw aan te sluiten bij de etnoculturele beleving. Hierbij moet extra aandacht gegeven worden aan taalproblematiek, voorkeur voor groepsbegeleiding, behoefte aan concrete uitleg en benadrukken van eigen verantwoordelijkheid.
- Bij oudere patiënten met diabetes mellitus worden de specifieke behandeldoelen op maat vastgesteld in het perspectief van de levensverwachting, comorbiditeit en het algemeen niveau van functioneren.

Medicamenteuze therapie: bloedglucose verlagen

Samenvatting

Een van de belangrijkste pijlers onder de behandeling van type-2-diabetes is de normalisering van hyperglykemie. Volgens de NHG-standaard Diabetes type 2 (derde herziening 2013) is voor het optimaliseren van de glucoseregulatie een stapsgewijze benadering gewenst, waarbij – na leefstijlmodificatie – meestal ook bloedglucoseverlagende medicatie nodig is. De praktijkondersteuner speelt een essentiële rol in het begeleiden van het proces naar normalisering van de bloedglucose. Wanneer het na drie maanden met dieetmaatregelen en stimulering van lichaamsbeweging niet gelukt is om de streefwaarden voor glucoseregeling te bereiken, wordt begonnen met orale bloedglucoseverlagende medicatie. In de loop van het ziekteproces is het meestal nodig, door verdere verslechtering van de bètacelfunctie, om bloedglucoseverlagende behandeling verder te intensiveren (bijvoorbeeld door een combinatie van twee orale bloedglucoseverlagende middelen of de toevoeging van insuline). In dit hoofdstuk wordt een overzicht gegeven van de verschillende medicamenteuze mogelijkheden voor de behandeling van type-2-diabetes. Hierbij wordt benadrukt welke behandelopties de voorkeur verdienen, volgens de meest recente NHG-standaard Diabetes mellitus type 2.

11.1 Inleiding – 113

11.2 Orale bloedglucoseverlagende middelen – 113
11.2.1 Biguaniden – 116
11.2.2 Sulfonylureumderivaten – 117
11.2.3 Alfaglucosidaseremmers – 118
11.2.4 Meglitiniden – 118
11.2.5 Thiazolidinedionen – 119
11.2.6 DPP-4-remmers en GLP-1-analogen – 120
11.2.7 SGLT-2-remmers – 121

11.3 Insulinetherapie – 122
11.3.1 Waarom insulinetherapie? – 123
11.3.2 Indicatiestelling – 123

R. Holtrop, *Dichter bij diabetes*, DOI 10.1007/978-90-368-1053-1_11,
© 2015 Bohn Stafleu van Loghum, onderdeel van Springer Media BV

11.3.3	Randvoorwaarden – 124	
11.3.4	Insulineprofielen – 124	
11.3.5	Beginnen met insulinetherapie – 124	
11.3.6	Intensiveren van insulinetherapie – 128	
11.3.7	Praktische aspecten – 129	

11.4 Glykemische ontregeling opvangen – 131

11.4.1	De 2-4-6-regel – 131	
11.4.2	Hyperglykemische ontregeling bij prednisongebruik – 131	
11.4.3	Diabetes mellitus en alcohol – 133	
11.4.4	Insulinegebruik en sport – 133	

11.5 Behandelalgoritme voor glykemische regulatie – 133

11.1 Inleiding

Een van de belangrijkste pijlers in de behandeling van type-2-diabetes is de normalisering van hyperglykemie. Het doel hierbij is verminderen van met name micro- maar ook macrovasculaire complicaties. Volgens de NHG-standaard *Diabetes type 2* (derde herziening, 2013) is voor het optimaliseren van de glucoseregulatie een stapsgewijze benadering gewenst. De praktijkondersteuner speelt een essentiële rol in het begeleiden van het proces naar normaliseren van de bloedglucose. De eerste stap is educatie, waarbij geprobeerd wordt de patiënt het benodigde inzicht in diabetes mellitus te geven en in de daarbij behorende leefregels. Alleen op basis hiervan kan de patiënt medeverantwoordelijk worden voor de eigen behandeling. Een volgende stap betreft de uitleg en het door de patiënt opvolgen van voedingsadvies, met de nadruk op gewichtsreductie, beperking van de hoeveelheid verzadigd vet en het eten van voldoende vezelrijke koolhydraten.

Wanneer het na drie maanden met dieetmaatregelen en stimulering van lichaamsbeweging niet gelukt is om de streefwaarden voor glucoseregeling te bereiken, wordt begonnen met orale bloedglucoseverlagende medicatie. In de loop van het ziekteproces is het meestal nodig, door verdere verslechtering van de bètacelfunctie, om bloedglucoseverlagende behandeling verder te intensiveren, bijvoorbeeld door een combinatie van twee orale bloedglucoseverlagende middelen of de toevoeging van insuline. Voor verlaging van de bloedglucose bij type-2-diabetes zijn er diverse behandelmogelijkheden die elk hun eigen aangrijpingspunt in de glucosehuishouding kennen (zie tabel 11.1). De praktijkondersteuner dient voldoende inzicht te hebben in het basale werkingsmechanisme van de verschillende klassen orale bloedglucoseverlagende middelen en de momenten waarop, in welke volgorde en combinaties ze aan de behandeling moeten worden toegevoegd teneinde een bevredigende glykemische regulatie te bereiken en te behouden.

In dit hoofdstuk wordt een overzicht gegeven van de mogelijkheden voor bloedglucoseverlagende behandeling bij type-2-diabetes. Achtereenvolgens wordt ingegaan op orale bloedglucoseverlagende medicatie en op insulinetherapie. Hierna worden verschillende situaties besproken die tot glykemische ontregeling kunnen leiden en aanpassing van insulinetherapie vereisen. Tot slot wordt gepoogd de diverse mogelijkheden tot bloedglucoseverlaging in een behandelalgoritme te plaatsen.

11.2 Orale bloedglucoseverlagende middelen

De orale bloedglucoseverlagende middelen kunnen op grond van hun aangrijpingspunt en werkingsmechanisme in verschillende groepen onderscheiden worden (tabel 11.1 vat de aangrijpingspunten van de verschillende bloedglucoseverlagende middelen samen; in tabel 11.2 wordt een overzicht gegeven van de verschillende orale bloedglucoseverlagende middelen).

Tabel 11.1 Overzicht van de verschillende behandelmogelijkheden bij type-2-diabetes. In monotherapie kunnen de volgende HbA1c-reducties verwacht worden: metformine 17 mmol/mol, SU-derivaten 17 mmol/mol, thiazolidinedionen 6-16 mmol/mol, insuline > 22 mmol/mol, met op incretinen gebaseerde therapie (DPP-4-remmers of GLP-1-analoog) 6-16 mmol/mol en SGLT-2-remmers 6-9 mmol/mol.

klasse	voorbeelden	werkingsmechanisme	glykemische controle/ HbA1c-daling	bijwerkingen	gewicht	effect op B-cel
biguaniden	metformine	hepatische glucoseproductie ↓, perifere insulinegevoeligheid (spier) ↑	nuchter glucose, insulinegevoeligheid	diarree, misselijkheid (lactaatacidose)	–/↓	?
meglitiniden	repaglinide	insulinesecretie	postprandiaal	hypoglykemie	–	?
sulfonylureumderivaten	glimepiride	insulinesecretie	postprandiaal	hypoglykemie, gewichtstoename	↑	?
thiazolidinedionen	pioglitazon, rosiglitazon	insulinegevoeligheid (perifeer en hepatisch)	nuchter glucose, postprandiaal, insulinegevoeligheid	vochtretentie, gewichtstoename, hartfalen	↑	ja
DPP-4-remmers	sitagliptine, vildagliptine, saxagliptine	remming DPP-4 leidt tot GLP-1 ↑ en GIP ↑	postprandiaal	misselijkheid, bovenste luchtweginfecties	–	ja
incretine, mimetica	exenatide liraglutide	insulinesecretie ↑, glucagon secretie ↓, maagontlediging ↓	postprandiaal	misselijkheid, diarree, pancreatitis	↓	ja
alfaglucosidaseremmers	acarbose	enzymatische remming van koolhydraatopname	postprandiaal	diarree, buikpijn, flatulentie	–	?
insuline		aanvulling insulinetekort	nuchter glucose postprandiaal	hypoglykemie, gewichtstoename	↑	?
SGLT-2-remmers		remming renale glucoseresorptie met toename glucoseuitscheiding	nuchter postprandiaal		↓	nee

11.2 · Orale bloedglucoseverlagende middelen

◻ **Tabel 11.2** Overzicht van de orale bloedglucoseverlagende middelen (Farmacotherapeutisch Kompas, 2015).

klasse	preparaten	sterkte	dosering/dag	innamefrequentie
biguaniden	metformine	500/850/1000 mg	500-3000 mg	1-3 dd
sulfonylureum-derivaten	tolbutamide	500/1000 mg	500-2000 mg	1-2 dd (tot 1000 mg in één dosis), bij > 10 mg, 2 doses
	glibenclamide	2,5/5 mg	2,5-15 mg	1-3 dd
	gliclazide	80 mg, 30 mg MR	80-240 mg 30-120 mg	1-3 dd 1 dd
	glimepiride	1/2/3/4 mg	1-6 mg	
alfaglucosida-seremmers	acarbose	50/100 mg	150-600 mg	3 dd
metglitiniden	repaglinide	0,5/1/2 mg	0,5-16 mg	3 dd vlak voor de maaltijd
	nateglinide	60/120 mg	60-540 mg	3 dd vlak voor de maaltijd
thiazolidinedi-onen	pioglitazon	30/45 mg	30-45 mg	1 dd
DPP-4-remmers	sitagliptine (Januvia®)	25/50/100 mg	50-100 mg	1 dd
	vildagliptine (Galvus®)	50 mg	50-100 mg	
	saxagliptine (Onglyza®)	5 mg		
	linagliptine (Trajenta®)	5 mg		
SGLT-2-remmers	canagliflozine (Invokana®)	100/300 mg	100-300 mg	1 dd
	dapagliflozine (Forxiga®)	5/10 mg	5-10 mg	1 dd
	empagliflozine (Jardiance®)	10/25 mg	10-25 mg	1 dd
combinatiepre-paraten	glibenclamide/metformonie (Glucovance®)	2,5/500, 5//500 mg		1-3 dd
	metfromine/pioglitazon (Competact®)	850/15 mg		2 dd
	sitaglip-tine/metformine (Janumet®)	50/850, 50/1000 mg		2 dd
	vildagliptine/met-formine (Eucreas®)	50/850, 50/1000 mg		2 dd

Tabel 11.2 Vervolg				
klasse	preparaten	sterkte	dosering/dag	innamefrequentie
	saxaglip-tine/metformine (Komboglyze®)	2,5/850, 2,5/1000 mg		2 dd
	linaglip-tine/metformine (Jentaduetto®)	2,5/850, 2,5/1000 mg		2 dd

11.2.1 Biguaniden

Het biguanide metformine werkt bloedglucoseverlagend door remming van de glucoseproductie in de lever en bevordering van het glucoseverbruik in de perifere weefsels door verbetering van de insulinegevoeligheid. In vergelijking met sulfonylureumpreparaten geeft metformine geen verhoging van de insulinespiegel en wanneer het wordt voorgeschreven als monotherapie geen hypoglykemie. Daarnaast leidt behandeling met metformine niet of nauwelijks tot gewichtstoename. Bovendien heeft het een gunstig effect op het lipidenspectrum. Er zijn tevens aanwijzingen dat metformine een stimulerende invloed uitoefent op het incretinesysteem (zie figuur 11.1). Tot slot lijkt metformine ook de endotheelfunctie gunstig te beïnvloeden.

Uit de in 1998 gepubliceerde UKPDS-(sub)studie met 1704 obese type-2-diabetespatiënten bleek dat intensieve therapie met metformine in vergelijking met conventionele therapie met dieet tot een betere glucoseregulatie leidt: HbA1c 7,4% versus 8,0%. Metformine bleek voor wat de glucoseregulatie betreft even effectief als intensieve therapie met SU-preparaten of insuline. Bovendien ging metforminetherapie gepaard met een risicoreductie van 32% voor diabetesgerelateerde eindpunten en een vermindering van 42% voor aan diabetes gerelateerde sterfte. Hierbij viel vooral de afname van macrovasculaire complicaties op bij patiënten die met metformine werden behandeld: 39% minder kans op een hartinfarct. Metformine vormt de eerste keus voor medicamenteuze bloedglucoseverlagende behandeling bij type-2-diabetes, ongeacht de BMI. (Bij een BMI lager dan 25 is metformine waarschijnlijk wel minder effectief). Bovendien wordt ook bij intensivering van de behandeling metformine als orale ondersteuning voortgezet. Hierdoor is de insulinebehoefte lager en wordt de gewichtstoename beperkt.

Relevante bijwerkingen van metformine zijn voornamelijk van gastro-intestinale, aard zoals misselijkheid, diarree of flatulentie. Daarnaast klagen patiënten soms over een metaalachtige smaak. Men kan deze bijwerkingen beperken door te beginnen met een lage dosering en het innemen van de metformine bij de maaltijd. Uiteindelijk kan waarschijnlijk 95% van de patiënten met type-2-diabetes, bij zorgvuldige introductie, metformine verdragen. Streef, indien mogelijk, naar een optimaal verdraagbare dosering. Wanneer metformine alleen bij eenmaal daagse inname wordt getolereerd, dient deze dosis voor de nacht te worden ingenomen om de nachtelijke glucoseproductie in de lever te remmen. Het gevaar van een lactaatacidose is gering (3/100.000) wanneer men rekening houdt met de contra-indicaties (lever- of nierfunctiestoornis, ernstig hartfalen of COPD en bovenac-

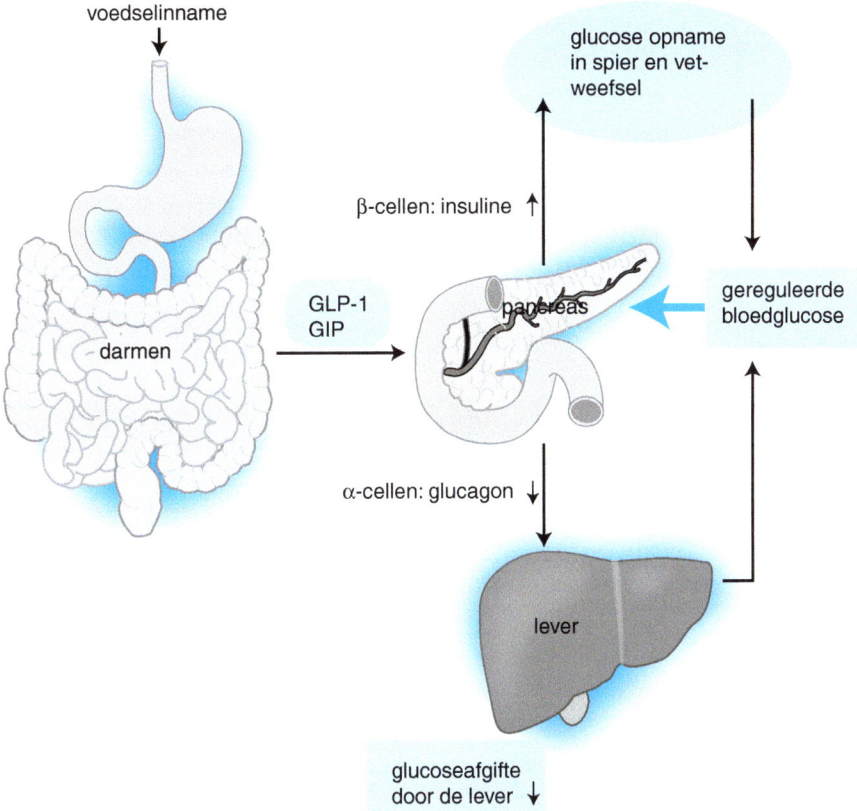

Figuur 11.1 Fysiologie van het incretinesysteem. De paarse pijl geeft aan dat de incretinen hun invloed op de pancreas uitoefenen afhankelijk van de bloedglucosespiegel.

ceptabel alcoholgebruik). Contra-indicaties: nierfunctiestoornis (mannen: creatinine > 135 micromol/L, vrouwen: creatinine > 110 micromol/L), leverinsufficiëntie, alcoholabusus en aandoeningen die tot verminderde zuurstofsaturatie in de weefsels kunnen leiden zoals hartfalen of ernstig chronisch obstructief longlijden. Bij langdurig metforminegebruik lopen patiënten (dosisafhankelijk) risico op vitamine B12-deficiëntie. Daarom wordt, drie jaar na starten van metforminebehandeling, gescreend op vitamine B12-tekort.

11.2.2 Sulfonylureumderivaten

De sulfonylureumderivaten stimuleren de insulinesecretie van de bètacellen in de pancreas. Het bloedglucoseverlagende effect van SU-derivaten werd ontdekt in de jaren veertig van de vorige eeuw. In de jaren vijftig werden deze middelen voor het eerst klinisch toepasbaar met tolbutamide (1956) en chloorpropamide (1957). Het vroeger gehanteerde onderscheid tussen SU-derivaten van de eerste en tweede generatie is komen te vervallen. Bij maximale dosering werken de SU-derivaten ongeveer even sterk. Wel is de kans op hypoglykemie bij middelen van de tweede generatie hoger door de langere werkingsduur.

Bij oudere mensen en patiënten met een verminderde nierfunctie verdient het voorschrijven van een kortwerkend middel, bijvoorbeeld tolbutamide, dan mogelijk de voorkeur. In de NHG-Standaard Diabetes mellitus (derde herziening) wordt een duidelijke voorkeur uitgesproken voor gliclazide. Reden hiervoor is de cardiovasculaire veiligheid, de werkingsduur en de veiligheid bij verminderde nierfunctie. SU-derivaten werken slecht bij de gratie van het bestaan van een zekere restfunctie van de bètacel. Recent is uit onderzoek echter gebleken dat SU-derivaten ook bij al lang bestaande type-2-diabetes nog steeds een bijdrage kunnen leveren aan de glucoseregulatie. Een groot deel van de diabetespatiënten blijft ook op de lange duur SU-responder. Contra-indicaties zijn ernstige lever- of nierfunctiestoornissen en overgevoeligheid voor sulfonylureumderivaten (en aanverwante stoffen zoals thiazidediuretica en sulfonamiden).

Een relevante bijwerking vormt het risico op hypoglykemie. Vooral bij de middelen die een langere werkingsduur hebben of die in actieve metabolieten worden omgezet, bestaat het gevaar op een langer aanhoudende hypoglykemie. Daarnaast leidt behandeling met SU-derivaten meestal tot een gewichtstoename van 2-4 kg.

11.2.3 Alfaglucosidaseremmers

Alfaglucosidaseremmers remmen de enzymatische splitsing van poly- en disachariden in de dunne darm, waardoor de opname van enkelvoudige suikers wordt vertraagd. Het bloedglucoseverlagende effect is beperkt en de gastro-intestinale bijwerkingen zoals flatulentie zijn hinderlijk. Daardoor is de plaats van alfaglucosidaseremmers in de behandeling van type-2-diabetes beperkt en wordt het in de NHG-standaard *Diabetes mellitus* niet aanbevolen. Het gebruik van alfaglucosidaseremmers kan het herstel van hypoglykemie belemmeren door verminderd effect van orale inname van extra glucose. Ernstige diabetische gastroparese vormt een contra-indicatie voor behandeling met alfaglucosidaseremmers.

11.2.4 Meglitiniden

De meglitiniden stimuleren net als de SU-derivaten de insulinesecretie in de pancreas. In vergelijking met SU-derivaten treedt het effect echter sneller in (na circa 15 minuten) en houdt het slechts 3-4 uur aan. Ze moeten bij de maaltijd worden ingenomen en zouden vooral dienen om de prandiale glucosepieken te corrigeren. Door de kortere werkingsduur is er minder kans op laattijdige hypoglykemie. Metglitiniden zouden kunnen worden toegevoegd aan metformine, wanneer een SU-derivaat niet verdragen wordt of tot late hypoglykemie leidt.

Tot op heden kan worden geconcludeerd dat metformine en de SU-derivaten de basis vormen van orale bloedglucoseverlagende therapie. In de afgelopen tien jaar zijn er diverse nieuwere klassen bloedglucoseverlagende middelen op de markt gekomen, waaronder de thiazolidinedionen en de middelen die gebaseerd zijn op beïnvloeding van het incretinesysteem. De verdere plaatsbepaling van deze middelen in de behandeling van type-2-diabetes is nog gaande. Bij de ontwikkeling van nieuwere middelen wordt niet alleen gekeken naar het bloedglucoseverlagende effect, maar ook naar het effect op macrovasculaire complicaties, gewichtsbeheersing en beïnvloeding van het ziekteproces van type-2-diabetes op zich, met andere woorden: preventie van verdere verslechtering van bètacelfunctie). Verwachtingen op deze punten ten aanzien van de recent geïntroduceerde geneesmiddelen zullen door onderzoek in de komende jaren verder moeten worden onderbouwd.

11.2.5 Thiazolidinedionen

De thiazolidinedionen bevorderen de werking van insuline door vermindering van de insulineresistentie. Het mechanisme hierachter loopt via genstimulatie, waarna omvorming van vetcellen optreedt. Hierbij vindt verplaatsing van vetmassa plaats, waarbij centraal intra-abdominaal buikvet plaatsmaakt voor perifeer subcutaan buikvet. Het resultaat hiervan is een verminderd vrijkomen van vrije vetzuren uit de buik en een afname van de insulineresistentie. De effecten op het lipidenspectrum zijn wisselend. Het bloedsuikerverlagende effect van thiazolidinedionen kan pas na zes tot acht weken worden beoordeeld. Thiazolidinedionen zouden verslechtering van de bètacelfunctie vertragen en daarmee de kans op secundair falen van bloedglucoseverlagende behandeling verkleinen. Daarnaast zouden thiazolidinedionen mogelijk cardiovasculaire bescherming bieden bij diabetespatiënten met een verhoogd cardiovasculair risico. Deze veelbelovende kwaliteiten leiden tot opname van pioglitazon in de NHG-standaard *Diabetes type 2*.

Aanvankelijk waren thiazolidinedionen alleen geregistreerd voor patiënten bij wie contra-indicaties voor metformine bestaan of die metformine niet (of niet maximaal) kunnen verdragen. Later volgde ook de registratie voor de combinatie met SU-derivaat en als monotherapie. Het gebruik van thiazolidinedionen kan gepaard gaan met vochtretentie, oedeemvorming en hartfalen. De kans hierop is het grootst bij oudere patiënten, een belaste cardiale voorgeschiedenis, een langer bestaande diabetesduur (langer dan tien jaar) en het gebruik van insuline. Insulinetherapie vormt dan ook een contra-indicatie voor het gebruik van thiazolidinedionen. Daarom is er voor deze combinatie ook geen vergoeding. Daarnaast zijn thiazolidinedionen geassocieerd met een verhoogde kans op botbreuken (vooral bij vrouwen, aan de extremiteiten). Het imago van de thiazolidinedionen verslechterde na een grote meta-analyse in 2007, waarin gesuggereerd werd dat een van de preparaten, rosiglitazon, aanleiding gaf tot het ontstaan van myocardinfarcten en tot een mogelijke toename van overlijden door cardiovasculaire incidenten. Op de meta-analyse is methodisch uitgebreid kritiek uitgeoefend, waarbij als argumenten vooral werden aangevoerd de niet-directe toegankelijkheid tot de data en selectiebias van de voor de analyse gebruikte studies. Daarnaast werd het bezwaar aangevoerd dat gegevens uit klinische gerandomiseerde studies zich niet zomaar laten extrapoleren naar 'real-life'-situaties. Ondanks de beperkte rehabilitatie van de thiazolidinedionen bestaat er op het ogenblik een zekere terughoudendheid in het voorschrijven van deze preparaten. Mogelijke indicaties voor thiazolidinedionen zijn: contra-indicaties of onaanvaardbare bijwerkingen voor metformine of sulfonylureumderivaat (waarbij thiazolidinedion als tweede middel toegevoegd kan worden als vervanging voor metformine of sulfonylureum), bij belaste cardiovasculaire voorgeschiedenis zonder toegenomen kans op hartfalen (waarbij thiazolidinedion toegevoegd kan worden aan metformine). Thiazolidinedionen worden bij voorkeur niet gecombineerd met insuline in verband met het gevaar van vochtretentie.

11.2.6 DPP-4-remmers en GLP-1-analogen

Deze geneesmiddelen vormen een recente aanwinst in het therapeutische arsenaal voor type-2-diabetes. Ze werken via modulatie van het incretinesysteem. Voor een beter begrip van deze geneesmiddelen wordt eerst kort ingegaan op de (patho)fysiologie van de incretinen. De in aansluiting aan de maaltijd gerelateerde insulineafgifte blijkt voor 60-70% gereguleerd te worden door zogenoemde incretinehormonen, die geproduceerd worden door hiertoe gedifferentieerde cellen in de darmwand. De belangrijkste incretinen zijn GLP1 ('glucagon-like peptide 1') en GIP ('glucose-dependent insulinotropic polypeptide'). Het bijzondere is dat de stimulering van de insulinesecretie door incretinen afhankelijk is van de bloedglucoseconcentratie. Hierdoor ontbreekt het risico op hypoglykemie. Naast stimulering van de bètacel tot insulinesecretie reguleren incretinen de remming van glucagonafgifte door de alfacellen in de pancreas. Zo spelen de incretinen een regisserende rol in de fysiologie van de glucoseregulatie (zie ◘ figuur 11.1).

Bij type-2-diabetes is er een verminderde productie van GLP-1 en daarnaast een resistentie van GIP. Daarom biedt modulatie van GLP-1 een interessante behandeloptie bij type-2-diabetes. Er zijn twee mogelijkheden om de GLP-1-concentratie te beïnvloeden. In de eerste plaats bestaat de mogelijkheid tot remming van de enzymatische afbraak van GLP-1. Hiertoe zijn de DPP-4-remmers ontwikkeld. Ze remmen het enzym dipeptidylpeptidase type 4, dat ervoor zorgt dat onder natuurlijke omstandigheden het GLP-1 na enkele minuten wordt afgebroken. In de tweede plaats zijn er de 'incretin mimetics' ofwel de langwerkende GLP-1-analogen. DPP-4-remmers kunnen in orale vorm gegeven worden, terwijl GLP-1-analogen bestaan als injecteerbare vorm van incretinemodulatie. DPP-4-remmers zijn gewichtsneutraal en met GLP-analogen is zelfs gewichtsvermindering mogelijk. De analogen hebben als nadeel dat ze meer bijwerkingen geven, waaronder misselijkheid. De misselijkheid is echter mild en van tijdelijke aard. Beïnvloeding van het incretinesysteem leidt bij geen van beide behandelvormen tot hypoglykemie, door de bloedglucoseafhankelijke werking van de incretinen. De incretinehormonen oefenen via centrale werking op de hersenen ook een remmende werking uit op de eetlust. Een beperking bij het voorschrijven van GLP-1-agonisten vormt de voorwaarde dat slechts mensen met een BMI > 35 kg/m^2 voor behandeling in aanmerking komen. DPP-4-remmers kunnen het beste in een vroeg stadium, direct na metformine, worden ingezet aangezien betacelfunctie vereist is voor effectieve glucoseverlaging. DPP-4-remmers zijn geregistreerd wanneer met mono- of combinatietherapie (met metformine en/of sulfonylureumderivaten of thiazolidinedionen) de glucosespiegels onvoldoende onder controle kunnen worden gebracht en daardoor toevoeging van een tweede of derde middel nodig is. Ook kan een DPP-4-remmer worden ingezet in mono- of combinatietherapie als er een contra-indicatie voor metformine, een sulfonylureumderivaat, of een thiazolidinedion is. Tot slot kan een DPP-4 remmer worden toegevoegd aan insuline (al dan niet met metformine). De mogelijke (combinatie)therapieën verschillen per DPP-4 remmer. Er zijn van de DPP-4-remmers nog geen studies bekend met harde eindpunten.

Ketoacidose geldt als contra-indicatie voor DPP-4-remmers. Relevante bijwerkingen zijn gastro-intestinale bijwerkingen zoals misselijkheid, en mogelijk een toegenomen kans op infecties, vooral van de bovenste luchtwegen.

In Nederland zijn de volgende DPP-4-remmers op de markt:
- sitagliptine (Januvia®) 25/50/100 mg, in vaste combinatie met metformine Janumet® 50/850 mg, 50/1000 mg;
- vildagliptine (Galvus®) 50 mg, in vaste combinatie met metformine Eucreas® 50/850 mg, 50/1000 mg;
- saxagliptine (Onglyza®) 5 mg, in vaste combinatie met metformine Komboglyze® 2,5/850 mg, 2,5/1000 mg;
- linagliptine (Trajenta®) 5 mg, in vaste combinatie met metformine Jentaduetto® 2,5 mg /850 mg, 2,5/1000 mg.

In Nederland zijn volgende GLP-1-agonisten op de markt:
- exenatide (Byetta®), tweemaal daags 0,25 mg/ml; wegwerpspuit 1,2 ml (= 60 doses, per dosis: 5 microg), 2,4 ml (= 60 doses, per dosis: 10 microg), dosering beginnen met 2 dd 5 mcg, zonodig oplopend tot 2 dd 10 mcg;
- liraglutide (Victoza®), eenmaal daags wegwerpspuit 6 mg/ml, inhoud 3 ml, dosering oplopend via 0,6 mg, 1,2 mg tot 1,8 mg;
- dulaglutide (Trulicity®), eenmaal per week wegwerpspuit 1,5 mg, eenmalig gebruik, dosering 1,5 mg.

11.2.7 SGLT-2-remmers

SGLT-2-remmers verhogen de uitscheiding van glucose met de urine, door remming van de natriumglucosecotransporter 2 in de proximale tubulus van het nefron. Deze transporter komt bij patiënten met type-2-diabetes meer tot expressie en is verantwoordelijk voor 80 tot 90% van de reabsorptie van glucose. In Nederland zijn in deze klassen geneesmiddelen inmiddels dapagliflozine en canagliflozine geregistreerd.

Om meer duidelijkheid te krijgen over de effectiviteit en veiligheid van deze nieuwe middelen, is een systematische review en een meta-analyse uitgevoerd waarin een groot aantal studies betrokken werden. De onderzoekers gebruikten data uit gepubliceerde en niet-gepubliceerde studies, waarin SGLT-2-remmers werden vergeleken met placebo of andere antidiabetica en zowel monotherapie als add-on-combinatietherapie. In vergelijking met placebo verlaagden SGLT-2-remmers het HbA1c-gehalte met 9 mmol/mol (0,79%) als monotherapie en met 7 mmol/mol (0,61%) als add-on-behandeling; in totaal een gemiddelde verlaging van 8 mmol/mol (0,66%; 95%-betrouwbaarheidsinterval -0,73 tot -0,58, $p < 0,001$). Vergeleken met andere orale antidiabetica was er geen significant verschil in HbA1c-gehalte. Wel lieten SGLT-2-remmers ten opzichte van andere orale antidiabetica een significante reductie zien in lichaamsgewicht (-1,80 kg) en systolische bloeddruk (-4,45 mmHg).

Als bijwerking bij het gebruik van een SGLT2-remmer wordt het verhoogde risico op infecties van het urogenitale stelsel genoemd. In vergelijking met andere orale antidiabetica resulteert gebruik van SGLT-2-remmers niet frequenter in hypoglykemieën. Over een eventueel effect van SGLT-2-remmers op cardiovasculaire uitkomsten of sterfte is nog geen uitspraak te doen. In de EMPA-REG studie is recent bij een diabetes type 2 populatie met verhoogd cardiovasculair risico een gunstig effect van empagliflozine op cardiovasculaire eindpunten aangetoond. Mogelijk berust dit effect op behandeling van diverse parameters die met hartfalen geassocieerd zijn. Recente studies laten een gunstig effect zien van SGLT-2-remmers op de redistributie tussen subcutaan en visceraal vet.

Basis voor de behandeling van type-2-diabetes blijven de behandeladviezen zoals deze zijn geformuleerd in de NHG-standaard. In het vacuüm tussen verschijnen van de standaard en een volgende herziening daarvan moet echter ook gepoogd worden om een voorzichtige plaatsbepaling te geven van nieuwe middelen die in de tussentijdse periode zijn verschenen.

Casus 11.1

Mevrouw G. heeft onvoldoende effect van lifestyle en dieet. Met haar HbA1c van 8,2% is ze toe aan het starten van medicatie.

Vraag 11.1
- Welk medicament krijgt mevrouw G. als eerste keus? In welke dosering wordt gestart? Naar welke optimale dosering wordt gestreefd?
- Welke bijwerkingen kan mevrouw G. mogelijk verwachten?
- Welke contra-indicaties sluit u uit voordat de medicatie uitgeschreven wordt?

Casus 11.1 (vervolg)

Na drie jaar behandeling met tweemaal daags 1000 mg metformine loopt zowel de nuchtere bloedglucose als het HbA1c van mevrouw G. weer op. Er is een indicatie voor het toevoegen van een tweede bloedglucoseverlagend geneesmiddel.

Vraag 11.2
- Uit welke klasse geneesmiddelen wordt volgens de NHG-standaard het volgende medicament gekozen? In welke dosering wordt gestart? Tot welke dosering kan zo nodig worden opgevoerd?
- Met welke mogelijke bijwerkingen dient rekening gehouden te worden.
- Hoe groot is de kans dat mevrouw G. uiteindelijk met de combinatie van deze twee middelen niet uitkomt voor het handhaven van normoglykemie?

11.3 Insulinetherapie

De insulineproductie van iemand zonder insulineresistentie of diabetes mellitus is ongeveer 24 E per dag. Bij insulinetherapie van patiënten met type-2-diabetes zijn doorgaans veel grotere hoeveelheden insuline nodig om normoglykemie te handhaven. De hoeveelheid toe te dienen insuline die een patiënt met type-2-diabetes nodig heeft, is een functie van de nog resterende endogene insulineproductie en de mate van insulineresistentie. Exogene insuline wordt subcutaan toegediend. Dit is minder efficiënt dan de fysiologische situatie, waarin de door de pancreas geproduceerde insuline in de vena porta wordt uitgestoten. Door handhaven van metformine kan in theorie de benodigde hoeveelheid insuline met een vierde tot een derde gereduceerd worden.

Idealiter probeert men in een behandelschema voor exogene insulinetoediening het fysiologische profiel voor insuline-excretie te benaderen. Dat wil zeggen: een basaal niveau van insuline-uitscheiding gedurende 24 uur, plus drie korte insulinepieken die synchroon lopen met de glucosepieken rond de maaltijden. De basale insuline-uitscheiding dient voor de onderdrukking van de gluconeogenese gedurende de nacht en het beheersen van de glykemische regulatie tussen de maaltijden. De kort- of snelwerkende insuline die bij de maaltijd wordt toegediend, moet voor de benodigde insulinepiek zorgen.

11.3.1 Waarom insulinetherapie?

Uit de diverse substudies van de UKPDS zijn verschillende belangrijke inzichten opgedaan.
- Optimaliseren van de glykemische instelling bij type-2-diabetes draagt bij aan de reductie van microvasculaire (en in mindere mate ook van macrovasculaire) diabetesgerelateerde complicaties. Met de tijd verlangt type-2-diabetes een toenemend intensieve behandeling, om een goede glykemische controle te waarborgen.
- Bij 2-5% van de patiënten bij wie recent type-2-diabetes is gediagnosticeerd, wordt jaarlijks door progressie van de ziekte de indicatie voor insulinetherapie gesteld.
- Deze behoefte aan toediening van exogene insuline is de resultante van progressief verval van bètacellen en de toenemende insulineresistentie. Europa-breed wordt echter nog te laat gestart met het introduceren van insulinebehandeling (HbA1c bij starten van insulinetherapie is gemiddeld 8,6%). Ook blijken patiënten die al met insuline worden behandeld niet altijd optimaal te zijn ingesteld, met andere woorden: insulinetherapie wordt te laat of onvoldoende geïntensiveerd.
- Uit de vervolgstudie van de UKPDS blijkt dat er tot jaren na de oorspronkelijke follow-up van het onderzoek een 'legacy-effect' bestaat voor betere glykemische controle. Met andere woorden, patiënten met type-2-diabetes zijn gebaat bij een tijdig bereiken van een optimale glykemische instelling en het handhaven ervan door tijdige en adequate intensivering van de behandeling.

Intensievere behandeling van type-2-diabetes verhoogt het risico op hypoglykemie. Uit de UKPDS blijkt ook nog een andere keerzijde van insulinetherapie: in het eerste jaar van behandeling met insuline gaat een HbA1c-daling van 1% gepaard met een gewichtstoename van 2,5-5 kg.

11.3.2 Indicatiestelling

Er bestaat, conform de NHG-standaard *Diabetes type 2*, een indicatie voor insulinetherapie, zodra er met een combinatie van twee orale bloedglucoseverlagende middelen in maximale of maximaal verdraagbare dosering geen aanvaardbare glykemische instelling meer bereikt wordt. Uit de UKPDS is gebleken dat er jaarlijks bij 5-10% van de patiënten die bekend zijn met type-2-diabetes een indicatie tot toevoegen van insulinetherapie ontstaat.

11.3.3 Randvoorwaarden

Voor met insulinetherapie kan worden gestart, dient aan een aantal randvoorwaarden te worden voldaan. In de eerste plaats dient uitgebreide educatie te worden gegeven, waarbij aandacht wordt besteed aan glucosezelfcontrole (zie ▶ hoofdstuk 13); aan de relatie tussen insulinebehandelschema enerzijds en voedselinname en lichamelijke activiteit anderzijds. Daarnaast moet instructie worden gegeven over het herkennen en opvangen van hypoglykemie. Hierbij behoort ook de uitleg over en het verstrekken van glucagon. Daarnaast moet bij de educatie concreet worden ingegaan op de spuitinstructie (zie de samenvattingskaart van de EADV). Indien van toepassing, moet de patiënt stoppen met de thiazolidinedion. Daarnaast is het van belang dat een patiënt die start met insuline een beroep kan doen op continue zorg. Dat wil zeggen dat er ook tijdens avond-, nacht- en weekenddiensten adequate en deskundige hulp bij diabetesgerelateerde problemen geboden wordt.

Het is aan te bevelen om voor de patiënt die met insuline start een schriftelijk overdrachtsmelding, bijvoorbeeld op een standaardformulier per fax, aan de huisartsenpost te maken. Dit geldt ook voor patiënten die met insuline worden behandeld en bij wie intercurrente ziekte optreedt. De praktijkondersteuner zou in een werkafspraak voor deze taak verantwoordelijk gemaakt kunnen worden.

11.3.4 Insulineprofielen

Het is belangrijk het profiel te kennen van de insulines waarmee men de patiënten behandelt. Onder het profiel van een insuline verstaan we het verloop van de insulineconcentratie in het plasma na opname vanuit de plaats van inspuiten. Bij het profiel kijken we naar het moment waarop een insuline begint te werken, het tijdstip waarop de piekwerking optreedt en de tijdsduur waarna een insuline uitgewerkt is (zie ◘ tabel 11.3 en ◘ figuur 11.2 en 11.3). Bij de keuze voor een insuline en een behandelschema is het noodzakelijk de eigenschappen van de gekozen insuline voor ogen te hebben en te verbinden aan wat men met het behandelschema wil bereiken. Ook bij de interpretatie van een glucosedagcurve is het van belang om de insulineprofielen van het behandelschema erbij te betrekken. Naast de eigenschappen van een specifieke insuline zijn ook de locatie van spuiten en de spuittechniek van invloed op het insulineprofiel. Bovendien kunnen complicerende factoren op de plaats van injecteren, zoals spuitinfiltraten, meebepalend zijn voor het insulineprofiel (zie ◘ tabel 11.4 voor een overzicht van leverbare insulines).

11.3.5 Beginnen met insulinetherapie

Insulinetherapie wordt gestart zodra met maximale of maximaal verdragen orale medicatie de streefwaarden voor glykemische controle niet meer gehaald worden. Soms wordt insulinetherapie tijdelijk gegeven, bijvoorbeeld rond een operatie, bij tijdelijke ziekte of bij prednisongebruik. Men begint met het eenmaal daags toevoegen van middellangwerkende insuline voor de nacht aan de bestaande orale medicatie. Van de orale middelen wordt alleen, indien van toepassing, gestopt met een thiazolidinedion. Bij middellangwerkende

11.3 · Insulinetherapie

● **Tabel 11.3** Insulinetherapie bij type-2-diabetes conform de NHG-standaard.

eenmaal daags insuline toegevoegd aan orale medicatie	zet orale bloedglucoseverlagende medicatie voort (SU/metformine, stop alleen thiazolidinedionen)
	start met 10 E NPH-insuline tussen avondeten en bedtijd
	titreer op de nuchtere bloedglucose (dagcurven zijn niet nodig)
	Betrek bij het beoordelen van de nuchtere glucose ook de hoogte van het HbA1c
	in principe is er geen maximale begrenzing aan het aantal eenheden insuline
	pas dosering aan (per twee tot drie dagen, na herhaalde meting)
	+4 E bij nuchtere glucose > 10 mmol/L
	+2-4 E bij nuchtere glucose 7-10 mmol/L
	−2-4 E bij nuchtere glucose < 4 mmol/L of nachtelijke hypoglykemie
tweemaal daags insuline (mixinsuline of NPH-insuline)	orale medicatie, behalve metformine, wordt gestaakt
	start met 80% van het aantal eenheden van de totale dagdosis van de eenmaal daagse dosering: twee derde voor ontbijt en een derde voor het avondeten
	titreer op vierpuntsglucosedagcurve (en HbA1c) en streef naar een nuchtere glucose 4-7 mmol/L en postprandiale glucose < 10 mmol/L
viermaal daags insuline (basaalbolustherapie)	start met 80% van het aantal eenheden van de totale dagdosis insuline van de tweemaal daagse dosering: 40% hiervan in de vorm van langwerkende insuline voor de nacht en 20% in de vorm van kort-/snelwerkende insuline voor elke maaltijd

kortwerkende humane insuline

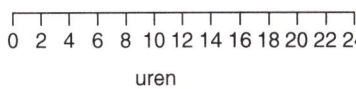

0 2 4 6 8 10 12 14 16 18 20 22 24
uren

snelwerkend insuline-analoog

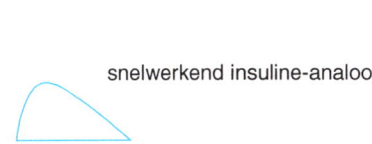

0 2 4 6 8 10 12 14 16 18 20 22 24
uren

(middel)langwerkend humaan NPH-insuline

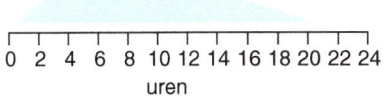

0 2 4 6 8 10 12 14 16 18 20 22 24
uren

langwerkende insuline-analoog (Glargine)

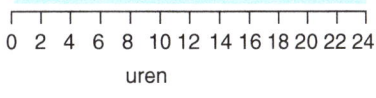

0 2 4 6 8 10 12 14 16 18 20 22 24
uren

langwerkend insuline-analoog (Detimir)

0.2 IU/kg

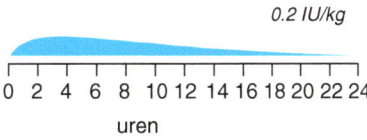

0 2 4 6 8 10 12 14 16 18 20 22 24
uren

langwerkend insuline-analoog (Detimir)

0.4 IU/kg

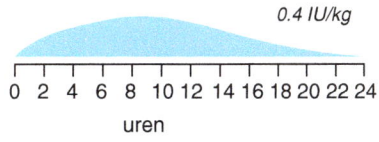

0 2 4 6 8 10 12 14 16 18 20 22 24
uren

● **Figuur 11.2** Profielen van de verschillende soorten insuline.

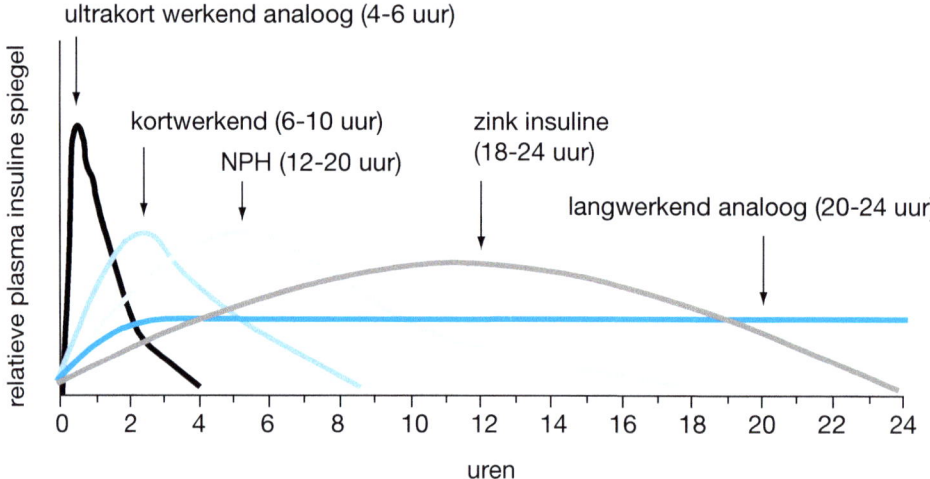

◻ **Figuur 11.3** Directe vergelijking van de profielen van de verschillende soorten insuline.

◻ **Tabel 11.4** Overzicht van de in Nederland leverbare insulinepreparaten, ingedeeld naar insulineprofiel, met bijbehorend vullingsysteem (alle 100 E/ml) en toedieningssysteem (bron: Beukema-Hogewerf et al., 2015).

merknaam prepaat en insulineprofiel	beschrijving werkingsprofiel	inhoud per flacon of patroon	passend pensysteem
Actrapid (insuline gewoon)	kortwerkend; intrede effect ½-1 u, werkingsduur 7-8 u	100 E/ml, flacon 10 ml patroon 3 ml (penfill)	Novolet wegwerpspuit
Apidra (insuline glulisine)	kortwerkend; intrede effect 10-20 min werkingsduur 2-5 u	100 E/ml patroon 3 ml	Clikstar®, Optiset® wegwerpspuit, Solostar® wegwerpspuit
Humaject Regular (insuline gewoon)	kortwerkend; intrede effect ½-1 u, werkingsduur 7-8 u	100 E/ml, patroon 3 ml	
Humalog (insuline lispro)	kortwerkend; intrede effect 1/4 u, werkingsduur 2-5 u	100 E/ml, flacon 10 ml, patroon 1,5 ml of 3 ml, 200 E/ml	HumaPen®Luxura HD, HumaPen® Savvio, Kwikpen wegwerpspuit
Humuline Regular (insuline gewoon)	kortwerkend; intrede effect ½-1 u, werkingsduur 7-8u	100 E/ml patroon 3 ml	HumaPen®Luxura HD, HumaPen® Savvio
Insuman Infusat (insuline gewoon)	kortwerkend; intrede effect ½-1 u, werkingsduur 7-8 u	100 E/ml patroon 3 of 15 ml	
Insuman Rapid (insuline gewoon)	kortwerkend; intrede effect ½-1 u, werkingsduur 7-8 u	100 E/ml flacon 5 ml, patroon 3 ml	Clikstar®, Solostar® wegwerpspuit
Novorapid (insuline aspart)	kortwerkend; intrede effect 1/4 u, werkingsduur 2-5 u	100 E/ml, flacon 10 ml patroon 1,6 ml (pumpcart) ff 3 ml (penfill)	Novopen® 4, NovoPen Echo®, Flexpen® wegwerpspuit

◘ Tabel 11.4 Vervolg

Humuline NPH (insuline isofaan)	middellang werkend; intrede effect 1-2 u, werkingsduur 14-24 u	100 E/ml, flacon 10 ml patroon 3 ml	HumaPen®Luxura HD, HumaPen® Savvio, Kwikpen® wegwerpspuit
Insulatard (insuline isofaan)	middellang werkend; intrede effect 1-2 u, werkingsduur 14-24 u	100 E/ml, flacon 10 ml patroon 3 ml	NovoPen 4®, Novopen Echo®, FlexPen®, wegwerpspuit
Insuman Basal (insuline isofaan)	middellang werkend; intrede effect 1-2 u, werkingsduur 14-24 u	100 E/ml, flacon 10 ml patroon 3 ml	Clikstar®
Detemir (Levemir®)	langwerkend; intrede effect ½-1 ½ u, werkingsduur tot 24 u (dosisafhankelijk), eenmaal daags op vast tijdstip	100 E/ml patroon 3 ml	NovoPen® 4, NovoPen Echo®, Flexpen® wegwerpspuit
Glargine (Lantus®)	langwerkend; intrede effect ½-1½ u, werkingsduur 24 u	100 E/ml flacon 10 ml, patroon 3 ml	Clikstar®, Solostar wegwerpspuit
Glargine (Toujeo®)	eenmaal daags op vast tijdstip	300 E/ml patroon 1,5 ml	Solostar wegwerpspuit
Degludec (Tresiba®)	langwerkend; intrede effect ½-1½ u werkingsduur > 42 u, eenmaal daags, flexibele toediening met minimaal 8 u interval tussen toedieningen	injectievloeistof 100 E/ml of 200 e/ml patroon 3 ml (penfill)	NovoPen® 4, Flextouch® wegwerpspuit
Humalog Mix (insuline lispro/ insuline lispro protamine)	bifasische of mengsels van kort en middellang werkende insulines, intrede-effect 1/4 u, werkingsduur 12-24 u	suspensie 25/75, 50/50	HumaPen® Luxura HD, HumaPen® Savvio, Kwikpen® wegwerpspuit
Humuline (insuline gewoon, insuline isofaan)	bifasische of mengsels van kort en middellang werkende insulines, intrede-effect ½-1 u, werkingsduur 12-24 u	suspensie 30/70, 100 E/ml patroon 3 ml	HumaPen® Luxura HD, HumaPen® Savvio
Insuman Comb (insuline gewoon, insuline isofaan)	bifasische of mengsels van kort en middellang werkende insulines, intrede effect ½-1 u, werkingsduur 12-24 u	suspensie 15/85, 25/75 of 50/50, 100 E/ml, patroon 3 ml of flacon 5 ml	Clikstar®, Solostar® wegwerpspuit
Mixtard (insuline gewoon, insuline isofaan)	bifasische of mengsels van kort en middellang werkende insulines, intrede-effect ½-1 u, werkingsduur 12-24 u	suspensie 10/90, 20/80, 30/70, 40/60, 50/50, 100 E/ml, patroon 3 ml (penfill) of flacon 10 ml	Novolet wegwerpspuit
Novomix (insuline aspart, insuline aspart protamine)	bifasische of mengsels van kort rn middellang werkende insulines, intrede effect 1/4 u, duur tot 24 u	suspensie 30/70, 50/50 of 70/30, steeds 100 E/ml	NovoPen® 4, NovoPen Echo®, Flexpen® wegwerpspuit

> **Tabel 11.5** Mogelijkheden van intensiveren van insulinetherapie. Optie A is conform het starten van insulinetherapie volgens de NHG-standaard. Optie B is de eerstvolgende stap tot intensiveren van insulinetherapie volgens de NHG-standaard en optie D is het basaalbolusschema, de meest intensieve vorm van insulinetherapie op de insulinepomp na. Optie C en F worden in Nederland nagenoeg niet gebruikt en ook optie G is in Nederland zeer ongebruikelijk. In de praktijk zullen slechts optie A, B en D worden toegepast.

metformine + sulfonylureum	+1 dd langwerkende insuline voor de nacht (A)
1 dd langwerkende insuline	2 dd premix insuline voor ontbijt en avondeten (+ metformine) (B)
1 dd langwerkende insuline	+1 dd snelwerkende insuline bij de hoofdmaaltijd (C) (+ metformine)
	+3 dd snelwerkende insuline voor elke maaltijd (D) (+ metformine) (basaalbolusregime)
2 dd premix insuline (30/70)	2 dd premix insuline met een andere verhouding (E) +1 dd snelwerkende snelwerkende insuline voor de lunch (F)
	3 dd premix insuline (G) (+ metformine)

insuline kiest men in eerste instantie meestal voor NPH-insuline. Hierbij is de werking van insuline verlengd door een vertraagde afgifte na subcutane toediening. Deze vertraagde afgifte wordt bereikt door een koppeling van insuline aan het eiwit protamine, 'Neutral Protamin Hagedorn' (NPH).

11.3.6 Intensiveren van insulinetherapie

Als intensivering van insulinetherapie ter sprake komt, moet eerst duidelijk zijn wat we daaronder verstaan: scherpere regulatie, dichtere benadering van de fysiologie van de insulinehuishouding of frequenter injecteren? Betekent dit meer insuline spuiten of uitwijken naar een insuline met een ander profiel? Bij intensivering van insulinetherapie moet de huisarts diverse afwegingen maken:
1. Wat is het streefdoel van de intensievere behandeling?
2. Hoe groot is de discrepantie tussen het uitgangs-HbA1c en de te bereiken streefwaarde?
3. Hoe groot wordt bij intensivering het risico op hypoglykemie?
4. Welke impact heeft intensivering op gewichtstoename?
5. Brengen de complexiteit van het insulineschema en de daarmee samenhangende intensiteit van de glucosecontroles onoverkomelijke bezwaren met zich mee?

Bij starten met insuline dient men voor ogen te hebben naar welk behandelschema men bij intensivering van de behandeling uiteindelijk zal streven (zie tabel 11.5). Omgekeerd worden de opties die voor intensivering van insulinetherapie in aanmerking komen mede bepaald door het schema waarmee insulinetherapie is gestart.

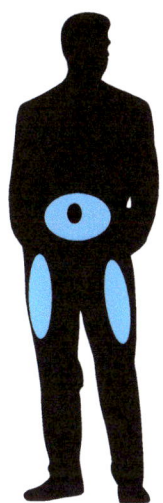

 Figuur 11.4 Voorkeurslokalisaties voor het injecteren van insuline.

11.3.7 Praktische aspecten

Bij het voorschrijven van insuline kiest men eerst een insulineprofiel met daarbij een insulinepreparaat, vervolgens maakt men de keuze voor een toedieningssysteem en ten slotte zal men de naaldkeuze laten afhangen van de plaats van toediening en de BMI. Insuline kan op verschillende plaatsen in het lichaam subcutaan worden toegediend (zie figuur 11.4). Voorkeursplaatsen zijn de buik, het bovenbeen en eventueel de bil. De buik is zeer geschikt voor het injecteren van kort- of snelwerkende insuline en biedt het voordeel van snelle resorptie. Er is vrij veel subcutaan vet en een vrij grote regio die gebruikt kan worden (een cirkel rond de navel met uitsparing van een zone van 3 cm direct rond de navel). Daarnaast is subcutaan spuiten in de buik het minst gevoelig. Vanuit het bovenbeen (lateraal) is de resorptie minder snel dan vanuit de buikwand. Het is daardoor een geschikte plaats voor toediening van langwerkende insuline. De bil (lateraal bovenkwadrant) kent net als het bovenbeen een wat langzamere resorptie. Het zou een alternatieve locatie kunnen zijn voor toediening van langwerkende insuline bij het ontstaan van spuitinfiltraten in het bovenbeen. Wel vereist zelf injecteren in de bil een zekere lenigheid. Spuiten in de arm wordt ontraden in verband met het risico intramusculair te injecteren door de geringe hoeveelheid subcutaan vet en de grotere kans op het ontwikkelen van spuitinfiltraten. Belangrijk is dat het insulinedepot subcutaan terechtkomt. Wanneer door te ondiep spuiten de insuline in of dicht onder de opperhuid terechtkomt, bestaat het gevaar van weglekken met verminderde beschikbaarheid van insuline. Daarnaast kan huidirritatie ontstaan. Bij te diep spuiten komt insuline intramusculair terecht, waardoor snellere resorptie optreedt en kans op hypoglykemie ontstaat.

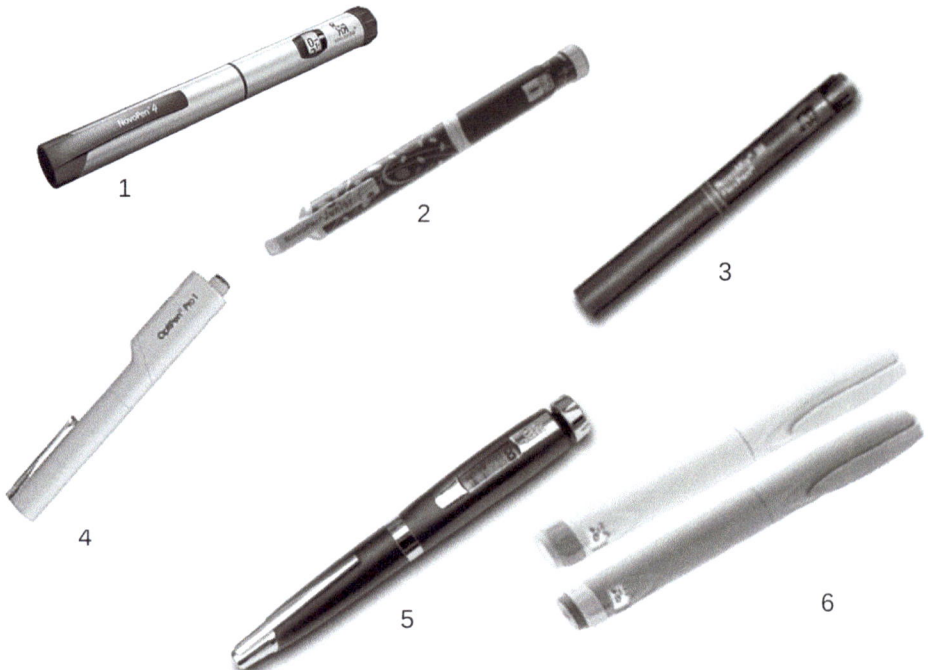

◘ **Figuur 11.5** Overzicht van de diverse pensystemen. 1) NovoPen® 4 (Novo Nordisk), doseringsbereik 1-60 E, doseringsstap 1 E; 2) NovoPen® Junior (Novo Nordisk), doseringsbereik 35 E, doseringsstap 0,5 E; 3) FlexPen® (Novo Nordisk), doseringsbereik 1-60 E, doseringsstap 1 E; 4) OptiPen® Pro (Sanofi Aventis), doseringsbereik 1-60 E, doseringsstap 1 E; 5) HumaPen® (Eli Lilly), doseringsbereik 1-60 E, doseringsstap 1 E; 6) OptiClik® (Sanofi Aventis), doseringsbereik 1-80 E, doseringsstap 1 E.

Er is een uitgebreid scala van pensystemen in de handel. Deze pensystemen behoren bij de insulines die door de verschillende farmaceutische firma's ontwikkeld zijn (zie ◘ figuur 11.5). Na 1 juni 2010 verdwijnen de Opticlick, de Optiset en de Optipen, waarvoor de Solostar en de Clickstar in de plaats komen. De keuze van de naaldjes voor het injecteren van insuline is afhankelijk van het gebruikte pensysteem en factoren zoals de plaats van injecteren en de BMI van de patiënt. In het algemeen wordt aanbevolen om loodrecht te injecteren in een tussen duim en wijsvinger beetgepakte huidplooi. Op deze manier is het risico op intramusculair injecteren het laagst. In de buik zal men meestal kiezen voor een naaldlengte van 8 mm (bij een BMI boven de 30 kan men het oppakken van een huidplooi eventueel achterwege laten). In het been verdient bij een BMI lager dan 30 meestal een naaldje met lengte 5-6 mm de voorkeur (waarbij wederom loodrecht op de huid in een opgepakte huidplooi wordt gespoten). Bij een BMI hoger dan 30 kan voor het been ook een naaldlengte van 8 mm geschikt zijn.

Troebel insuline moet voor injecteren gezwenkt worden. Gebruik naaldjes eenmalig. Bij injecteren het naaldje na indrukken van de pen pas na zes tellen uit het subcutane weefsel terugtrekken. Op de spuitplek kunnen lokale complicaties ontstaan. Spuitinfiltraten kunnen tot een wisselende opname van de gespoten insuline leiden. Spuitinfiltraten moeten één tot enkele maanden met rust worden gelaten alvorens men daar weer injecteert. Sommige spuitplekken verdwijnen nooit meer helemaal. Een andere complicatie is de vorming van lipohypertrofie, waarbij door littekenvorming een dikke, stugge plek in het onderhuidse weefsel ontstaat. Tijdens controle dient een- tot tweemaal per jaar inspectie van de spuitplaatsen te worden verricht.

> **Casus 11.1 (vervolg)**
>
> Na drie jaar behandeling met de combinatie van metformine (2 dd 1000 mg) en glimepiride (1 dd 6 mg) ontstaat bij mevrouw G. opnieuw een onbevredigende glykemische instelling; het HbA1c is 7,9% en de nuchtere glucose is 8,7 mmol/L
>
> Vraag 11.3
> - Wat is de volgende medicamenteuze interventie voor het optimaliseren van de glykemische instelling?
> - In welke dosering wordt gestart? Waarop wordt eventuele ophoging getitreerd? Wat is de maximale dosering?
> - Wat zijn de belangrijkste bijwerkingen van insulinetherapie?
> - Wat is het advies ten aanzien van de orale antidiabetica?

11.4 Glykemische ontregeling opvangen

11.4.1 De 2-4-6-regel

Intercurrente ziekten die met overgeven, diarree of koorts gepaard gaan, kunnen ernstige glykemische ontregeling van diabetes mellitus veroorzaken. In deze situaties is, ook al worden deze als eerste door de praktijkondersteuner gesignaleerd, tijdig en intensief overleg van belang met de huisarts als eindverantwoordelijke. In het algemeen neemt bij koorts de gevoeligheid voor insuline af, met als gevolg hyperglykemie. Deze wordt meestal opgevangen met behulp van kortwerkende insuline onder frequente zelfcontrole van de bloedglucose. Hierbij kan de 2-4-6-regel houvast bieden: controle van de bloedglucose elke twee uur en bij een bloedglucose > 15 mmol/L 4 E en bij > 20 mmol/L 6 E insuline toedienen.

Denk bij overgeven aan het door de arts laten voorschrijven van een anti-emeticum om het overgeven te beperken. Hierbij kan gekozen worden voor primperan zetpillen 20 mg twee- tot driemaal daags.

11.4.2 Hyperglykemische ontregeling bij prednisongebruik (tabel 11.6)

Glucocorticoïden hebben zowel invloed op de vet- en eiwitstofwisseling als op de glucosehuishouding. Cortisol, een van de hormonen uit de bijnierschors, dat in een 24-uursritme wordt uitgescheiden met het accent op de vroege ochtenduren, beschermt enerzijds tegen hypoglykemie in nuchtere toestand. Aan de andere kant kan het als gevolg van stimulatie

> **Tabel 11.6** Adviezen voor de aanpassing van bloedglucoseverlagende behandeling bij gebruik van prednison.
>
> *Diabetes mellitus, ontstaan tijdens gebruik van corticosteroïden*
>
> – Verdeel bij een glucose > 11 mmol/L gedurende 24 uur de dosering van prednison over de dag in twee gelijke hoeveelheden.
>
> – Indien geen effect: (ultra)kortwerkende insuline voor de hoofdmaaltijden, afhankelijk van de bloedglucosedagcurve (vooral bij lunch, avondeten, voor de nacht).
>
> – Indien toch langwerkende insuline nodig is, deze 's morgens spuiten (i.v.m. werkingsduur prednison (16-20 uur) en langwerkende insuline (20-24 uur)).
>
> – Controle in de nacht bij verdenking op hypoglykemie.
>
> *Reeds bestaande diabetes mellitus, met verslechterde glykemische regulatie tijdens prednisongebruik*
>
> Bij insulinegebruik:
>
> – Bij tweemaal daags mix-insuline: verdeel prednison over de dag. Bij onvoldoende effect overstappen op viermaal daags schema (ultra)kortwerkende insuline voor de maaltijden en middellangwerkende voor de nacht.
>
> – Bij basaalbolustherapie: vooral ophogen kortwerkende insulines bij de maaltijden (vooral lunch en avondeten). Wees voorzichtig met het ophogen van langwerkende insuline voor de nacht, in verband met het risico op nachtelijke hypoglykemie.
>
> Bij gebruik van orale middelen:
>
> – Verdeel prednison over de dag.
>
> – Bijspuiten van kortwerkende insuline.
>
> – Overweeg bij indicatie voor langdurige behandeling met prednison (> 7,5 mg/dag) overschakelen op insuline.

van de gluconeogenese (uit aminozuren die vrijkomen uit eiwitafbraak) en glycolyse in de lever en door afname van de perifere glucoseopname in de weefsels hyperglykemie veroorzaken. In de praktijk ziet men bij eenmaal daagse inname van glucocorticoïden in de ochtend meestal een typerend bloedglucoseverloop over de dag. Meestal is na inname van corticosteroïden de nuchtere glucose nog normaal en is de bloedglucose in de namiddag het hoogst. Het lukt dan meestal niet meer om de bloedglucoseregulatie te normaliseren met de gangbare behandelschema's voor type-2-diabetes, zoals een combinatie van orale middelen of tweemaal daags injecteren van een 30/70-mengsel. Bovendien neemt met dergelijke behandelschema's de kans op nachtelijke hypoglykemie toe. Dit wordt veroorzaakt door remming van de eigen cortisolsecretie door de bijnierschors door gebruik van corticosteroïden (langer dan 10-14 dagen). Met de onderdrukking van de eigen cortisolsecretie zijn patiënten tussen 4 en 10 uur in de ochtend gevoeliger voor insuline, met een toename van het risico op hypoglykemie.

Het effect van glucocorticoïden op de glykemische regulatie en op onderdrukking van de functie van de hypothalamus-hypofysebijnieras is afhankelijk van de relatieve sterkte van het gebruikte geneesmiddel. De relatieve potentie van een glucocorticoïd wordt uitgedrukt ten opzichte van door de bijnier geproduceerde hydrocortison (30 mg per dag). Prednison is het meest gebruikte geneesmiddel voor corticosteroïdbehandeling. 30 mg hydrocortison=7,5 mg prednison = 5 mg methylprednisolon=0,75 mg dexamethason.

11.4.3 Diabetes mellitus en alcohol

Alcohol heeft op korte termijn effect op het glucosemetabolisme. Na consumptie van 48 g alcohol (een standaardglas bevat circa 12 g alcohol) neemt de gluconeogenese in de lever met circa 45% af. Daarnaast verstoort alcohol de glycogenolyse, het vrijkomen van glucose uit in de lever opgeslagen glycogeen. Een ander probleem bij overmatig alcoholgebruik bij de maaltijd is het optreden van reactieve hypoglykemie. Dit komt doordat alcohol, ondanks combinatie met een koolhydraatrijke maaltijd, voorkeursbrandstof is. Hierdoor treedt, in reactie op de stijgende en langer hoog blijvende bloedsuikerspiegels, na enkele uren een versterkte insulinerespons op, met als gevolg een hypoglykemie twee tot drie uur na de maaltijd.

11.4.4 Insulinegebruik en sport

Sportieve activiteiten hebben groot effect op zowel glucoseverbruik als insulineresistentie. Inspanning verhoogt acuut de perifere glucoseopname in de weefsels en verhoogt daarnaast voor langere tijd de insulinegevoeligheid. Hierdoor is er kans op late hypoglykemie na sporten. Dit vormt geen reden om diabetespatiënten het sporten af te raden. Wel is bij sport meestal aanpassing van voeding en insulinedosis nodig. Ook is het raadzaam om rond sporten frequenter aan zelfcontrole te doen. Afhankelijk van de insulinespiegel kan sport verschillende effecten op de bloedglucose uitoefenen. Bij een hoge insulinespiegel zal door verhoogde insulinegevoeligheid de glycogenolyse afnemen en de perifere glucoseopname verbeteren, met als gevolg een lage bloedglucose. Bij een lage insulinespiegel treedt het omgekeerd op: de glycogenolyse neemt toe en de perifere glucoseopname neemt af, waardoor de bloedglucose verhoogd wordt. Vanwege deze paradoxale reactie bij een lage insulinespiegel wordt het afgeraden om te gaan sporten als vlak voor sportaanvang de bloedglucose hoger dan 15 mmol/L is.

Controleer na sport, vanwege de langer aanhoudende verhoogde insulinegevoeligheid, voor de nacht de bloedglucose. Verminder, bij gebruik van NPH-insuline of een langwerkend insulineanaloog voor het slapengaan, eventueel de dosering. Dit geldt vooral na sportieve activiteit in de ochtend. Bij behandelschema's met kort- of snelwerkende insuline wordt de dosering voor het sporten met 25-50% verminderd, afhankelijk van de duur van de inspanning.

11.5 Behandelalgoritme voor glykemische regulatie

Na de bespreking van de verschillende mogelijkheden tot bloedsuikerverlaging bij type-2-diabetes kan tot opstelling van een behandelalgoritme besloten worden. Eenvoudig is dit niet. Met de oudere middelen zoals metformine, sulfonylureumderivaten en insuline is veel ervaring opgedaan. De introductie van de nieuwere middelen, zoals thiazolidinedionen, DPP-4-remmers en incretine-analogen, noopt voorzichtig tot heroverweging van bestaande behandelalgoritmes. Beperkend hierbij is echter het gebrek aan ervaring met

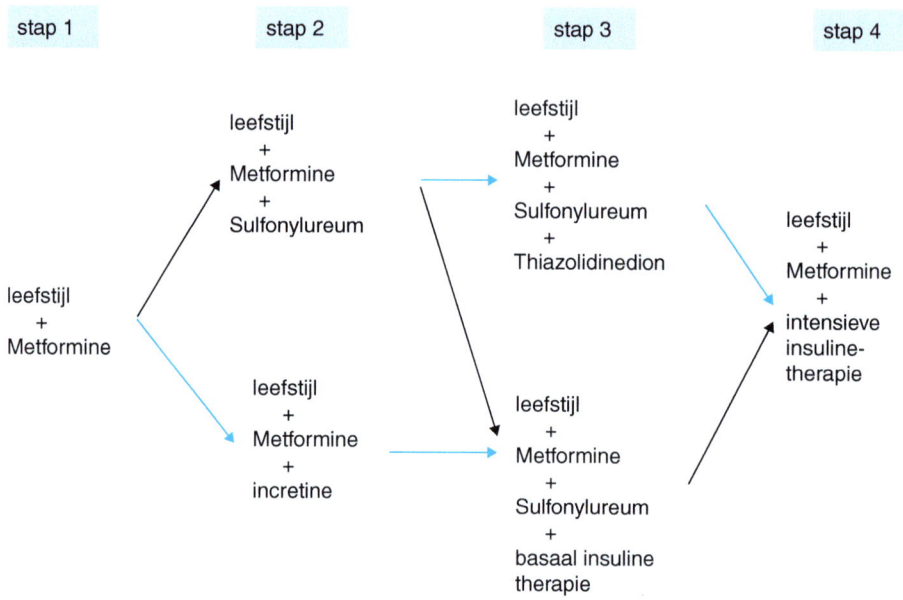

Figuur 11.6 Gevestigd behandelalgoritme voor intensivering van bloedglucoseverlagende behandeling (met zwarte pijlen aangegeven; zie ook tabel 11.7) Als eventueel alternatief zijn tevens minder gevestigde behandelstappen opgenomen (met paarse pijlen aangegeven; bron: Nathan et al., 2009).

deze nieuwere middelen. Men zal zich ook als diabeteszorgverlener bij nieuw geïntroduceerde middelen voor bloedglucoseverlaging verschillende vragen moeten stellen:
1. Hoe sterk is het bloedglucoseverlagende effect (in monotherapie en in combinatietherapie) in vergelijking met de reeds gevestigde bloedglucoseverlagende middelen?
2. Wat zijn de effecten op gewicht en hoe hoog is het risico op hypoglykemie?
3. Wat is op de langere duur het effect op bètacelfunctie en progressie van diabetes mellitus?
4. Wat is het effect op diabetesgerelateerde macro- en microvasculaire complicaties?
5. Hoe staat het met bijwerkingen en veiligheid van gebruik?

Vanuit het verschil in ervaring met de diverse bloedglucoseverlagende middelen wordt in de regel een min of meer gevestigd behandelalgoritme gehanteerd, waarin vooral plaats is voor metformine, sulfonylureumderivaten en insuline (zie figuur 11.6 en tabel 11.7).
Indien er onaanvaardbare bijwerkingen of contra-indicaties voor metformine of sulfonylureumderivaten bestaan, kan als alternatief voor één van beide middelen toevoeging van een DPP-4-remmer als tweede middel worden overwogen. Dit geldt ook wanneer, naast bloedglucoseverlaging, prioriteit gegeven moet worden aan preventie van hypoglykemie en beperking van gewichtstoename. Op dit moment hebben nieuwere middelen zoals DPP-4-remmers in het behandelplan van de praktijkondersteuner nog een zeer beperkte plaats, waardoor er terughoudendheid betracht moet worden met het voorschrijven ervan.

Tabel 11.7 Gevestigd behandelalgoritme voor intensivering van bloedglucoseverlagende behandeling (zie ook figuur 11.6).

Stap 1	Start met metformine, of overweeg een alternatief bij contra-indicatie: SU-derivaat.
Stap 2	Voeg SU-derivaat toe, of overweeg een alternatief: DPP-4-remmer wanneer een SU-derivaat niet verdragen wordt of gecontra-indiceerd is.
	Daarnaast kan een DPP-4-remmer een alternatief zijn als minimaliseren van het risico op hypoglykemie grote prioriteit heeft of gewichtsbeheersing een belangrijk behandeldoel is.
	Metglitinide, wanneer een SU-derivaat gecontra-indiceerd is of flexibiliteit rond maaltijden sterk gewenst is.
	Thiazolidinedion, wanneer metformine niet wordt verdragen.
Stap 3	Toevoegen van eenmaal daags langwerkend insuline voor de nacht aan orale bloedglucoseverlagende medicatie bij niet bereiken streefwaarden voor glykemie op combinatie van twee maximaal gedoseerde middelen.
	Stop hierbij, indien van toepassing, thiazolidinedion.
Stap 4	Intensiveer de insulinebehandeling.
	Handhaaf van de orale middelen alleen metformine.

Kernpunten

- Bloedglucoseverlagende behandeling vormt een belangrijke pijler van de behandeling van diabetes mellitus type 2.
- Na niet-medicamenteuze adviezen wordt de diabetesbehandeling voortgezet met de introductie van orale bloedglucoseverlagende middelen. Hierbij nemen metformine en sulfonylureumderivaten een prominente plaats in. Voor nieuwere middelen is vooralsnog een beperkte plaats in het behandelplan. Onder de nieuwe therapeutica zijn de middelen die aangrijpen op het incretinesysteem het meest veelbelovend.
- Als behandeling met orale middelen niet meer volstaat om een aanvaardbare glykemische regulatie te handhaven, wordt insuline aan de behandeling toegevoegd.
- Insulinebehandeling kan van eenmaal daagse toediening, indien nodig, verder geïntensiveerd worden naar tweemaal daags of zelfs viermaal daags.

Individuele zorg bij diabetes mellitus

Samenvatting

In dit hoofdstuk wordt besproken dat de diversiteit onder (met name) patiënten met type-2-diabetes om een geïndividualiseerde behandeling op maat vraagt. Niet iedere diabetespatiënt is echter hetzelfde. Dit inzicht wordt in toenemende mate vertaald naar internationale en landelijke richtlijnen voor diabetesbehandeling. In dit hoofdstuk wordt ingegaan op begrippen als behandeling op maat, zelfmanagement, de 'patient-centered approach' of geïndividualiseerde zorg en 'personalized medicine'. Geïndividualiseerde behandeling maakt het mogelijk samen met de patiënt te kiezen voor behandelinterventies met het hoogste rendement.

12.1 Inleiding – 138

12.2 Zorg op maat voor type-2-diabetes: de patient-centered approach – 138

12.3 Geïndividualiseerde zorg bij diabetes mellitus – 139

12.4 Personalized medicine – 140

12.5 Individueel zorgplan – 142

R. Holtrop, *Dichter bij diabetes*, DOI 10.1007/978-90-368-1053-1_12,
© 2015 Bohn Stafleu van Loghum, onderdeel van Springer Media BV

12.1 Inleiding

Traditioneel werd bij diabetesbehandeling vanuit de ziekte gedacht. Niet iedere diabetespatiënt is echter hetzelfde: 'Some are more equal than others.' Maar in het algemeen zijn behandelaars overtuigd van de grote diversiteit van hun diabetespatiënten. Dit geldt het meest uitgesproken voor patiënten met type-2-diabetes. Dit inzicht wordt in toenemende mate vertaald naar internationale en landelijke richtlijnen voor diabetesbehandeling. Kernwoorden werden behandeling op maat, zelfmanagement, 'patient-centered approach' of geïndividualiseerde zorg en, nog actueler, 'personalized medicine'.

12.2 Zorg op maat voor type-2-diabetes: de patient-centered approach

De sterke toename van het aantal mensen met een chronische ziekte en de daaruit voortkomende stijging van de zorgkosten hebben tot een herinrichting van de zorg geleid. De zorg voor chronisch ziekten (zoals diabetes mellitus) wordt gestuurd vanuit een programmatische aanpak, met gestandaardiseerd 'disease management', gebaseerd op elementen van het 'chronic care model'. Hierbij staat de patiënt centraal en organiseren zorgverleners zich rondom de patiënt in een sluitende keten van diensten conform de voorschriften voor goede zorg, zoals opgenomen in ziektespecifieke zorgstandaarden. De zorgverleners zijn aangesloten bij zogenaamde zorggroepen. Deze zorggroepen spiegelen hun kwaliteit in de vorm van benchmarking, aan de hand van proces- en uitkomstindicatoren. Tot op heden blijft het moeilijk om de meerwaarde van deze programmatische aanpak van diabeteszorg voor de individuele patiënt te objectiveren en uit populatiebrede zorginterventies af te leiden wat voor de individuele patiënt het beste is.

In behandelplannen ontstond ruimte voor het formuleren van individuele behandeldoelen, geënt op de karakteristieken en wensen van de individuele patiënt. Hierbij is het een voorwaarde om de patiënt op te leiden tot een gelijkwaardige onderhandelaar bij het vaststellen van het behandelplan. In educatie moet aan de patiënt op passend niveau informatie verstrekt worden, om voldoende ziekte-inzicht te verkrijgen en zich een beeld te vormen van de prioriteiten in de diabetesbehandeling. Deze prioriteiten kunnen per patiënt verschillen: optimaliseren van de glykemische instelling, beperken van de progressie van diabetesgerelateerde complicaties, verbetering van het cardiovasculair risicoprofiel, beperking van gewichtstoename, vermijden van hypoglykemie. Patiënten definiëren hun prioriteiten deels vanuit hun concrete leefsituatie: problemen door hun diabetes bij zelfstandig functioneren, werk, zwangerschapswens of coping met de ziekte. Patiënten verschillen in het nemen van eigen verantwoordelijkheid, de motivatie om met hun ziekte bezig te zijn en de bereidheid tot zelfmanagement van hun diabetes mellitus.

Als de patiënt volledig geïnformeerd is, kan hij in potentie de regie nemen over het leven met zijn ziekte. Door patiënten met een chronische ziekte te faciliteren in zelfmanagement, kan de zorg beter aansluiten bij het dagelijks leven, wat de kwaliteit van leven doet toenemen. Diabetesbehandeling is misschien wel voor 99,9% zelfmanagement, zeker wanneer men in ogenschouw neemt hoe beperkt in de tijd het directe behandelcontact tussen zorgverlener en patiënt is. Wat heeft de patiënt nodig en wat kan de patiënt aan als het gaat om de complexiteit van het behandelregime, de zelfcontrole? Kan de patiënt de spil zijn in het web van de relaties met zijn diabetesbehandelaars?

In de laatste twintig jaar heeft de ontwikkeling van richtlijnen en standaarden enorm bijgedragen aan een kwaliteitsverbetering in de zorg en behandeling van patiënten met diabetes mellitus. Het niveau van behandelen werd geoptimaliseerd door een zorgstandaard voor diabetes, maar dit moet niet verward worden met standaardzorg. Er ontstaat oog voor het feit dat misschien wel tot 20% van de patiënten met diabetes mellitus (type 2) niet volgens de 'wasstraat' van de standaarddiabetesbehandeling optimaal behandeld kan worden. Voor deze heterogene subgroep van diabetespatiënten betekende de ontwikkeling van behandelrichtlijnen, standaarden en protocollen een standaardisering in de zorg die geen recht doet aan de karakteristieken van hun diabetes mellitus.

Welke aspecten en patiëntkenmerken zijn nu bepalend bij een geïndividualiseerde diabetesbehandeling? Waarin voelen diabetespatiënten zich individueel gehoord en erkend? Welke individuele zorg op maat is doorslaggevend voor een succesvolle diabetesbehandeling?

12.3 Geïndividualiseerde zorg bij diabetes mellitus

In de laatste herziening van de NHG-standaard *Diabetes mellitus type 2* is het accent verschoven van standaardzorg naar individuele zorg. Dit maakt het voor behandelaars niet gemakkelijker. Zo is het aantal aangrijpingspunten voor bloedglucoseverlagende behandeling in de laatste vijftien jaar sterk toegenomen. Behandelaars worden geacht steeds meer individuele variabelen van de patiënt te betrekken bij hun keuze van behandelopties. Welke medicatie wordt gekozen? Hoe en in welke volgorde wordt de diabetesbehandeling geïntensiveerd? Welke streefwaarden worden gehanteerd? Geïndividualiseerde zorg is het fundament voor zelfmanagement. Daarom moet worden gestreefd naar zorg op maat voor iedere patiënt met diabetes. Om echt geïndividualiseerde zorg te kunnen leveren, moet niet de ziekte maar de zieke zelf centraal worden gesteld. Persoonlijke zorgplannen kunnen hieraan bijdragen. Binnen de NDF is de discussie hierover en de concrete ontwikkeling ervan nog in volle gang.

Ook de diabeteseducatie dient individueel afgestemd te worden. Het niveau van informatieverwerking, taalbeheersing en de mate waarin mensen geïnformeerd willen worden over hun ziekte zijn bepalend voor de wijze waarop diabeteseducatie aangeboden wordt en of de diabetespatiënt zich tot medebehandelaar van zijn ziekte ontwikkelt.

Met name onder oudere patiënten met type-2-diabetes bestaat een grote diversiteit die om een geïndividualiseerde benadering vraagt. Een discrepantie tussen biologische leeftijd en kalenderleeftijd, verschil in levensverwachting, individuele ziektegeschiedenis voor diabetes mellitus en comorbiditeit scheppen een gemêleerd beeld. Dit mondt uit in verschillende individuele streefwaarden voor glykemische instelling bij behandeling van diabetes en richt zich op de parameters in het risicoprofiel van de patiënt die de grootste bedreiging vormen en waarvan behandeling het meest rendabel is.

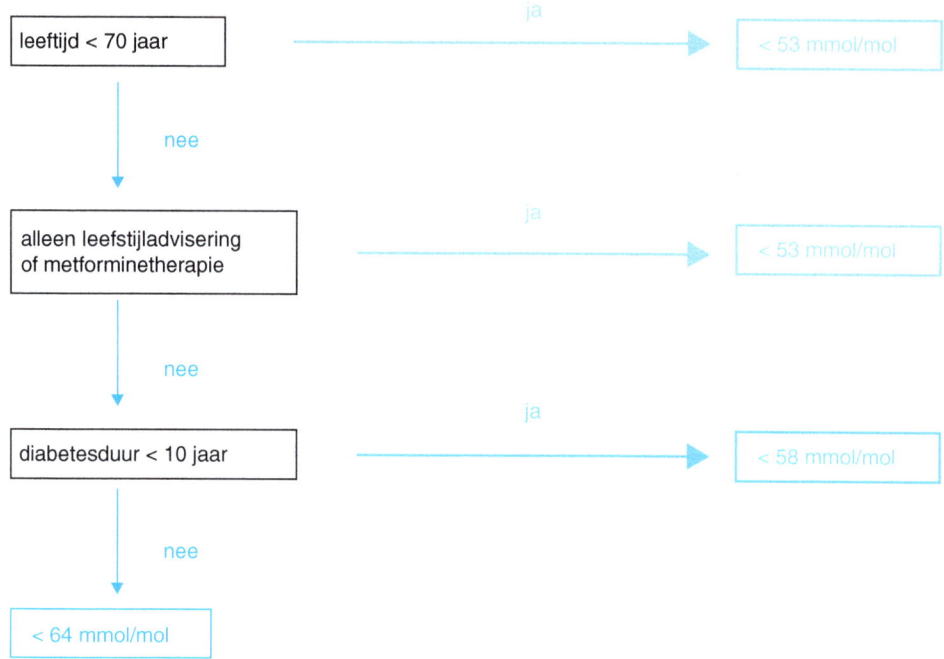

□ **Figuur 12.1** Streefwaarden voor HbA1c, afhankelijk van onder andere leeftijd van de patiënt en de ziekteduur voor type-2-diabetes (bron: NHG-Standaard Diabetes mellitus type 2 (derde herziening) Rutten et al., 2013).

De verschillen in individuele streefwaarden voor glykemische instelling, gerelateerd aan diabetesduur, zijn ook opgenomen in de derde herziening van de NHG-standaard *Diabetes mellitus type 2* (2013; zie □ figuur 12.1).

In de laatste internationale richtlijn van de ADA/EASD voor behandeling van type-2-diabetes zijn de overige variabelen besproken die meebepalen of een patiënt scherper of minder scherp ingesteld moeten worden (zie □ figuur 12.2).

Diabetesduur is een belangrijke parameter voor de benodigde intensiteit van de diabetesbehandeling. De gekozen streefwaarde voor de individuele patiënt zal echter van invloed zijn of intensieve behandeling ook gerechtvaardigd is (zie □ figuur 12.3).

12.4 Personalized medicine

Het inzicht groeide dat op genetisch niveau elke patiënt een uniek individu is, met een eigen aanleg binnen het genetisch polymorfisme en het spectrum van epigenetische modificaties die evolutionair deels door omgevingsinvloeden ontstaan. Dit individueel genetisch potentieel kan op unieke wijze predisponeren tot het ontstaan van diabetes mellitus, progressie van de ziekte diabetes mellitus en het ontstaan van diabetesgerelateerde complicaties. Ook is de erfelijke aanleg van invloed op de interindividuele variatie in respons op de diverse klassen bloedglucoseverlagende geneesmiddelen. In 'personalized medicine'

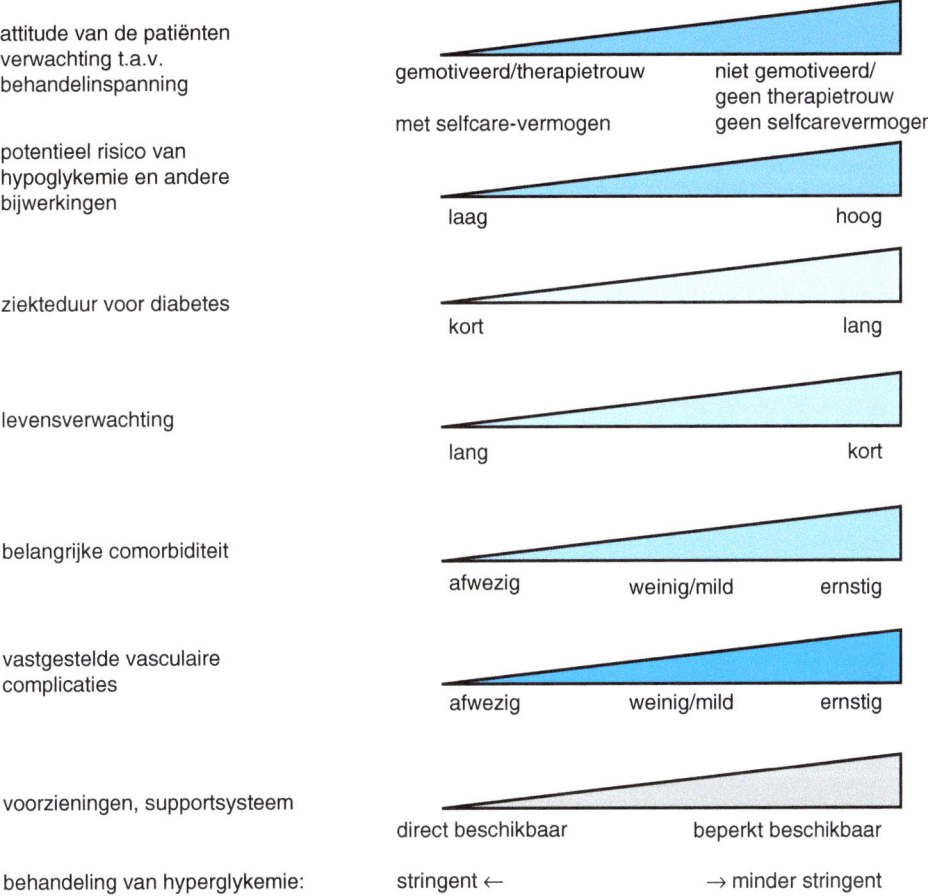

◘ **Figuur 12.2** Overzicht van de variabelen die meebepalen of voor een strenge of minder strenge diabetesregulatie gepleit moet worden (bron: Inzucchi et al., 2012).

staan de individuele unieke genetische kenmerken van de diabetespatiënt centraal in de benadering van diens ziekte.

De verwachting voor de toekomst is dat geïndividualiseerde zorg in diabetesbehandeling zijn vruchten zal afwerpen. Bij geïndividualiseerde diabeteszorg zal de behandelaar rekening houden met individuele ziektekenmerken voor diabetes, diabetesgerelateerde complicaties en comorbiditeit. Levensverwachting, motivatie van de patiënt voor actieve participatie in de eigen diabetesbehandeling en de balans tussen insulineresistentie en bètacelrestcapaciteit zullen, samen met het beoogde streefniveau voor diabetesregulatie, de intensiteit van de diabetesbehandeling bepalen. De beoogde intensiteit van de diabetesbehandeling zal, samen met eventuele individuele contra-indicaties voor bepaalde behandelmodaliteiten, bepalen hoe de concrete individuele diabetesbehandeling ingevuld zal worden en welke middelen en in welke volgorde gecombineerd zullen worden (zie ◘ figuur 12.1 en 12.2).

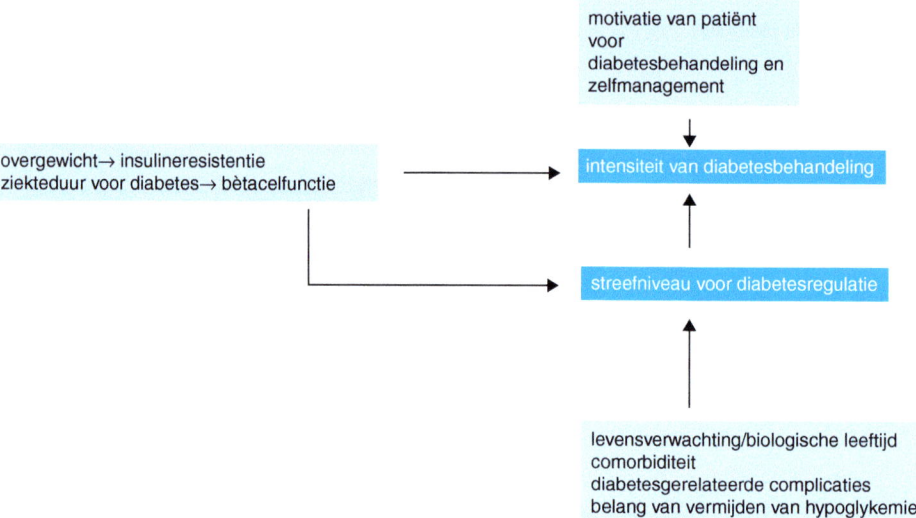

◘ **Figuur 12.3** Factoren die een rol spelen bij geïndividualiseerde behandeling van type-2-diabetes.

De meeste inspanning kan zich richten op behandeling en controle van patiënten die de zorg ook daadwerkelijk nodig hebben. Geïndividualiseerde diabeteszorg zal ook consequenties hebben voor de wijze waarop benchmarking in de toekomst gebruikt kan worden voor onderlinge vergelijking van zorgverleners. De uitkomstmaten alleen geven dan een te beperkt beeld van de diabeteszorg, waarvoor de individuele patiënt en zijn zorgverlener samen het zorgplan definiëren. Bovendien zal met geïndividualiseerde zorg die rekening houdt met kenmerken en wensen van patiënten de 'compliance' voor de behandeling ook kunnen verbeteren. De diabetesbehandelaar van de toekomst levert geen confectie, maar neemt de patiënt de maat. De mode voor dat maatpak is echter nog in ontwikkeling.

12.5 Individueel zorgplan

De Nederlandse Diabetes Federatie propageert voor elke individuele diabetespatiënt het opstellen van een individueel zorgplan. In de opstelling van dit plan staat de overeenstemming uitgewerkt die de individuele diabetespatiënt en zijn behandelaar afgesproken hebben over de concrete diabetesbehandeling en begeleiding, met een concretisering van behandeldoelen en prioriteiten en een afbakening van wederzijdse verantwoordelijkheden. Het individueel zorgplan functioneert als plan van aanpak voor de individuele diabetespatiënt en als leidraad voor de contacten tussen behandelaar en patiënt. Het heeft meestal de vorm van een klein boekje waarin afspraken over behandeling en controles voor diabetes mellitus schriftelijk vastgelegd zijn. Ook andere behandeldoelen, bijvoorbeeld wat betreft afvallen of stoppen met roken, horen thuis in het individueel zorgplan. Daarnaast is er ruimte voor aantekeningen, verslaglegging over individuele uitslagen, uitleg en bijkomende behandelafspraken. Ook medebehandelaars kunnen het individueel behandelplan voor verslaglegging gebruiken. Een belangrijk doel van het individueel zorgplan is het appel op gemeenschappelijke besluitvorming over behandeling en behandeldoelen.

Het NIVEL trekt uit eigen onderzoek de conclusie dat het individueel zorgplan niet direct tot meer zelfmanagement of verbetering in kwaliteit van leven leidt. Wel lijkt het individueel zorgplan onder diabetespatiënten vaker en met meer tevredenheid te worden gebruikt (NIVEL, 2014). In een jaar tijd ging het percentage van 10% naar 36%. Wanneer zorgverleners met het individueel zorgplan gaan werken, zullen de meeste patiënten hen hierin volgen. Deels zijn patiënten onwetend over het bestaan van hun individueel zorgplan. Mogelijk is de consultvoering van diabetesbehandelaars in het algemeen reeds zo verbeterd door verdere implementatie van de NHG-standaard *Diabetes mellitus type 2* en zijn de maatstaven voor diabeteszorg reeds opgehoogd door gemeengoed worden van de NDF-zorgstandaard. Hierdoor zou verdere individualisatie van diabetesbehandeling vanuit oogpunt van kwaliteit van zorg, mogelijk slechts een geringe verbetering teweegbrengen. Verder onderzoek is nodig om de toegevoegde waarde van het individueel zorgplan in kaart te brengen.

Kernpunten

- Individuele zorg bij type-2-diabetes moet recht doen aan een aantal persoonlijke kenmerken van de patiënt, zoals ziekteduur voor diabetesmellitus, eventuele aanwezigheid van diabetesgerelateerde complicaties en comorbiditeit, en levensverwachting.
- Individuele diabeteszorg komt tot uiting in de gestelde behandeldoelen voor glykemische instelling en de keuze voor de behandelmodaliteiten.
- Met een individueel zorgplan weet de patiënt wat er van de diabetesbehandeling verwacht mag worden.
- Individueel afgestemde diabeteszorg kan ertoe bijdragen dat zowel over- als onderbehandeling van type-2-diabetes wordt voorkomen. Daarnaast kan het betere compliance voor diabetesbehandeling stimuleren.

Glucosezelfcontrole en zelfmanagement

Samenvatting

Glucosezelfcontrole is een belangrijke randvoorwaarde voor insulinetherapie. Zij biedt zowel de patiënt als de behandelend arts en praktijkondersteuner de mogelijkheid om goed inzicht te krijgen in de glucoseregulatie. Glucosezelfcontrole kan gebruikt worden voor een verdieping van de educatie van de patiënt, omdat het de effecten van het gebruik van verschillende koolhydraten en de implicaties van lichamelijke inspanning meetbaar maakt. Daarnaast geeft het de patiënt inzicht in het werkingsprofiel van de gebruikte insuline. Zonder glucosezelfcontrole is het meestal niet goed mogelijk om een scherpe glucoseregulatie te bereiken. Van glucosezelfcontrole gaat bovendien een educatieve functie uit: men krijgt een beter inzicht in het effect van voedselinname en lichamelijke activiteit op het verloop van de bloedglucose. Het is zelfs mogelijk dat, door het starten van glucosezelfcontrole ter voorbereiding op de introductie van behandeling met insuline, insulinetherapie uiteindelijk uitgesteld kan worden.

13.1 Inleiding – 146

13.2 Doelstellingen van zelfcontrole – 146

13.3 Glucosedagcurves – 146

13.4 Betrouwbaarheid bloedglucosemeter – 149

13.5 Meetfouten bij glucosezelfcontrole – 150

13.6 Keuze glucosemeter en vergoeding teststrips – 150

13.7 Rekenen met koolhydraten – 152

13.8 Het consult met instructie voor zelfcontrole – 153

R. Holtrop, *Dichter bij diabetes*, DOI 10.1007/978-90-368-1053-1_13,
© 2015 Bohn Stafleu van Loghum, onderdeel van Springer Media BV

13.1 Inleiding

Glucosezelfcontrole is een belangrijke randvoorwaarde voor insulinetherapie. Het biedt zowel de patiënt als de behandelend arts en praktijkondersteuner de mogelijkheid om goed inzicht te krijgen in de glucoseregulatie. Glucosezelfcontrole kan gebruikt worden voor een verdieping van de educatie van de patiënt, omdat het de effecten van gebruik van verschillende koolhydraten en de implicaties van lichamelijke inspanning meetbaar maakt. Daarnaast geeft het de patiënt inzicht in het werkingsprofiel van de gebruikte insuline. Zonder glucosezelfcontrole is het meestal niet goed mogelijk om een scherpe glucoseregulatie te bereiken. Er gaat een educatieve functie uit van glucosezelfcontrole. Mensen krijgen een beter inzicht in het effect van voedselinname en lichamelijke activiteit op het verloop van hun bloedglucose. Het is zelfs mogelijk dat door starten van glucosezelfcontrole ter voorbereiding van de introductie van behandeling met insuline, insulinetherapie uiteindelijk uitgesteld kan worden.

De patiënten met type-2-diabetes die alleen met orale middelen worden behandeld doen in principe niet aan zelfcontrole. Toch kan zelfcontrole voor bepaalde patiënten zinvol zijn. Bijvoorbeeld bij het bereiken van de maximale orale medicatie of bij regelmatig optredende klachten die passen bij hypo- of hyperglykemie. Het is helaas nog niet zover dat elke zorgverzekeraar strips voor zelfcontrole vergoedt van patiënten die alleen met orale middelen worden behandeld.

13.2 Doelstellingen van zelfcontrole

In 2000 werden door de NDF enkele doelstellingen van zelfcontrole geformuleerd: bij instellen op insuline heeft zelfcontrole een functie voor het bepalen of aanpassen van de insulinedosis, de keuze voor het soort insuline dat gebruikt gaat worden en de verdeling van de insulinetoediening over de dag. Daarnaast helpt zelfcontrole bij de opsporing van acute glykemische ontregeling en de inschatting van effecten op de bloedglucosewaarden van mogelijke ontregelende invloeden zoals voeding, sport, stress en ziekte. Zelfcontrole draagt ook bij aan het inzicht van de patiënt met diabetes in de aard en het verloop van zijn ziekte. Tot slot vergroot zelfcontrole ook het inzicht van de hulpverlener in het dagelijks verloop van de bloedglucosewaarden.

13.3 Glucosedagcurves

Voor het optimaliseren van de glykemische instelling door intensivering van de insulinetherapie is controle van de bloedsuikers nodig in de vorm van glucosedagcurves. Idealiter gaat men hierbij uit van zevenpuntsdagcurves, waarbij driemaal voor en na de maaltijd én voor het slapengaan wordt gecontroleerd. Op indicatie, bijvoorbeeld bij nachtelijke hypoglykemie, kan nog een controlemoment in de nacht, rond 3.00 uur, worden toegevoegd.

In de praktijk wordt ook vaak gewerkt met een vierpuntsdagcurve. Hierbij wordt meestal gekozen voor een preprandiale curve met prikken voor de drie maaltijden, aan-

◻ **Tabel 13.1** Momenten van glucosezelfcontrole in relatie tot het spuitschema, met hierbij aangegeven door welk moment van toediening de glucosewaarde wordt bepaald. Denk bij aanpassing van de behandeling in insulineprofielen.

	1 dd schema (NPH-insuline of langwerkend analoog voor de nacht)	2 dd schema (pre-mix insuline voor het ontbijt en voor het avondeten)	4 dd schema (langwerkend analoog voor de nacht en ultrakortwerkende insuline voor de maaltijden)
nuchter	injectie voor de nacht	injectie voor het avondeten	injectie voor de nacht
na ontbijt			injectie bij ontbijt
voor de lunch			injectie bij ontbijt
na de lunch			injectie bij lunch
voor het avondeten		injectie voor het ontbijt	injectie bij lunch
na het avondeten			injectie bij avondeten
voor het slapen			
nacht			injectie voor de nacht

gevuld met een controle voor het slapengaan. Het prikken van postprandiale curves is minder praktisch, omdat hiervoor een groter appel op de 'compliance' wordt gedaan. Prikken op willekeurige momenten moet worden ontraden, omdat aan dergelijke metingen zelden eenduidige conclusies te verbinden zijn. Streefwaarden bij glucosezelfcontrole zijn: 4-7 mmol/L voor de maaltijden en 8-10 mmol/L voor de nacht. Het is praktisch om de resultaten van zelfcontrole te laten noteren in een glucosedagboekje, waarbij tevens bijzonderheden (bijvoorbeeld over sport of doorgemaakte hypo's) worden opgeschreven. Ook de adviezen van de praktijkondersteuner kunnen in het dagboekje genoteerd worden. Bij de interpretatie van een glucosedagcurve worden diverse factoren meegewogen, zoals:
- insulinetoediening (welke insuline, aantal eenheden, spuitplaats en momenten van toediening);
- leefwijze (dag/nachtritme, dieet, activiteiten);
- gebruik van comedicatie (corticosteroïden, diuretica, bètablokker);
- bijkomende ziekten (koorts, diarree, overgeven).

Probeer een gemeten bloedglucose altijd in relatie tot de gehele dagcurve en de genoemde factoren te duiden. Daarnaast is het van belang om een glucosedagcurve te beoordelen tegen de achtergrond van de andere parameters van glucosecontrole, zoals HbA1c of gemiddeld bloedglucose. Interpretatie van een enkele op zichzelf staande glucosewaarde bergt het gevaar in zich van overhaaste conclusies, die geen recht doen aan de complexe werkelijkheid. Wanneer een glucosedagcurve bij herhaling rond dezelfde momenten overeenkomstige schommelingen laat zien, is aanpassing van het insulinebehandelschema geïndiceerd (zie ◻ tabel 13.1)

Casus 13.1 Een doorgebelde glucosewaarde

De praktijkassistente krijgt een bloedglucosewaarde van 16,3 mmol/L doorgebeld. Dit wordt door de assistente aan de praktijkondersteuner doorgespeeld met de vraag wat hiermee moet gebeuren. De praktijkondersteuner wil meer informatie alvorens de vraag te kunnen beantwoorden.

Vraag 13.1
- Welke extra informatie hebt u nodig voor de interpretatie van de doorgebelde glucosewaarde?

Casus 13.2 Een niet optimaal gereguleerde type-2-diabetes op orale medicatie gecombineerd met NPH-insuline]

Mevrouw C., 59 jaar oud, is sinds vijf jaar bekend met type-2-diabetes. Aanvankelijk werd ze met orale middelen behandeld: tweemaal 1000 mg metformine en 1 dd glimepiride 4 mg. In verband met oplopende nuchtere glucose tot 8,2 mmol/L bij een HbA1c van 7,9% werd een jaar geleden NPH-insuline voor de nacht toegevoegd. Inmiddels spuit mevrouw C. 32 E insuline. Bij controle op het spreekuur van de praktijkondersteuner is het HbA1c 7,6 mmol/L en brengt mevrouw C. de volgende vierpuntscurve mee:
- nuchter: 8,0 mmol/L;
- voor de lunch: 8,1 mmol/L;
- voor het avondeten: 7,9 mmol/L;
- voor de nacht: 8,1 mmol/L.

Vraag 13.2
- Beoordeel de vierpuntsdagcurve en betrek hierbij tevens de hoogte van het HbA1c.? Biedt het huidige behandelregime nog mogelijkheid voor ophoging?
- Zijn er alternatieve behandelregimes voor verdere intensivering van de insulinetherapie mogelijk? Wat beslist u over voortzetten van de orale medicatie?

Casus 13.3 Een slecht gereguleerde type-2-diabetes en meerdere microvasculaire complicaties

Meneer B. van 65 is al negen jaar bekend met type-2-diabetes. Hij wordt behandeld met 2 dd metformine 850 mg en voor de nacht 40 E NPH-insuline. In de laatste twee jaar is meneer B. nog 5 kg aangekomen; hij heeft inmiddels fors overgewicht (BMI 28). In de afgelopen drie jaar zijn vooral microvasculaire complicaties ontstaan; er bestaan voetklachten passend bij een sensibele polyneuropathie, er is bij herhaling microalbuminurie geconstateerd en de laatste fundusfotografie toonde diabetische retinopathie, waarvoor laserbehandeling geïndiceerd was. Het HbA1c was recent opgelopen tot 8,4%. Meneer B. is toenemend bezorgd over zijn gezondheid en zeer gemotiveerd voor een intensivering van zijn bloedglucoseverlagende behandeling. Ter voorbereiding van aanpassing van de behandeling brengt hij de volgende zevenpuntsdagcurve mee naar het spreekuur van de praktijkondersteuner:

- nuchter: 7,6 mmol/L;
- na het ontbijt: 7,9 mmol/L;
- voor de lunch: 7,7 mmol/L;
- na de lunch: 8,9 mmol/L;
- voor het avondeten: 9,2 mmol/L;
- na het avondeten: 10,6 mmol/L;
- voor de nacht: 11,4 mmol/L.

Vraag 13.3
- Beoordeel de zevenpuntsdagcurve van meneer B. Wat vindt u van de verhouding tussen de glucosewaarden aan het begin van de dag en de glucosewaarden die in de avond gemeten worden?
- Biedt het huidige behandelschema van meneer B. nog mogelijkheden tot ophoging?
- Welke andere schema's zouden voor verdere intensivering van de behandeling denkbaar zijn?

13.4 Betrouwbaarheid bloedglucosemeter

Betrouwbaarheid en nauwkeurigheid van bloedglucosemeters zijn van cruciaal belang voor mensen met diabetes. Immers, onjuiste uitslagen kunnen leiden tot foute beslissingen ten aanzien van het gebruik van insuline en koolhydraten, met soms ernstige gevolgen. Het is daarom belangrijk dat de glucosemeters van zowel de huisartspraktijk als van de patiënten regelmatig en nauwkeurig gecontroleerd worden. Hierbij is het goed om zich te realiseren dat er een groot verschil bestaat tussen testen en ijken. Bij het testen wordt de glucosespiegel gemeten met een waterige glucoseoplossing. Omdat de glucoseconcentratie in dergelijke oplossingen sterk kan fluctueren, is testen inferieur aan ijken. Testen wordt frequent door apotheken als service aangeboden tijdens zogenoemde meterdagen. Deze activiteit is dan deels commercieel gestuurd, omdat soms aangeboden wordt de oude meter in te ruilen tegen een nieuwere. Hierbij worden soms glucosemeters en teststrips van andere fabrikanten geïntroduceerd. Het gevaar bestaat dat hiermee wordt voorbijgegaan aan gemaakte afspraken binnen het diabetesteam.

Bij ijken wordt de uitslag van de bloedglucosemeter vergeleken met een gelijktijdige bepaling in het klinisch-chemisch laboratorium en wordt de meter ingenomen bij een afwijking van meer dan +/- 15%. Bij systematische controle gebeurt dit laatste bij 5-8% van de meters. Het is belangrijk dat wordt gebruik gemaakt van glucosemeters die niet alleen CE-gecertificeerd zijn maar ook een TNO-keurmerk bezitten. De CE-certificering die in 2003 werd ingevoerd, berust op Europese criteria. De CE-markering is geen keurmerk en geeft geen zekerheid over de nauwkeurigheid en betrouwbaarheid van glucosemeters. De

CE-markering geeft slechts aan dat het product voldoet aan elementaire eisen van veiligheid, consumentenbescherming, gezondheid en milieu. In de richtlijn voor CE-markering worden producten ingedeeld naar risicoklassen. Wanneer een product zoals een bloedglucosemeter in een hogere risicoklasse valt, dient extra controle plaats te vinden door een door de overheid aangewezen onafhankelijk orgaan. Daarom is de toevoeging van een extra keurmerk, afgegeven door een onafhankelijk en gecertificeerd testinstituut zoals TNO, onmisbaar naast de CE-markering (zie ◘ figuur 13.1). In de TNO-kwaliteitsrichtlijnen voor bloedglucosemeters, die eind van de jaren tachtig werden ontwikkeld, wordt veel meer nadruk gelegd op kwaliteits- en bruikbaarheidaspecten en ergonomische aspecten, dan in de Europese Directives die voor het CE-certificaat gelden. Volgens TNO-keuringsvoorschrift gekeurde producten worden blijvend door TNO gecontroleerd op een constante kwaliteit, doordat de toelatingshouder zich verplicht heeft eenmaal per twaalf maanden zijn goedgekeurde product opnieuw ter controlekeuring aan te bieden. Tijdens die controlekeuringen komen regelmatig afkeurpunten naar voren, waaruit blijkt hoe belangrijk controle op de constante kwaliteit is. Het TNO-keurmerk mag overigens náást de CE-markering op een product worden aangebracht (zie ► www.tno.nl).

13.5 Meetfouten bij glucosezelfcontrole

Het is van belang dat zowel behandelaars als patiënten zich bewust zijn van het verschil tussen een glucosebepaling in volbloed of veneus plasma. Alle draagbare glucosemeters werken met een druppel capillair bloed. Nuchtere glucosewaarden in veneus plasma zijn gemiddeld 11% hoger dan in capillair volbloed. Daarnaast vertonen draagbare glucosemeters een meetfout met een marge van 10-12%. Dit maakt draagbare glucosemeters ongeschikt voor het stellen van de diagnose diabetes mellitus (zie ook ► hoofdstuk 7). Het is belangrijk dat fabrikanten van glucosemeters op hun product aangeven of het om een voor veneus plasma of capillair volbloed gekalibreerde meter gaat. Daarnaast is het belangrijk om zich te realiseren dat sommige meters onder uitzonderlijke omstandigheden (zoals lage batterijspanning) kunnen verspringen van mmol/L naar mg/dl. Dit kan, wanneer het niet ontdekt wordt, grote gevolgen hebben voor de patiënt. Het verschil tussen de eenheden bedraagt namelijk een factor 18. Dit betekent dat een glucosespiegel van 2 mmol/L verspringt naar 36 mg/dl.

13.6 Keuze glucosemeter en vergoeding teststrips

Probeer regionale afspraken te maken over welke glucosemeters er gebruikt worden door patiënten en zorgverleners. Betrek hierbij alle artsen, diabetesverpleegkundigen en praktijkondersteuners van de diabeteszorggroep. Maak ook duidelijke afspraken met de apothekers uit de regio. Streef naar een overeenkomst met de ziekenhuis- en huisartsenlaboratoria en de verzekeraars over de noodzaak en vergoeding van een jaarlijkse ijking van de glucosemeters. Ziektekostenverzekeraars verschillen onderling in de mate waarin

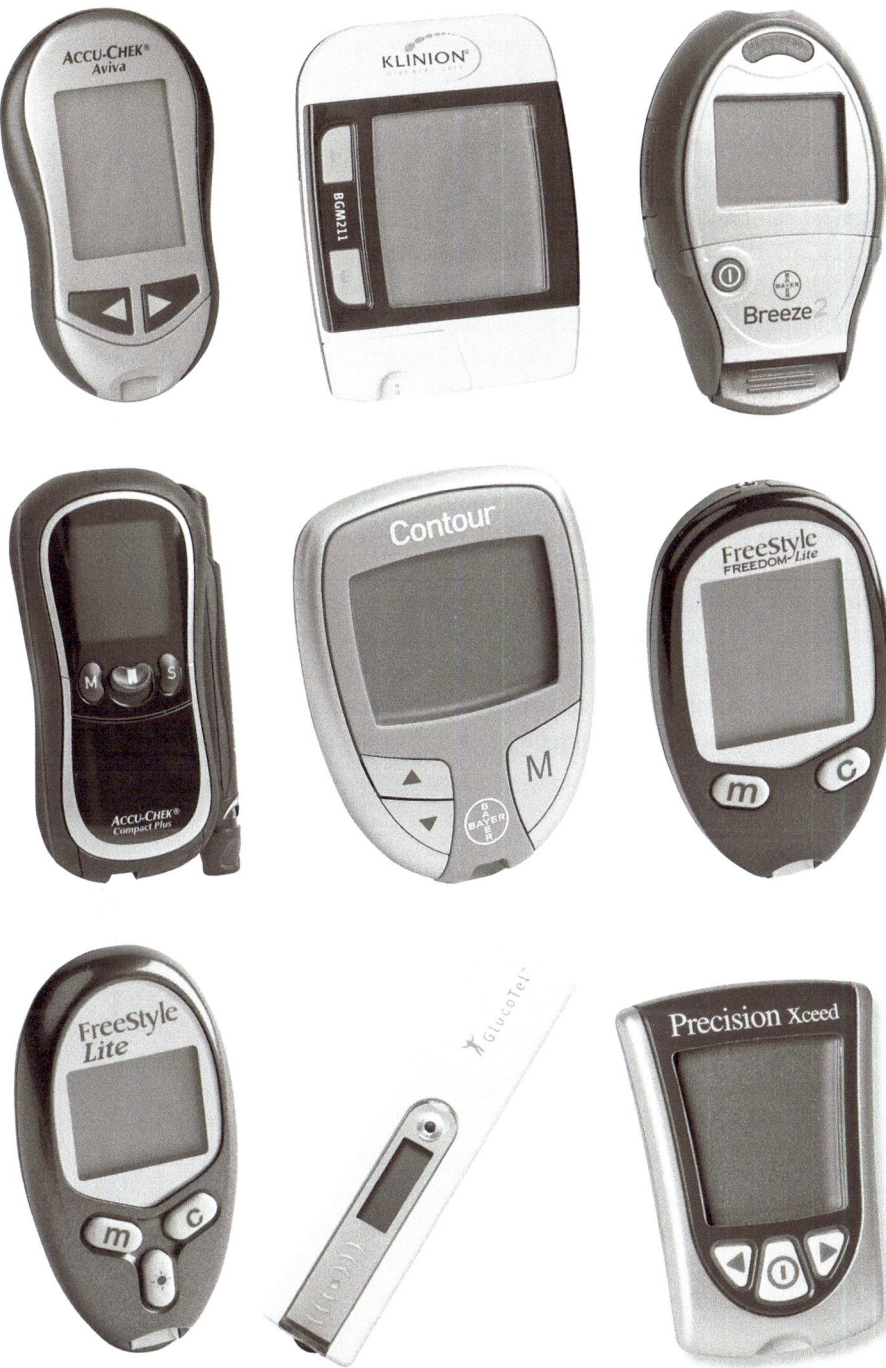

Figuur 13.1 Door TNO goedgekeurde glucosemeters.

glucosemeters met bijbehorende teststrips vergoed worden. Bij 1-2 dd insulinetoediening zijn dit gemiddeld 100 stripjes per kwartaal en bij drie tot vier spuiten 400 per kwartaal.

13.7 Rekenen met koolhydraten

Naarmate een patiënt met diabetes mellitus meer afhankelijk wordt van exogeen toegediende insuline, zal het belangrijker worden om te bepalen hoeveel insuline iemand nodig heeft. Bij voldoende endogene insulineproductie wordt de insulineproductie nog enigszins op natuurlijke wijze aangepast aan de behoefte van het moment. Bij intensievere behandeling van type-2-diabetes moeten koolhydraatinname en insulinetoediening precies op elkaar worden afgestemd. Voor een goede inschatting van de koolhydraatintake kan men gebruik maken van equivalenten (bijvoorbeeld 1 boterham = 2 beschuiten = 2 sneetjes knäckebröd = 1 plak ontbijtkoek = 3 rijstwafels). Een andere methode om het gebruik van koolhydraten te bepalen, is de berekening ervan aan de hand van een voedingswaardentabel. Als laatste alternatief is er het leren afstemmen van de hoeveelheid maaltijdinsuline op geheel zelf te kiezen maaltijden. Hierbij wordt gebruik gemaakt van de koolhydraatinsulineratio. Hieronder wordt verstaan de verhouding tussen 1 E kortwerkende insuline en het aantal grammen koolhydraten in de voeding (bijvoorbeeld: 1 EH op 15 gram koolhydraten). Met behulp van de koolhydraat-insulineratio kan men bij insulinepompgebruik gemakkelijk de maaltijdbolus vaststellen. Uitzondering hierop zijn de patiënten met een sterk vertraagde maagontlediging bij wie het resorptieprofiel voor koolhydraten onvoorspelbaar verloopt.

De koolhydraat-insulineratio berekenen
De koolhydraat-insulineratio kan men berekenen met de 'regel van 500'. Deel 500 door de totale dagdosering insuline (TDD) die de patiënt gebruikt. De uitkomst is de koolhydraatratio. Bijvoorbeeld: 500 : 50 (TDD) = 10 (10 gram koolhydraten op 1 EH). Als een maaltijd bijvoorbeeld 60 gram koolhydraten bevat, is de maaltijdbolus 6 EH.

Daarnaast kan men via bepaling van de insulinegevoeligheidsfactor corrigeren voor te hoge preprandiale waarden. De insulinegevoeligheidsfactor is de mate waarin 1 EH kortwerkende insuline de bloedglucose verlaagt. Hiermee wordt het mogelijk om uit te rekenen hoeveel EH-insuline er bijgegeven moeten worden om een te hoge bloedglucose te corrigeren. De insulinegevoeligheidsfactor is te berekenen met de 'regel van 100'.

De insulinegevoeligheidsfactor bepalen
Deel 100 door de totale dagdosering insuline (TDD) die de patiënt gebruikt. De uitkomst is de insulinegevoeligheidsfactor. Bijvoorbeeld:
- 100 : 50 (TDD) = 2 (BG daalt 2,0 mmol/L op 1 EH);
- 100 : 45 (TDD) = 2,2 (BG daalt 2,2 mmol/L op 1 EH);
- 100 : 40 (TDD) = 2,5 (BG daalt 2,5 mmol/L op 1 EH).

13.8 Het consult met instructie voor zelfcontrole

Voorafgaande aan de inhoudelijke instructie voor zelfcontrole dient de praktijkondersteuner of de huisarts eerst de reden en de noodzaak voor zelfcontrole voor de patiënt duidelijk te motiveren. Instructie voor zelfcontrole begint weer met een van de kerntaken van de praktijkondersteuner, namelijk educatie. Deze educatie kan zowel individueel als groepsgewijs worden aangeboden. Hierbij dient de praktijkondersteuner ten minste de volgende onderwerpen te bespreken:

- uitvoering van de vingerprik om capillair bloed te verkrijgen en de factoren hierbij die het resultaat kunnen beïnvloeden;
- applicatie van een bloeddruppel op een teststrook;
- de werking van een draagbare glucosemeter en de uitvoering van een meting;
- kennisnemen van het resultaat van de meting;
- het interpreteren van de meting;
- registratie van de meting in het zelfcontroleboekje;
- uitleg over de kwaliteitstoetsing van de gebruikte glucosemeter.

Controleadviezen bij reizen

Onafhankelijk van de soort insuline die een patiënt gebruikt, gelden de volgende adviesregels bij reizen door tijdzones.

- Bij uitstappen/aankomst direct aanpassen aan de tijd van het land en bij gebruik van eenmaal daags langwerkende insuline (NPH-insuline of langwerkend analoog) na tijdaanpassing 's avonds spuiten.
- De tijd tussen vertrek en aankomst overbruggen met (ultra)kortwerkende insuline, dat wil zeggen: in het vliegtuig iedere 2-3 uur de glucosespiegel bepalen en zo nodig bijspuiten met de 2-4-6-regel (+ de min of meer normale hoeveelheden snelwerkende insuline bij de maaltijden). Hierbij geldt als vuistregel dat bij vliegen in oostelijke richting de tijd tussen de injecties met 2-3 uur verkort kan worden. Bij een vlucht in westelijke richting kan het tijdsinterval tussen twee injecties met 2-3 uur verlengd worden.

Daarnaast moet blootstelling van insuline aan warmte worden voorkomen. Het is aan te raden een extra insulinepen met naaldjes en penvulling mee te nemen in de handbagage. Zo voorkomt men problemen bij verlies van bagage of defect raken van de pen.

Kernpunten

- Glucosezelfcontrole vormt een essentiële randvoorwaarde zodra insulinebehandeling geïntensiveerd wordt naar meer dan eenmaal daags injecteren.
- Glucosezelfcontrole is de opstap voor zelfmanagement bij intensivering van bloedglucoseverlagende behandeling.
- Het aanleren van zelfcontrole verlangt specifieke educatie.

- Interpretatie van gemeten bloedglucose vindt plaats in het kader van glucosedagcurves, waarbij tevens het HbA1c, het behandelschema, spuitechniek en moment en plaats van insulinetoediening in oogschouw genomen worden.
- Glucosezelfcontrole dient aan kwaliteitsvoorwaarden te voldoen die zowel de gebruikte apparatuur als de meetmethode betreffen.

Cardiovasculair risicomanagement

Samenvatting

Het metabool syndroom wordt gekenmerkt door een geheel van cardiovasculaire risicofactoren en metabole verschijnselen (hypertensie, dyslipidemie en centrale of abdominale obesitas) die geassocieerd zijn met insulineresistentie en daarmee een predispositie vormen voor het ontwikkelen van type-2-diabetes. In dit hoofdstuk wordt het metabool syndroom beschreven, met uitleg over de pathofysiologie. Daarnaast wordt het metabool syndroom in een breder perspectief geplaatst van toegenomen risico voor hart- en vaatziekten. Om de cardiovasculaire complicaties hiervan te voorkomen, moet het metabool syndroom vroeg worden herkend en behandeld. Bij mensen die voldoen aan de criteria voor metabool syndroom van het National Cholesterol Education Program (NCEP) is de kans op hart- en vaatziekten, ook zonder manifeste diabetes mellitus, twee- tot driemaal verhoogd. In dit hoofdstuk staan de macro- en microvasculaire complicaties van type-2-diabetes, met hun klinische manifestatie en behandelmogelijkheden, centraal.

14.1 Inleiding – 156

14.2 Gegeneraliseerde vasculaire aandoening – 156

14.3 Cardiovasculaire risico-inventarisatie – 158

14.4 Hypertensie en bloeddrukverlagende behandeling – 159

14.5 Dyslipidemie en cholesterolverlagende behandeling – 161

14.6 Hyperglykemie en bloedglucoseverlagende behandeling – 162

14.7 Microalbuminurie – 163

14.8 Remming van de trombocytenaggregatie – 164

14.9 Cardiovasculaire risicovermindering door multifactoriële behandeling – 164

R. Holtrop, *Dichter bij diabetes*, DOI 10.1007/978-90-368-1053-1_14,
© 2015 Bohn Stafleu van Loghum, onderdeel van Springer Media BV

14.1 Inleiding

Het metabool syndroom wordt gekenmerkt door een geheel van cardiovasculaire risicofactoren en metabole verschijnselen (zie ook ▶ hoofdstuk 2). Om de cardiovasculaire complicaties hiervan te voorkomen, moet het metabool syndroom vroeg worden herkend en behandeld. Bij mensen die voldoen aan de NCEP (National Cholesterol Education Program)-criteria voor metabool syndroom is de kans op hart- en vaatziekten, ook zonder manifeste diabetes mellitus, twee- tot driemaal verhoogd. Daarnaast neemt bij aanwezigheid van het metabool syndroom de kans op type-2-diabetes sterk toe.

In dit hoofdstuk volgt een bespreking van het cardiovasculair risicomanagement vanuit het perspectief van het metabool syndroom. Hierbij zal kort worden stilgestaan bij de mogelijke interventies op de verschillende variabelen van het metabool syndroom die het risico op cardiovasculaire 'events' kunnen beperken. Diabetes mellitus is als onderdeel van het metabool syndroom nauw verbonden met het risico op hart- en vaatziekten. Door clustering van type-2-diabetes aan andere cardiovasculaire risicofactoren van het metabool syndroom is type-2-diabetes als vaatziekte te beschouwen. Het metabool syndroom verhoogt de kans op het ontstaan van type-2-diabetes met een factor 5 en de kans op hart- en vaatziekte met een factor 2. Bij type-2-diabetes neemt het risico op hart- en vaatziekte minstens met een factor 3 toe. Voor vrouwen is dit verband mogelijk nog ongunstiger dan voor mannen. Eén op de vier tot vijf mensen in Nederland voldoet aan de kenmerken van het metabool syndroom. Met de toename van het aantal kenmerken van het metabool syndroom stijgt ook, mede afhankelijk van de etnische afkomst, de kans op het ontwikkelen van type-2-diabetes (zie ◘ figuur 14.1).

14.2 Gegeneraliseerde vasculaire aandoening

Diabetes mellitus gaat - behalve met microvasculaire complicaties - ook gepaard met belangrijke macrovasculaire pathologie. Type-2-diabetes kan beschouwd worden als een vaatziekte. In vergelijking met mensen zonder diabetes is het cardiovasculaire risico bij type-2-diabetes ten minste verdubbeld. De kans op een hartinfarct is voor patiënten met type-2-diabetes maar zonder bekende hart- en vaatziekte even hoog als voor patiënten zonder diabetes mellitus die al een myocardinfarct hadden doorgemaakt. Van de patiënten maakt 20% een cardiovasculair incident door voordat zich type-2-diabetes manifesteert. Ook is, in vergelijking met mensen zonder diabetes mellitus, het risico op complicaties en sterfte bij een cardiovasculaire gebeurtenis bij diabetespatiënten hoger. Uiteindelijk overlijdt 50-75% van de patiënten met type-2-diabetes aan macrovasculaire complicaties. Hypertensie, hypercholesterolemie en roken zijn de drie belangrijkste cardiovasculaire risicofactoren bij patiënten met type-2-diabetes. Hun gecombineerde aanwezigheid betekent een extra verhoging van het risico op cardiovasculaire complicaties (zie ◘ figuur 14.2).

14.2 • Gegeneraliseerde vasculaire aandoening

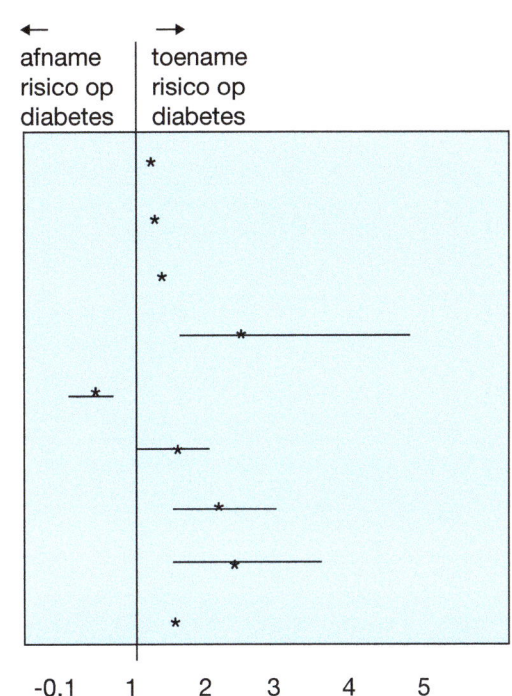

BMI (per 1 kg/m²)

buikomvang (per 2,5 cm)

systolische bloeddruk (per 10 mm Hg)

hypertensie (ja/nee)

HDL-cholesterol (per 1 mmol/l)

LDL-cholesterol (per mmol/L)

triglyceriden (per mmol/L)

nuchtere glucose (per mmol/L)

glucose 2 uur post prandiaal (mmol/L)

◘ **Figuur 14.1** Toename van de kans op type-2-diabetes in functie van het aantal kenmerken van het metabool syndroom, weergegeven als odds ratio. De odds ratio is als volgt te interpreteren: de verticale lijn die de x-as bij 1 snijdt, geeft aan dat het risico op het ontwikkelen van type-2-diabetes niet verhoogd en niet verlaagd is. Rechts van dit punt op de x-as bevindt zich de zone waarin het risico op diabetes is toegenomen en links daarvan de zone waarin het risico is afgenomen. De odds ratio voor hypertensie is 2,59 (met betrouwbaarheidsinterval 1,43-4,70): dat wil zeggen in aanwezigheid van hypertensie neemt de kans op ontstaan/aanwezigheid van type-2-diabetes met 2,59 toe. Uit de figuur valt op te maken dat hypertensie, triglyceriden, LDL-cholesterol en nuchtere glucose de sterkste voorspellers zijn voor het ontstaan of de aanwezigheid van type-2-diabetes. (Ontleend aan Ley SH, Stewart B, Harris MD et al. CMAJ 2009; 180: 617-24.)

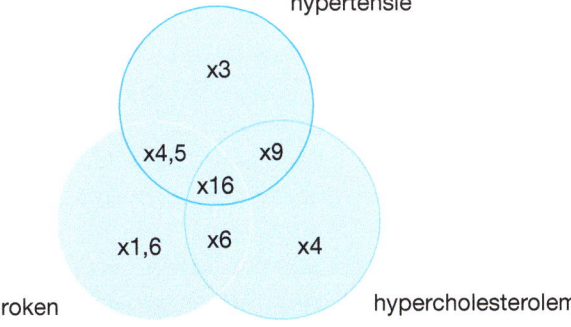

◘ **Figuur 14.2** De top drie van cardiovasculaire risicofactoren bij patiënten met type-2-diabetes; systolische hypertensie, dyslipidemie en roken. Deze risicofactoren versterken elkaar bij gecombineerde aanwezigheid.

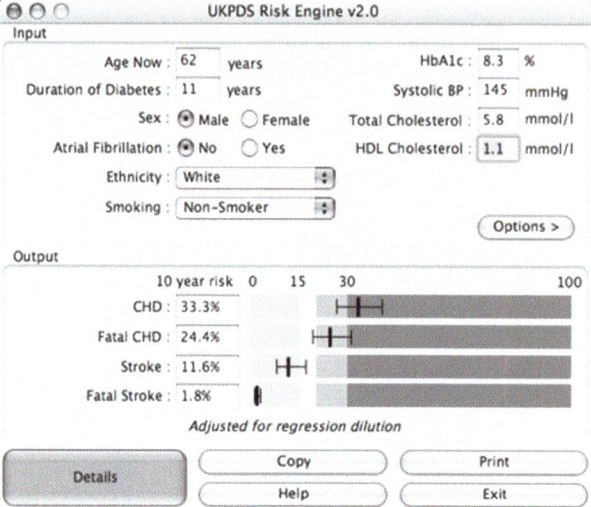

☐ **Figuur 14.3** UKPDS-'risk engine'. CHD = coronaire hartziekte; stroke = cerebrovasculair incident
(▶ http://www.ox.ac.uk/index.php?maindoc=/riskengine).

14.3 Cardiovasculaire risico-inventarisatie

Vanwege de genoemde cardiovasculaire risicofactoren beveelt de NHG-standaard *Diabetes type 2* aan om voor alle patiënten met diabetes mellitus het risico op cardiovasculaire complicaties in kaart te brengen. Dit gebeurt stapsgewijs via een inventarisatie van het cardiovasculaire risicoprofiel en vervolgens het berekenen van een risicoscore met behulp van een risicofunctie (zie ☐ figuur 14.3). Een complete inventarisatie van het cardiovasculaire risicoprofiel bij een diabetespatiënt bestaat uit: bloeddruk, HbA1c, lipidenprofiel, microalbuminurie, schatting van de creatinineklaring, Body Mass Index (BMI) en informatie over doorgemaakte cardiovasculaire complicaties in de voorgeschiedenis, roken, leefstijl (lichaamsbeweging, dieet, alcohol) en familieanamnese (< 60 jaar) voor hart- en vaatziekten.

Bij de keuze van een risicofunctie moet een aantal afwegingen worden gemaakt. Een risicofunctie is een model om, aan de hand van een aantal gekozen variabelen, naar het risico op hart- en vaatziekte te kijken. De berekeningen van de risicofunctie zijn verricht bij onderzoek in een specifieke populatie. Men moet zich dus voor de berekening van het risico voor een individuele patiënt afvragen of de populatie waarop de risicofunctie is gebaseerd ook representatief is voor de gekozen patiënt. Cruciaal bij de keuze van een risicofunctie voor patiënten met type-2-diabetes is dus of er in de populatie die model stond bij het ontwikkelen van een risicofunctie voldoende diabetespatiënten waren opgenomen en of type-2-diabetes daarbij op dezelfde wijze was gedefinieerd als dat op het ogenblik gebeurt. Oudere risicofuncties waren vooral gebaseerd op de Framingham-studie, een studie bij een populatie waarin diabetespatiënten ondervertegenwoordigd waren en de diagnose diabetes niet gesteld was aan de hand van afkappunten die vandaag de dag gehanteerd worden. De risicofunctie van het SCORE-model die gebruikt wordt in de

NHG-standaard *Cardiovasculair risicomanagement* is voor diabetespatiënten ook minder geschikt. Het model is gebaseerd op een grote meta-analyse van een aantal onderzoeken waarbij, vanwege de uiteenlopende manier waarop diabetespatiënten gedefinieerd werden, is besloten de patiënten met diabetes mellitus niet in de analyse te includeren. De SCORE-risicofunctie zou bij gebruik voor diabetespatiënten daardoor een onderschatting van het cardiovasculair risico geven. Op dit ogenblik wordt als de beste risicofunctie voor diabetespatiënten de op de UKPDS gebaseerde 'risk engine' beschouwd (zie ◘ figuur 14.3). Hierin worden namelijk tevens de glykemische instelling en diabetesduur verdisconteerd. Andere parameters hierbij zijn, naast leeftijd en etniciteit: bloeddruk, roken, aanwezigheid van atriumfibrilleren, totaal cholesterol en HDL-cholesterol. Met de 'risk engine' schat men de kans op morbiditeit en mortaliteit aan coronaire hartziekte en CVA.

14.4 Hypertensie en bloeddrukverlagende behandeling

Al bij het stellen van de diagnose type-2-diabetes is bij 40% van de patiënten sprake van hypertensie. Bij progressie van de behandelduur voor diabetes mellitus blijkt bij tot 70% van de patiënten sprake van hypertensie. In de UKPDS bleek een aanzienlijk deel van de patiënten op den duur twee tot drie antihypertensiva nodig te hebben om de bloeddruk te normaliseren. De United Kingdom Prospective Diabetes Study (UKPDS) heeft aangetoond dat bloeddrukbehandeling een van de pijlers is van de integrale behandeling van type-2-diabetes. Uit deze studie is naar voren gekomen dat elke 10 mmHg daling van de systolische bloeddruk tot een vermindering van 10-15% van diabetesgerelateerde complicaties en sterfte leidt. Tot een waarde voor de systolische bloeddruk beneden 120 mmHg bleef deze relatie aantoonbaar.

Het streven moet gericht zijn op een systolische bloeddruk lager dan 140 mmHg. De systolische bloeddruk is de beste voorspeller van cardiovasculaire complicaties. Dit uitgangspunt geldt voor zowel patiënten met als zonder diabetes. Van de mensen met een systolische bloeddruk lager dan 140 mmHg heeft waarschijnlijk 98% ook een diastolische bloeddruk < 90 mmHg. Moet nu elke patiënt met type-2-diabetes bloeddrukverlagende medicatie voorgeschreven krijgen? Nee, vooralsnog is alleen bij patiënten die voldoende hoog scoren op de berekening van het cardiovasculair risico medicamenteuze behandeling van risicofactoren noodzakelijk. Het is bekend dat hypertensiebehandeling bij diabetespatiënten die daarvoor in aanmerking komen een nog grotere winst geeft dan bij patiënten zonder diabetes mellitus.

Het medicamenteuze beleid voor bloeddrukbehandeling bij diabetes mellitus is als volgt. Gestart wordt met een lage dosis van een thiazidediureticum (hydrochloorthiazide 12,5 mg). Bij onvoldoende effect wordt een ACE-remmer toegevoegd, met controle van plasmacreatinine en kalium na twee weken. Bij bijwerkingen wordt de ACE-remmer vervangen door een angiotensine-II (AT-1)-blokker. Als de bloeddruk hierna nog te hoog blijft, wordt een bètablokker of een calciumantagonist toegevoegd. Wanneer er op een combinatie van drie bloeddrukverlagende middelen onvoldoende respons is, wordt verwijzing naar een internist/vasculair geneeskundige aanbevolen. Bij onvoldoende respons op een combinatie van drie bloeddrukverlagende middelen kan er bij diabetespatiënten

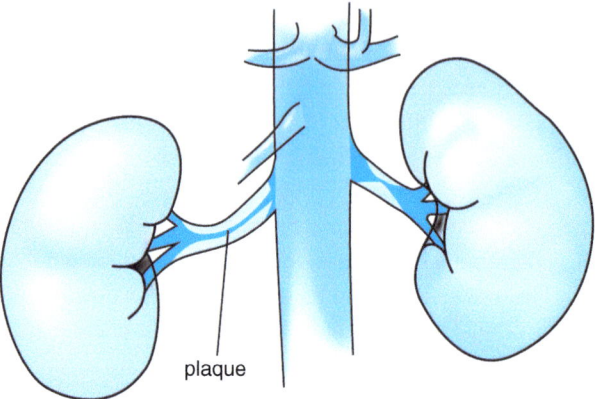

◘ **Figuur 14.4** Stenose van de arteria renalis.

sprake zijn van een arteria-renalisstenose (zie ▶ casus 14.1 en ◘ figuur 14.4). Deze patiënten kunnen in reactie op een ACE-remmer reageren met een belangrijke verslechtering van de nierfunctie. Als er sprake is van microalbuminurie is er, overeenkomstig de NHG-standaard, ongeacht de hoogte van de bloeddruk, een indicatie voor een ACE-remmer (zie ▶ paragraaf 5.5.1).

Casus 14.1 Type-2-diabetes en een moeilijk behandelbare hypertensie

Mevrouw H., 73 jaar oud en sinds 17 jaar bekend met type-2-diabetes, wordt voor de regulatie van haar diabetes mellitus behandeld met metformine 3 dd 500 mg en glimepiride 3 mg. Haar glykemische regulatie is aanvaardbaar met een HbA1c van 7,1% en een nuchter glucose van 6,8 mmol/L. Hoewel de praktijkondersteuner tijdens leefstijladvies uitgebreid aandacht heeft geschonken aan het roken van mevrouw H., is het haar nog niet gelukt om het roken te stoppen. Tevergeefs werd geprobeerd om de bloeddruk van mevrouw H. te normaliseren met 1 dd hydrochloorthiazide 12,5 mg, vervolgens met toevoeging van enalapril opgetitreerd van 2 dd 5 mg tot 2 dd 10 mg (met controle van kalium en creatinine) en tot slot met toevoeging van amlodipine 1 dd 5 mg. De bloeddruk bleef 175/90 mmHg. Mevrouw H. werd naar de internist/vasculair geneeskundige verwezen.

Vraag 14.1
- Welke mogelijke oorzaak overweegt u voor het hoog blijven van de bloeddruk bij mevrouw H. (zie hiervoor ◘ figuur 14.4)?
- Welke antihypertensiva verdienen de voorkeur volgens de NHG-standaard bij een patiënt met type-2-diabetes en verhoogde bloeddruk? Noem drie klassen antihypertensiva in volgorde van voorkeur.
- Welke antihypertensiva verdienen de voorkeur wanneer er bij een diabetespatiënt sprake is van microalbuminurie?

◼ **Tabel 14.1** Criteria voor patiënten met diabetes mellitus met laag risico (< 5%) op cardiovasculaire sterfte/tien jaar).

vrouwen	< 60 jaar
mannen	< 50 jaar
niet roken	
HbA1c	< 7%
systolische bloeddruk	< 140 mmHg
geen albuminurie	

14.5 Dyslipidemie en cholesterolverlagende behandeling

Statines zijn de eerste keus bij de behandeling van diabetische dyslipidemie. Statines remmen het enzym HMG-Co-A-reductase, dat betrokken is bij de aanmaak van cholesterol (VLDL-deeltjes) in de lever. Daardoor daalt het plasma-LDL-cholesterolgehalte. Gemiddeld is met statinebehandeling een LDL-daling van 40-60% te behalen, afhankelijk van de statine en dosering die gebruikt worden. Bij elke verdubbeling van de dosering boven de minimaal effectieve dosis neemt de LDL-concentratie nog eens met 6% af. Voor de triglyceriden is met statinebehandeling een reductie van 20-40% te behalen. Tevens wordt meestal een lichte toename van de HDL-concentratie waargenomen van 8-15%. Bij de behandeling van dyslipidemie bij diabetes mellitus wordt gestreefd naar een LDL-cholesterol < 2,5 mmol/L. De behandeling wordt gestart met simvastatine 40 mg of pravastatine 40 mg, met controle van het lipidenspectrum na drie maanden. Indien nodig wordt de dosering opgehoogd of er wordt zonodig een cholesterolresorptieremmer (ezetimib 10 mg) toegevoegd.

Statinen zijn uitermate veilig: in onderzoek vertoont slechts 1,8% van de patiënten leverfunctiestoornissen en treedt bij 0,1-0,5% een stijging van het creatininekinase op. Hiervoor is geen routinematige controle nodig in de vorm van bepaling van leverenzymen of creatininekinase. Wel wordt controle geadviseerd bij al bestaande leverfunctiestoornissen of als de patiënt aangeeft spierklachten te hebben. Sinds het bekend worden van een aantal grote studies (Heart Protection Study, CARDS Study) is bekend dat patiënten met diabetes mellitus veel baat hebben bij statinebehandeling. Globaal kan gesteld worden dat statines voor hart- en vaatziekten een relatieve risicoreductie van 25% opleveren. Dit geldt voor zowel diabetespatiënten met als zonder hart- en vaatziekten. Daarnaast bleek statinetherapie ook rendabel voor patiënten met diabetes zonder bekend vaatlijden en met normale cholesterolwaarden. Volgens de NHG-standaard *Diabetes type 2* is bij iedere patiënt met diabetes mellitus met een LDL-cholesterol > 2,5 mmol/L een statine geïndiceerd, behalve bij een subgroep met laag risico op hart- en vaatziekte. Deze groep, waarbij het risico op een cardiovasculaire complicatie in de komende tien jaar lager dan 5% wordt geschat, moet voldoen aan een aantal criteria (◼ tabel 14.1).

Fibraten beïnvloeden vooral het triglyceride- en HDL-cholesterol. Fibraten leiden tot een verhoogde activiteit van het enzym lipoproteïnelipase via stimulering van de transcriptiefactor PPAR-alfa. Met fibraten is een reductie van het triglyceridengehalte van 35-50% te bereiken, terwijl het HDL-cholesterol met 10-25% kan toenemen. Er bestaat een indicatie voor behandeling met fibraten wanneer in de verstoring van het lipidenspectrum het accent ligt op een verhoogd trigliceridengehalte en een verlaagd HDL-cholesterol. Bij combineren van een statine met een fibraat moet regelmatig het creatinekinase-gehalte gecontroleerd worden in verband met een verhoogde kans op myopathie. Daarnaast bestaan nog de nicotinezuurderivaten als lipidenverlagende medicatie. In de NHG-standaard *Cardiovasculair risicomanagement* wordt voorgesteld om patiënten met type-2-diabetes met een HDL < 0,8 mmol/L medicamenteus te behandelen met een fibraat of nicotinezuur. Nicotinezuurderivaten geven als bijwerking jeuk en een aanvalsgewijs optredende rode verkleuring van het gelaat, 'flushing'. Daarnaast kunnen gastro-intestinale bijwerkingen en leverfunctiestoornissen optreden.

> **Casus 14.2 Dyslipidemie bij type-2-diabetes: kleine verschuivingen in het vetspectrum met grote consequenties**
>
> Meneer B. (62) bezoekt de praktijkondersteuner. Hij is 11 jaar bekend met de diagnose type-2-diabetes. Het HbA1c is 8,3%, het totale cholesterol 5,8 mmol/L en het HDL-cholesterol 1,1 mmol/L. Met een BMI van 28 (lengte 1,70 m, gewicht 80,9 kg) is er sprake van overgewicht. Meneer B. rookt niet en is van Nederlandse komaf. De bloeddruk bedraagt 145/90 mmHg en er is geen sprake van atriumfibrilleren. In dit consult bespreekt de praktijkondersteuner vooral het recent gecontroleerde lipidenspectrum:
> - totaal cholesterol 5,64 mmol/L;
> - HDL-cholesterol 0,89 mmol/L;
> - LDL-cholesterol 3,4 mmol/L;
> - triglyceriden 3,0 mmol/L.
>
> Daarnaast is hij benieuwd naar zijn risico op hart- en vaatziekte.
>
> **Vraag 14.2**
> - Bereken de LDL-concentratie met behulp van de formule van Friedewald (zie ▶ hoofdstuk 2).
> - Interpreteer het lipidenspectrum van meneer B. Bereken voor meneer B. met behulp van de UKPDS-'risk-engine' het risico op een macrovasculair 'event' of overlijden in de komende 10 jaar.
> - Wat stelt u als behandeling voor van de diabetische dyslipidemie?

14.6 Hyperglykemie en bloedglucoseverlagende behandeling

Hyperglykemie heeft een negatieve invloed op de endotheelfunctie en het evenwicht tussen stolling en fibrinolyse. Bovendien leidt hyperglykemie tot ophoping van versuikeringsproducten die ontstaan door binding van glucose aan aminozuren van eiwitten. Deze 'advanced glycation endproducts' (AGES) dragen bij aan de ontwikkeling van atherosclerose, vasculaire veroudering en de kenmerkende vasculaire complicaties van diabetes mellitus. Glucose is toxisch voor de vaatwand. Vooral op microvasculaire complicaties heeft hyperglykemie een zeer grote invloed. Dit komt mede doordat bij goede behandeling van verhoogde bloeddruk en gestoorde lipiden de bijdrage van hyperglykemiebehandeling aan de preventie van macrovasculaire complicaties relatief geringer is. Uit de UK Prospective Diabetes Study (UKPDS) is naar voren gekomen dat voor iedere stijging van het HbA1c-gehalte met 1% het risico op hart- en vaatziekten met 11% toeneemt. Binnen het continuüm van hyperglykemie verschilt de range voor microvasculaire en macrovasculaire complicaties. Voor macrovasculaire complicaties is er een graduele toename over een oplopende glykemische gradiënt. Voor microvasculaire complicaties zien we een vlakke curve tot aan 11,1 mmol/L en een steile stijging daarna. (Voor de behandelmogelijkheden voor bloedsuikerverlaging bij type-2-diabetes met respectievelijk orale bloedglucoseverlagende middelen en insuline zie ▶ hoofdstuk 11.)

14.7 Microalbuminurie

Microalbuminurie is een risicofactor voor renale en cardiovasculaire morbiditeit. Microalbuminurie bij type-2-diabetes verschilt in meerdere opzichten van microalbuminurie bij type-1-diabetes. Bij type-1-diabetes vertoont 70-80% van de patiënten progressie van microalbuminurie naar meer gevorderde stadia van diabetische nefropathie. Hoewel bij mensen met type-2-diabetes microalbuminurie frequent voorkomt, vertoont slechts een minderheid van 20-40% van de patiënten progressie naar gevorderde nefropathie. En daarvan ontwikkelt uiteindelijk slechts 20% over een periode van tien tot twintig jaar terminaal nierfalen. Op het grote aantal patiënten met type-2-diabetes betekent een prevalentie van microalbuminurie van 30-40% natuurlijk wel dat het om een grote groep patiënten gaat.

De grote impact van microalbuminurie bij type-2-diabetes schuilt in het sterk verhoogde risico op cardiovasculaire incidenten. Waarschijnlijk weerspiegelt de aanwezigheid van microalbuminurie een gegeneraliseerde vaatschade (endotheeldisfunctie). Belangrijke interventies voor het terugdringen van microalbuminurie zijn adequate bloeddrukcontrole tot lager dan 130/80 mmHg en leefstijlaanpassing (voeding/stoppen met roken). Daarnaast is er, ook bij normale bloeddruk, een indicatie voor ACE-remmers/en of angiotensine-II (AT-1)-blokkers en dragen ook statines bij aan de reductie van het cardiovasculair risico. (Voor behandelingadviezen voor microalbuminurie zie ▶ hoofdstuk 5).

Casus 14.3 Acute hartdood voorspeld door microalbuminurie

Meneer G. (64) is sinds negen jaar bekend met type-2-diabetes. Bij het stellen van de diagnose was er al sprake van microalbuminurie en een lichte achtergrondretinopathie. Onder begeleiding van de praktijkondersteuner heeft hij het roken gestaakt. Ondanks bloeddrukregulatie met 12,5 mg hydrochloorthiazide en 160 mg valsartan tot 140/80 mmHg en een goede metabole controle tot een HbA1c van 7,1%, is in de

laatste twee jaar de microalbuminurie toegenomen, met een albumine-creatinineratio van 18. De creatinineklaring was licht verminderd maar stabiel, met 88 ml/minuut.
Op maandagochtend komt een bericht van de waarneming op de huisartsenpost dat meneer G. in het weekend aan acute hartdood is overleden.

Vraag 14.3
- Bespreek de relatie tussen microalbuminurie en cardiovasculaire mortaliteit.
- Welke antihypertensiva verdienen volgens de NHG-standaard de voorkeur bij een patiënt met type-2-diabetes en verhoogde bloeddruk?
- Noem drie klassen antihypertensiva in volgorde van voorkeur. Welke antihypertensiva verdienen de voorkeur wanneer er bij een diabetespatiënt sprake is van microalbuminurie?

14.8 Remming van de trombocytenaggregatie

Bij doorgemaakte cardiovasculaire complicaties heeft een patiënt met type-2-diabetes een indicatie voor behandeling met acetylsalicylzuur voor secundaire preventie. Hoewel hierover veel discussie bestaat, is er voorlopig nog geen indicatie voor acetylsalicylzuur als primaire preventie, wanneer er nog geen vaatcomplicaties zijn opgetreden.

14.9 Cardiovasculaire risicovermindering door multifactoriële behandeling

Vermindering van het cardiovasculair risico bij patiënten met type-2-diabetes vereist een integrale benadering van alle parameters die de kans op hart- en vaatziekten verhogen. Dit inzicht wordt ondersteund door de STENO 1- en STENO 2-studies. In de STENO-studies werd bij patiënten met type-2-diabetes die een extra verhoogd cardiovasculair risico hadden door de aanwezigheid van microalbuminurie, een multifactoriële combinatiebehandeling gestart met inzet op intensieve bloedglucoseverlaging, hypertensiebehandeling, lipidenbehandeling en toevoeging van acetylsalicylzuur. Na bijna acht jaar werd een significante risicoreductie gezien op harde eindpunten: de cardiovasculaire incidentie nam met ruim 50% af, samen met een globaal even grote afname van de microvasculaire complicaties nefropathie, retinopathie en neuropathie.

Multifactoriële benadering om het risico op cardiovasculaire complicaties te verminderen komt, in de praktijk neer op een behandelinterventie voor hyperglykemie (orale middelen al of niet in combinatie met insuline), voor verhoogde bloeddruk (eventueel met meerdere middelen, waarvan bij aanwezigheid van microalbuminurie zeker een ACE-remmer of een angiotensine-II (AT-1)-blokker), voor dyslipidemie en voor preventie van complicaties bij reeds bestaand vaatlijden (acetylsalicylzuur).

Kernpunten

Behandel in het kader van cardiovasculair risicomanagement bij diabetes mellitus het complete cardiovasculaire risicoprofiel.

- Adviseer dringend stoppen met roken (eventueel met begeleidende hulp).
- Adviseer goede voeding (vooral bij overgewicht) (met behulp van een diëtist).
- Adviseer voldoende lichaamsbeweging (dagelijks een half uur tot driemaal in de week een uur).
- Streef naar een optimale diabetesregulatie (HbA1c < 7%).
- Streef naar een bloeddruk systolisch < 140 mmHg. Schrijf zo nodig bloeddrukverlagende medicatie voor.
- Screen bij een levensverwachting van > 10 jaar op microalbuminurie. Wanneer microalbuminurie bij herhaald onderzoek wordt bevestigd, dient een ACE-remmer of een angiotensine-II (AT-1)-blokker te worden voorgeschreven, onafhankelijk van de bloeddruk. Streef bij microalbuminurie naar een bloeddruk van < 130/80 mmHg.
- Iedere patiënt met diabetes mellitus met een LDL-cholesterol > 2,5 mmol/L krijgt een statine voorgeschreven, behalve als er sprake is van een laag cardiovasculair risico. Streef naar een LDL-cholesterol < 2,5 mmol/L (of totaal cholesterol < 4,5 mmol/L).
- Geef alleen bij bekende atherosclerotische hart- en vaatziekte 80 mg acetylsalicylzuur (als secundaire preventie).

Deel III
Praktijkondersteuner en diabetespatiënt

Hoofdstuk 15   Praktijkondersteuner en eerstelijns diabetesteam – 169

Hoofdstuk 16   Controle – 181

Hoofdstuk 17   Educatie – 187

Hoofdstuk 18   Kwaliteitsaspecten van diabeteszorg – 195

Hoofdstuk 19   Ketenzorg – 203

Hoofdstuk 20   Diabetes mellitus type 2 op internet en in vakl – 209

Hoofdstuk 21   Diabetes mellitus type 2 in internet- en vakliteratuur – 213

Praktijkondersteuner en eerstelijns diabetesteam

Samenvatting

De introductie van de praktijkondersteuner in de eerstelijns gezondheidszorg ontstond in 2003, op advies over taakherschikking van de Raad voor de Volksgezondheid en Zorg (RVZ). Het oude model voor de zorg rond chronische aandoeningen (zoals type-2-diabetes), met de dokter voor de 'cure' en de verpleegkundige voor de 'care', bleek niet langer te voldoen. Het traditionele systeem kwam onvoldoende tegemoet aan de specifieke behoeften en problemen van mensen met een chronische ziekte. Andere argumenten van de RVZ voor het initiatief tot taakherschikking waren de sterke groei van het aantal chronisch zieken en de hieruit voortvloeiende kostentoename en de verzwaarde werkdruk onder artsen. De eerste belangrijke chronische aandoening die voor taakherschikking in aanmerking kwam, was diabetes mellitus. Men was er, gezien het chronisch karakter van diabetes mellitus, van overtuigd dat, om de doelstellingen van goede zorg te bereiken, de diabeteszorg zich integraal diende te richten op zowel somatische, psychische als sociale aspecten van de ziekte. In de diabeteszorg, zo is inmiddels gebleken, komt het herschikken van goed protocolleerbare taken van de huisarts naar de praktijkondersteuner en gekwalificeerde doktersassistenten de kwaliteit van de zorg ten goede.
Dat geldt voor zowel de effectiviteit, de veiligheid, de toegankelijkheid als de patiëntgerichtheid van de diabeteszorg. In dit hoofdstuk wordt de rol van de praktijkondersteuner binnen het eerstelijns team van diabeteszorgverlening besproken.

15.1 Inleiding – 171

15.2 Taakomschrijving praktijkondersteuner – 171
15.2.1 Taakdelegatie – 171

15.3 Rechten en plichten van de praktijkondersteuner – 173

15.4 Financiering – 175

R. Holtrop, *Dichter bij diabetes*, DOI 10.1007/978-90-368-1053-1_15,
© 2015 Bohn Stafleu van Loghum, onderdeel van Springer Media BV

15.5 Protocollair werken – 175
15.5.1 Verschil tussen richtlijn en protocol – 176
15.5.2 Richtlijnen/protocollen en rechtspraak – 177

15.6 Samen één team – 178

15.1 Inleiding

In 2003 bracht de Raad voor de Volksgezondheid en Zorg (RVZ) een advies uit over taakherschikking. Onder taakherschikking verstond de RVZ het structureel herverdelen van taken tussen verschillende beroepsgroepen. Een belangrijk motief achter het initiatief van de RVZ vormde het inzicht dat de traditionele zorgverlening, met de dokter voor de 'cure' en de verpleegkundige voor de 'care', voor chronische aandoeningen niet de optimale zorgvorm was gebleken. Het traditionele systeem kwam onvoldoende tegemoet aan de specifieke behoeften en problemen van mensen met een chronische ziekte. Andere argumenten van de RVZ voor het initiatief tot taakherschikking waren de sterke groei van het aantal chronisch zieken en de hieruit voortvloeiende kostentoename en de verzwaarde werkdruk onder artsen.

Als eerste belangrijke chronische aandoening die voor taakherschikking in aanmerking kwam, is diabetes mellitus aangewezen. Men was er, gezien het chronisch karakter van diabetes mellitus, van overtuigd dat, om de doelstellingen van goede diabeteszorg te bereiken, de diabeteszorg zich integraal diende te richten op zowel somatische, psychische als sociale aspecten van de ziekte. In de diabeteszorg, zo is inmiddels gebleken, komt het herschikken van goed protocolleerbare taken van de huisarts naar de praktijkondersteuner en gekwalificeerde doktersassistenten de kwaliteit van de zorg ten goede. Dat geldt voor zowel de effectiviteit, de veiligheid, de toegankelijkheid als de patiëntgerichtheid van de diabeteszorg.

15.2 Taakomschrijving praktijkondersteuner (□ tabel 15.1)

In de samenwerking met de praktijkondersteuner zijn de volgende voorwaarden van groot belang:
- de zorg wordt geleverd in de huisartspraktijk;
- er is structureel overleg en evaluatie (zowel patiëntgebonden als over organisatorische aspecten van de diabeteszorg);
- er is een gezamenlijk patiëntendossier;
- de zorg is protocollair vastgelegd en de gehanteerde protocollen sluiten aan op landelijke richtlijnen;
- er is een goed gedocumenteerd en afgestemd medicatiebeleid;
- de huisarts behoudt de regie.

15.2.1 Taakdelegatie

Het werkveld en de inhoudelijke werkzaamheden van de praktijkondersteuner in de eerstelijns diabeteszorg zijn ontstaan uit taakdelegatie, waarbij werkzaamheden verschoven zijn van de huisarts naar de praktijkondersteuner.

> **Tabel 15.1** Benodigde competenties die de praktijkondersteuner moet beheersen voor het uitvoeren van de driemaandelijkse controles, weergegeven in Miller-niveaus. Ontleend aan het document competenties en eindtermen praktijkondersteuner, LHV, 2004. Voor een inhoudelijke verdieping van de afzonderlijke items wordt verwezen naar de betreffende hoofdstukken.

Taak 1 Driemaandelijkse controles bij patiënten met type-2-diabetes

kennisitems (Miller-niveau 2)	pathofysiologie van type-2-diabetes (insulineresistentiesyndroom, risicofactoren, erfelijkheid)
	complicaties bij diabetes mellitus (zowel micro- als macrovasculaire complicaties)
	verschijnselen van hypo- en hyperglykemie en de risico's ervan
	factoren die bepalend zijn voor een gunstig of ongunstig beloop van type-2-diabetes
	mogelijkheden voor behandeling van diabetes mellitus (zowel leefstijl met afvallen en bewegen als medicatie)
	verschil tussen capillaire en veneuze bloedglucosebepaling
	schema en inhoud van laboratoriumonderzoek bij diabetes mellitus
	beleid bij intercurrente ziektes, alarmsymptomen en de bijbehorende voorlichting (beleid bij koorts, braken, diarree) en bij bijzondere situaties zoals reizen
	samenwerkingsafspraken met derden (internist, diëtist, podotherapeut)
vaardigheden (Miller-niveau 4)	meten en interpreteren van bloedglucosewaarden (capillair en veneus), gewicht en lengte (met BMI), buikomvang, bloeddruk en albumine-creatinineratio
	verwijzen voor screenend fundusonderzoek (naar de oogarts of fundusfotografie)
	hanteren van voorlichtingsmateriaal (NHG, DVN)

Taak 2 Voetonderzoek bij diabetes mellitus

kennis (Miller-niveau 2)	complicaties bij een diabetische voet en alarmsymptomen
	maatregelen gericht op het voorkomen van voetproblemen
vaardigheden (Miller-niveau 4)	inspectie van de diabetische voet
	beperkt neurologisch onderzoek (sensibiliteit met behulp van semmes-weinstein-monofilament)
	beperkt arterieel onderzoek
	registratie bevindingen voetonderzoek

Taak 3 Zelfcontrole bloedglucose

kennis (Miller-niveau 2)	indicaties voor zelfcontrole
	verschillende bloedglucosemeters
	vergoedingsregelingen
	interpretatie van uitslagen
	ijken van bloedglucosemeter
	vaardigheden (Miller-niveau 4)
	voorlichting over zelfcontrole en randvoorwaarden

◻ **Tabel 15.1** Vervolg

	aanleren zelfcontrole door middel van bloedglucosebepaling, foutenbronnen en onderhoud van de meter
	kwaliteit glucosemeter bewaken

Miller ontwikkelde in 1990 een model in de vorm van een piramide van vier niveaus om de kennis en bekwaamheid van geneeskunde studenten te beschrijven. Van beneden naar boven neemt de competentie toe via 1. weten, 2. weten hoe, 3. tonen hoe en 4. doen.
M1: beschikken over feitenkennis op het vakgebied, die schriftelijk of mondeling getoetst kan worden.
M2: weten hoe kennis kan worden toegepast met behulp van inzicht en verbanden zien.
M3: in een toetssituatie kunnen tonen dat men een vaardigheid beheerst.
M4: vaardigheden in de dagelijkse praktijk adequaat kunnen toepassen.
(Bron: Document Competenties en eindtermen praktijkondersteuners van de Landelijke Huisartsenvereniging, mei 2004.)

15.3 Rechten en plichten van de praktijkondersteuner

De juridische bevoegdheden van de praktijkondersteuner zijn vastgelegd in artikel 33 van de Wet beroepen in de individuele gezondheidszorg (Wet BIG). Een essentiële bepaling in de Wet BIG is dat alleen de arts bevoegd is om de indicatie te stellen voor behandeling. Sommige voorbehouden handelingen zijn buiten de Wet BIG geregeld, zoals het voorschrijven van geneesmiddelen, dat aan artsen is voorbehouden en vastgelegd in de Wet op de geneesmiddelenvoorziening (WOG). Voor de praktijkondersteuner zijn de bevoegdheden beperkter dan voor de verpleegkundige. Een praktijkondersteuner mag volgens de wet nog steeds zelfstandig geen recept tekenen of voorschrijven, ook niet wanneer het voorschrijven van medicatie protocollair is vastgelegd. Alleen in overleg met de arts mag een recept uitgeschreven worden, waarbij de arts het recept ook zelf moet tekenen. In de WOG was tot op heden niet voorzien dat een verpleegkundige in opdracht van een arts geneesmiddelen konden voorschrijven. Sinds 2007 is het, krachtens de nieuwe Geneesmiddelenwet, ook voor verpleegkundigen mogelijk om geneesmiddelen voor te schrijven. Hieraan zijn echter wel verschillende voorwaarden verbonden.

Allereerst dient de diagnose, waarvoor uiteindelijk medicatieprescriptie nodig wordt geacht, door een arts te zijn gesteld. Ten tweede dient men bij het voorschrijven van medicatie geldende verpleegkundige protocollen te volgen die gebaseerd zijn op standaarden en richtlijnen. Bovendien moet de reikwijdte van de voorschrijfbevoegdheid nog verder worden bepaald. Tot slot moeten de categorieën verpleegkundigen die in aanmerking komen voor bevoegdheid tot de voorbehouden handeling van geneesmiddelen voorschrijven van overheidswege nog nader worden gespecificeerd. Waarschijnlijk zal het vereist zijn dat de diabetesverpleegkundige minstens twee jaar werkervaring heeft in de diabeteszorg, als verpleegkundige staat ingeschreven in het BIG-register en in het EADV-register is opgenomen met een extra aantekening voor het succesvol afronden van de module farmacotherapie (register is openbaar toegankelijk voor bijvoorbeeld apothekers). Vooralsnog is het voor praktijkondersteuners niet mogelijk om deze prescriptiebevoegdheid te verkrijgen. In maart 2009 is de eerste groep diabetesverpleegkundigen gestart met de

Tabel 15.2 Voorbeelden van taken die binnen of buiten de bevoegdheid van de praktijkondersteuner diabetes vallen.

Binnen bevoegdheid POH-diabetes	Buiten bevoegdheid POH-diabetes
Aanvragen laboratoriumonderzoek	Diagnose stellen (zowel van diabetes mellitus als van andere aandoeningen)
Interpreteren van parameters zoals bloeddruk, bloedglucose	Zelfstandig recepten schrijven voor geneesmiddelen
Geven van voorlichting	
Aanpassen van dosering van reeds gebruikte medicatie (in overleg met arts)	Beslissen tot en uitvoeren van instellen op insulinetherapie
Verwijzen voor diabetesgerelateerde problematiek, volgens de gemaakte afspraken binnen de ketenzorg (in overleg met arts)	
Protocollair verrichten van lichamelijk onderzoek (zoals bloeddruk meten en voetonderzoek)	

module farmacotherapie, die in samenspraak met de EADV is ontwikkeld door de Hogeschool Utrecht.

Voor de praktijkondersteuner is het belangrijk om verwarring over bevoegdheden in de dagelijkse praktijk te voorkomen. Zich bewust zijn van welke taken tot de persoonlijke deskundigheidgebied behoren, is hierbij essentieel. Hierbij is het noodzakelijk om na te gaan of men bekwaam en bevoegd is. Ga na welke afspraken er in de praktijk gemaakt zijn over taken en verantwoordelijkheden. Mede door de huidige aanpassingen in de wet over de verpleegkundig specialist en specialistisch verpleegkundigen, is het niet ondenkbaar dat sommige praktijkondersteuners ongemerkt opdrachten kunnen krijgen die hun persoonlijke deskundigheidsgebied overstijgen. Door scholing via aanvullende modules kan de bekwaamheid en bevoegdheid vergroot worden, waarmee de taakbevoegdheid verder ontwikkeld kan worden.

De Wet BIG geeft een opsomming van voorbehouden handelingen ofwel handelingen die risico's met zich meebrengen wanneer een niet-deskundige ze uitvoert. Een zelfstandig bevoegde stelt hiervoor de indicatie en besluit om deze zelf uit te voeren, hetzij op te dragen aan een andere beroepsbeoefenaar. De opdrachtgever moet zeker zijn van de bekwaamheid van de opdrachtnemer en, voor zover redelijkerwijs nodig, aanwijzingen geven en toezicht verzekeren. De opdrachtnemer - vaak zal dat een praktijkondersteuner of praktijkassistente zijn - mag alleen in opdracht handelen en moet handelen in overeenstemming met die opdracht.

Tot slot moet de opdrachtnemer bekwaam zijn, om de handeling uit te voeren. De Wet BIG stelt in beginsel geen voorwaarden aan de functie of het beroep van degene die de voorbehouden handeling verricht. Bij het ontbreken van bekwaamheid is er ook geen sprake van bevoegdheid volgens de Wet BIG (tabel 15.2).

15.4 Financiering

Er wordt voor de diabeteszorg in de huisartspraktijk uitgegaan van de norm dat deze zorg ongeveer een dagdeel per week zal opeisen. Hierbij is de opzet dat de praktijkondersteuner slechts de kwartaalcontroles doet en dat de jaarcontrole door de huisarts wordt uitgevoerd. Meestal is de constructie dat er per drie normpraktijken 1 fte praktijkondersteuning wordt aangesteld. De praktijkondersteuner zal hierbij, naast diabeteszorg, ook andere taken tot haar pakket moeten rekenen, zoals ouderenzorg of zorg voor patiënten met COPD. Uitbreiding van de rol van de praktijkondersteuner in de diabeteszorg naar een breder geheel van cardiovasculair risicomanagement ligt voor de hand, gezien het feit dat type-2-diabetes primair als een cardiovasculaire aandoening beschouwd kan worden.

De vergoeding voor de praktijkondersteuner is tot op heden gebaseerd op twee componenten. Twee derde van de vergoeding wordt gegenereerd uit de opslag van 6,40 euro op het individuele inschrijftarief. Het resterende een derde deel van de vergoeding moet direct verdiend worden via de consulten van de praktijkondersteuner. Het aantal consulten dat de praktijkondersteuner verricht is afhankelijk van het aantal patiënten en bedraagt 10-15 per dag. Per consulteenheid wordt 9 euro gedeclareerd. Het aantal consulten op jaarbasis is mede afhankelijk van het takenpakket van de praktijkondersteuner (bijvoorbeeld patiëntgebonden taken, managementtaken). Binnen een DBC-structuur is de financiering (zowel kosten als baten) van de praktijkondersteuner in de gemaakte DBC-afspraken ondergebracht. In de nabije toekomst zullen waarschijnlijk veranderingen aangebracht worden in de financiering van de praktijkondersteuning. De integrale bekostiging gaat hierbij de functionele bekostiging vervangen. Integraal betekent dat dat voor een bepaalde aandoening (in dit geval diabetes mellitus type 2) alle zorg bij één aanbieder wordt gecontracteerd en in één bedrag wordt afgerekend. De contractant dient huisartsgeneeskundige basiszorg zelf te leveren of deze zorg te hebben ingekocht.

15.5 Protocollair werken

Protocollen vormen een noodzakelijke voorwaarde voor het overnemen en uitvoeren van bepaalde taken. Toegespitst op de eerstelijns diabeteszorg gaat het hierbij om overname van taken van de huisarts door de praktijkondersteuner rond de zorg van de patiënten met type-2-diabetes. Protocollen zijn afgeleid van richtlijnen. Deze richtlijnen, zoals de NHG-standaard *Diabetes mellitus type 2*, zijn meestal voor artsen geschreven. Hierdoor bevatten ze vaak inhoudelijke vakkennis op universitair medisch niveau, waarbij bepaalde basiskennis bekend wordt verondersteld. Protocollen zijn, vergeleken met richtlijnen, een meer concrete, begrijpelijk geformuleerde en praktisch uitgewerkte leiddraad voor het dagelijks werk. Hiermee kan de praktijkondersteuner zelfstandig werken tijdens de patiëntencontacten in het spreekuur, zonder dat er voortdurend uitleg gevraagd hoeft te worden aan de superviserend arts. In een protocol vindt de praktijkondersteuner concrete uitleg over anamnese, uit te voeren onderzoek en werkafspraken met beslismomenten voor wanneer overleg nodig is. De protocollen vergemakkelijken overname van taken door praktijkondersteuners onderling. Een vast protocol is immers een waarborg voor een eenduidige uniforme uitvoering. Dit komt de kwaliteit in de eerstelijns diabeteszorg ten goede.

15.5.1 Verschil tussen richtlijn en protocol

Er bestaan verschillen tussen richtlijnen en protocollen. Een richtlijn is per definitie richtinggevend. Er staan aanbevelingen in waarin wordt aangegeven wat er gedaan kan worden. Protocollen zijn meestal afgeleid van en gebaseerd op een richtlijn (bijvoorbeeld over voetonderzoek, zie kader). Ze bevatten vooral praktische voorschriften die aangeven hoe handelingen moeten worden uitgevoerd. Protocollen kunnen een lokaal/lokoregionaal karakter hebben. Bij een protocol moet zeer duidelijk zijn wat het doel en de inhoud van het document is. Daarnaast moet helder zijn hoe het tot is stand gekomen en welke werkafspraken er zijn gemaakt. Het is erg belangrijk dat protocollen eenduidig zijn zodat er geen interpretatieverschillen kunnen ontstaan. Hoewel er in wet- en regelgeving geen algemene regels of voorschriften zijn terug te vinden voor richtlijnen en protocollen, kan een wet wel de plicht bevatten om een protocol op te stellen. Wetten als de Kwaliteitswet zorginstellingen en individuele beroepsbeoefenaren en de Wet op de geneeskundige behandelingsovereenkomst (WGBO) verplichten tot het verlenen van goede zorg en tot goed hulpverlenerschap. Deze algemene wetgeving vraagt voor toepassing in de praktijk om verdere concretisering en het ligt voor de hand dat het opstellen van richtlijnen en protocollen daar ook onder valt. Ter illustratie verduidelijken we de verschillen tussen richtlijn en protocol aan de hand van de zorg bij diabetische voetproblemen.

> **Diabetes-voetonderzoek: het verschil tussen richtlijn en protocol**
> In licht van de Kwaliteitswet zorginstellingen en individuele beroepsbeoefenaren mag goede zorg in het algemeen worden verlangd. Hierin wordt niet specifiek over diabeteszorg gesproken. De vertaling naar diabeteszorg wordt gemaakt in de algemeen geaccepteerde richtlijn, de NHG-standaard Diabetes mellitus type 2. Hierin wordt, bedoeld voor artsen, de complete zorg voor de diabetespatiënt besproken. De standaard is opgesteld in algemene termen, waarbij specifieke elementen kort worden weergegeven omdat verdere basiskennis bekend wordt verondersteld. Zo staat er in de NHG-standaard Diabetes mellitus over het diabetesvoetonderzoek het volgende:
> - Doe een risico-inventarisatie voor de diabetische voet na het stellen van de diagnose type-2-diabetes: verricht voetonderzoek (inspectie, sensibiliteitsonderzoek, palpatie voetarteriën).
> - Frequentie van de voetcontrole: verricht voetonderzoek afhankelijk van het resultaat van de risico-inventarisatie.
> - Consultatie: verwijs bij voetproblemen naar pedicure met diabetesaantekening, podotherapeut of voetenteam.
> - Verwijs bij complexere voetproblematiek naar een voetenteam.
> - Het voetonderzoek zou moeten worden uitgevoerd door de huisarts.

Om voor de huisarts ook in de diabeteszorg een zekere taakverlichting te creëren, wordt het voetonderzoek vaak gedelegeerd naar de praktijkondersteuner. De richtlijn voor het voetonderzoek zoals die is geformuleerd in de NHG-standaard is voor de praktijkondersteuner onvoldoende concreet, praktisch en duidelijk om het voetonderzoek gestandaardiseerd en volledig te kunnen uitvoeren. Daarvoor is een protocol 'voetonderzoek nodig. In een protocol over 'voetonderzoek' wordt stapsgewijs, exact en concreter dan in de standaard uitgewerkt hoe het voetonderzoek moet worden uitgevoerd. Het protocol bevat de gestandaardiseerde anamnesevragen die voetklachten betreffen. Daarnaast geeft het puntsgewijs aan waarnaar gekeken moet worden bij inspectie van voeten en schoeisel. Het protocol beschrijft duidelijk hoe en waar de vaatpulsaties aan de voet gepalpeerd worden en hoe en waar de voetsensibiliteit met het monofilament getest wordt. Daarnaast bevat het protocol concrete werkafspraken over de frequentie van het voetonderzoek, gebaseerd op de risico-inschatting voor het ontwikkelen van diabetesgerelateerde voetproblemen. De verantwoordelijkheden van de zorgverleners die bij het voetonderzoek betrokken zijn, worden in een protocol nauwkeurig omschreven. Ook aan de verslaglegging over de resultaten van het voetonderzoek wordt in een protocol, in vergelijking met de standaard, explicieter aandacht besteed. Daarnaast wordt nauwkeurig met criteria omschreven bij welke momenten er beslist moet worden over ingrijpen in de vorm van behandeling en verwijzing. Het is eigenlijk een concrete werkinstructie voor alle betrokken medewerkers (praktijkondersteuner, huisarts, podoloog, pedicure, orthopedisch schoenmaker en tweedelijns behandelteam). Bovendien bevat het uitgewerkte werkafspraken over wanneer iemand met voetproblemen door wie gezien moet worden, wanneer en naar wie verwezen moet worden bij complicaties en welke antibiotica gebruikt moeten worden bij infecties.

15.5.2 Richtlijnen/protocollen en rechtspraak

In de rechtspraak spelen richtlijnen en protocollen een belangrijke rol. Een rechter kan individueel handelen spiegelen aan de geldende norm zoals die in een richtlijn/protocol is uitgekristalliseerd.

Uitgangspunt in de gezondheidszorg is dat iedere beroepsoefenaar verantwoordelijk is voor zijn eigen doen en laten. Verantwoordelijk zijn kan in een juridische procedure leiden tot aansprakelijkheid (door de rechter vastgesteld). Niet altijd is op voorhand duidelijk wie er aansprakelijk is. Het ontbreken van een protocol kan bijvoorbeeld voor de praktijkondersteuner gelden als verzachtende omstandigheid en voor de praktijk/zorginstelling als een duidelijk manco aangerekend worden. In de huisartspraktijk blijft de huisarts eindverantwoordelijk. Hij is dus ook aansprakelijk voor het ontbreken van of gebreken in protocollen. Een protocol hoeft niet op praktijkniveau zelf ontwikkeld te zijn. Er kan teruggegrepen worden op reeds bestaande protocollen. Dit kunnen protocollen zijn die op landelijk of lokoregionaal (bijvoorbeeld in de zorggroep) niveau zijn ontwikkeld. Belangrijk is dat op praktijkniveau wordt vastgelegd voor welk protocol als leidraad is gekozen. Bij het ontbreken van richtlijnen/protocollen kan de tuchtrechter zelf normen formuleren om het handelen te toetsen.

Van een richtlijn kan, mits goed beargumenteerd, worden afgeweken. Een richtlijn beschrijft immers het gestandaardiseerd handelen voor de gemiddelde diabetespatiënt. Voor de individuele patiënt kan zorg op maat betekenen dat men de richtlijn op kleine punten loslaat. Een protocol is voor het eigen werken meer bindend dan een richtlijn. Daarnaast geldt ook dat in een protocol toepassingen van eventuele uitzonderingen op het regulier handelen meestal concreet worden uitgewerkt.

15.6 Samen één team

De huisarts blijft eindverantwoordelijk voor de diabeteszorg die in de huisartspraktijk wordt geleverd. Dit wordt mede aanbevolen om te waarborgen dat de huisarts voldoende expertise in de diabeteszorg behoudt, als voorwaarde voor een adequate aansturing van de praktijkondersteuner. Taakdelegatie aan de praktijkondersteuner draagt namelijk in beginsel het risico met zich mee dat expertise en ervaring van de huisarts afnemen. Praktijkondersteuner en huisarts kunnen elkaar zeer goed aanvullen. Hierbij ervaart de diabetespatiënt de voordelen van het protocollair werken door de praktijkondersteuner en ook de voordelen van de bredere visie van de huisarts. De huisarts zal ook oog moeten houden voor de niet-diabetesgerelateerde (co)morbiditeit van zijn diabetespatiënten. De praktijkondersteuner, die vooral belast zal zijn met de kwartaalcontroles, weet zich door deelname van de huisarts aan de controles ook verzekerd van voldoende juridische ruggensteun. Dit kan belangrijk zijn wanneer in de diabeteszorg om gegronde redenen wordt afgeweken van de gewoonlijk gehanteerde protocollen.

> **Aanbevelingen voor de rolverdeling van huisarts en praktijkondersteuner**
> De volgende aanbevelingen kunnen bruikbaar zijn om als huisarts en praktijkondersteuner op evenwichtige wijze, met goede wederzijdse betrokkenheid, tot een optimale invulling van de rolverdeling binnen het eerstelijns diabetesteam te komen.
> - De huisarts voert de jaarcontrole uit en de praktijkondersteuner is verantwoordelijk voor de kwartaalcontroles. Als de huisarts de jaarcontrole niet verricht, kan hij participeren in de diabeteszorg door uitvoering van een patiëntencontact op afspraak na de jaarcontrole.
> - Zorg voor het regulier nabespreken van de patiënten die op controle bij de praktijkondersteuner zijn gezien.
> - Ontwikkel goede werkafspraken voor onderlinge taakafbakening en verantwoordelijkheid.
> - Bespreek samen de richtlijnen, protocollen en werkafspraken die in de eerstelijns diabeteszorg worden gehanteerd.
> - Kies voor gemeenschappelijk nascholen over diabetes mellitus (cursus, gemeenschappelijke tijdschriftabonnementen of artikelen).

Opdracht 15.1
Evalueer de stappen die je als praktijkondersteuner moet nemen wanneer voor een patiënt de introductie van een nieuw geneesmiddel nodig is voor de behandeling van de hyperglykemie

Kernpunten
- De praktijkondersteuner vormt de spil van het eerstelijns diabetesteam.
- De huisarts delegeert werkzaamheden rond de begeleiding van patiënten met type-2-diabetes aan de praktijkondersteuner.
- De praktijkondersteuner vervult deze taak op geprotocolleerde wijze.
- De praktijkondersteuner werkt onder supervisie van de huisarts, die tevens eindverantwoordelijk blijft.
- De praktijkondersteuner is voor haar eigen handelen verantwoordelijk binnen de bevoegdheden zoals die ingeperkt zijn in de Wet beroepen in de individuele gezondheidszorg (Wet BIG).

16 Controle

Samenvatting

In dit hoofdstuk komen zowel de organisatorische als inhoudelijke aspecten aan de orde van de controle van patiënten met type-2-diabetes. Hierbij neemt de praktijkondersteuner een centrale rol in. Controle biedt de kans om tijdig veranderingen in de gezondheidstoestand en ziektebeleving van patiënten te signaleren. Daarnaast kan een controlemoment gebruikt worden voor het bijstellen van het behandelbeleid, om de patiënt te motiveren, in te gaan op vragen of het geven van advies. Het stimuleert de therapietrouw en motiveert patiënten om actief verantwoording te nemen voor hun aandeel in het ziektemanagement. Vanuit de Diabetes Huisartsen Advies Groep (DiHAG) en in de NHG-standaard Diabetes mellitus type 2 wordt de huisarts geadviseerd diabetespatiënten eenmaal per jaar zelf te zien.

16.1 Inleiding – 182

16.2 Oproepsysteem – 182

16.3 Kwartaalcontrole – 182

16.4 Jaarcontrole – 183

16.5 Controle van patiënten in een verzorgingstehuis – 184

16.6 Extra controles – 184

16.7 Dossierbeheer – 184

16.8 Bespreking in een eerstelijns diabetesteam – 185

R. Holtrop, *Dichter bij diabetes*, DOI 10.1007/978-90-368-1053-1_16,
© 2015 Bohn Stafleu van Loghum, onderdeel van Springer Media BV

16.1 Inleiding

Regelmatig contact met de praktijkondersteuner is voor diabetespatiënten erg belangrijk. Het stimuleert de therapietrouw en motiveert patiënten om actief verantwoording te nemen voor hun aandeel in het ziektemanagement. Daarnaast biedt controle de gelegenheid om in te gaan op vragen en op gezette tijden wat diabeteseducatie aan te bieden. Vanuit de Diabetes Huisartsen Advies Groep (DiHAG) wordt de huisarts geadviseerd diabetespatiënten eenmaal per jaar zelf te zien.

16.2 Oproepsysteem

Een sluitend oproepsysteem vereist een nauwkeurige codering in het Huisarts Informatie Systeem (HIS). Diabetespatiënten moeten identificeerbaar zijn op ICPC-codering: type-1-diabetes (90.1), type-2-diabetes (90.2) en gestoorde glucosetolerantie (B85.1). Daarnaast moet het controlesysteem inzicht bieden in de patiënten die geen gehoor geven aan oproepen of gemaakte afspraken niet nakomen. Het is aan te bevelen om elke controle af te sluiten met een afspraak voor de volgende controle. Om voor een gelijkmatige spreiding in de jaarcontroles en een daarmee samenhangende gelijkmatige verdeling in werkbelasting te zorgen, kan jaarcontrole worden gepland in de geboortemaand van de patiënt.

16.3 Kwartaalcontrole

Driemaandelijks verricht de praktijkondersteuner een korte controle die vooral bedoeld is voor het inventariseren van eventuele klachten over en problemen met de behandeling, zoals therapietrouw of bijwerkingen. Deze korte controle duurt 10-15 minuten. Afhankelijk van de aangegeven problematiek wordt bij de controle nader aandacht besteed aan specifieke aspecten van diabetes mellitus (zie ▶ kader).

> **Procedure kwartaalcontrole**
> – Navraag doen naar eventuele klachten.
> – Inventariseren of er problemen zijn rond de gemaakte afspraken over leefstijl en behandeling.
> – Gewicht van de patiënt bepalen.
> – Bloeddruk meten.
> – Resultaten bespreken van de glykemische controle (nuchtere glucose, voor patiënten die met insuline behandeld worden eventuele dagcurves, HbA1c).
> – Bij patiënten met een hoger risico op voetproblemen wordt tevens een voetonderzoek verricht (voor de frequentie van voetonderzoek zie ▶ paragraaf 5.3.3).
> – Therapietrouw bespreken, inventariseren van eventuele bijwerkingen op medicatie.
> – Wijzigingen in de behandeling bespreken en vastleggen in het individuele behandelplan.

16.4 Jaarcontrole

Bij de jaarcontrole wordt de patiënt uitgebreid in beeld gebracht. Deze controle duurt ongeveer 40 minuten. De NHG-standaard beveelt dringend aan de jaarcontrole door de huisarts te laten verrichten. Hiervoor worden verschillende argumenten aangevoerd.
- De huisarts blijft inhoudelijk betrokken bij de diabeteszorg, waardoor hij zijn expertise en ervaring in de diabeteszorg op peil houdt.
- De huisarts laat op deze manier zien dat hij eindverantwoordelijk is en blijft voor de diabeteszorg. (Hierdoor weet de praktijkondersteuner zich tevens juridisch gesteund als het gaat om de afbakening van verantwoordelijkheden.)
- De huisarts blijft daadwerkelijk participeren in het diabetesteam binnen de praktijk en, in bredere zin, de eerstelijns diabetesketenzorg.
- Het versterkt de teamgeest binnen het diabetesteam en voorkomt dat door taakdelegatie de rol van de praktijkondersteuner in de diabeteszorg te solitair wordt.

Soms worden inhoudelijke aspecten van de jaarcontrole gespreid over de verschillende kwartaalcontroles. Hierbij dient ervoor gewaakt te worden dat alle aspecten gestructureerd aan bod komen.

Doet de praktijkondersteuner de jaarcontroles zelf, dan kan gekozen worden voor een aansluitend gesprek met de huisarts over de resultaten. In dit contact moet de huisarts zijn superviserende rol in de diabetesbehandeling benadrukken.

Procedure jaarcontrole
Vraag systematisch naar:
- leefstijl;
- glykemische regulatie;
- klachten die wijzen op macrovasculaire complicaties (inspanningsgebonden angina pectoris, claudicatio intermittens);

en naar eventuele klachten:
- over cognitief functioneren (bij ouderen);
- passend bij neuropathie;
- passend bij autonome neuropathie;
- seksuele klachten bij mannen (erectie-/orgasmestoornissen) en vrouwen (gestoorde lubricatie, vulvovaginale klachten met dyspareunie).

Het laboratoriumonderzoek omvat:
- lipidenspectrum nuchter (totaal cholesterol alsmede de fracties LDL, HDL, triglyceriden);
- kalium (bij hypertensie en in het bijzonder bij patiënten die hiervoor met een ACE-remmer of een angiotensine-II (AT1)-antagonist behandeld worden);
- urineonderzoek op microalbuminurie (albumine-creatinineratio);
- schatting van de creatinineklaring.

Werk vervolgens de volgende punten af:
- bepaal het gewicht;
- meet de bloeddruk;
- verricht voetonderzoek;
- controleer de spuitplaatsen (bij patiënten die insuline gebruiken);
- verwijs voor retinacontrole (fundusfotografie): om de twee jaar als er geen afwijkingen zijn en jaarlijks op indicatie (bij beginnende retinopathie);
- doe navraag of de oproep voor griepvaccinatie is ontvangen.

16.5 Controle van patiënten in een verzorgingstehuis

Voor diabetespatiënten die in een verzorgingstehuis verblijven, zijn meestal aanpassingen in de organisatie van de diabeteszorg nodig. De intensiteit van de diabetesbehandeling in relatie tot de gehanteerde streefwaarden, de frequentie van de controles en waar en door wie de controles worden uitgevoerd, worden afgestemd op de conditie van de oudere diabetespatiënt. Het verzorgend personeel heeft veelal een aandeel in het verrichten van de controle van de nuchtere glucose.

De praktijkondersteuner kan de diabeteszorg coördineren door een categoriaal spreekuur op te zetten in het verzorgingstehuis. Daarnaast kan de praktijkondersteuner als een soort coach het verzorgend personeel in het verzorgingstehuis aansturen en een deel van de uit te voeren onderzoeken delegeren aan het verzorgend personeel (zoals wegen, bloeddruk meten, nuchtere glucose bepalen). Het is hierbij van belang dat de verzamelde gegevens zorgvuldig en uniform in het HIS genoteerd worden.

16.6 Extra controles

Het kan nodig zijn om de diabetespatiënt extra controles aan te bieden, bijvoorbeeld bij ernstige voetproblematiek. Daarnaast vereist instellen op insuline vaak extra controlemomenten, zowel voor instructie als voor het bespreken van de eerste glucosedagcurves. Daarnaast verlangt de educatie over de instructie voor glucosezelfcontrole meer controlemomenten dan het reguliere schema van kwartaal- en jaarcontroles biedt, net als de intensievere begeleiding rond gewichtsreductie of aanpassingen in de medicatie voor de behandeling van hypertensie of bloedglucose. De praktijkondersteuner kan ervoor kiezen een deel van de extra controles via de praktijkassistente te laten verlopen. Het is dan wel belangrijk om te zorgen voor een uniforme registratie en heldere werkafspraken.

16.7 Dossierbeheer

Maak voor de controles van de patiënten in het HIS aparte onderzoeken aan voor jaar- en kwartaalcontrole, met alle relevante parameters. Zorg dat er steeds op dezelfde manier in de aangemaakte onderzoeken in het HIS wordt geregistreerd. Dit is vooral van belang wanneer er verschillende disciplines bij de controles van de diabetespatiënten betrokken zijn of wanneer de controles op verschillende locaties worden uitgevoerd. Binnen een goede ketenzorgorganisatie zijn goede ICT-voorzieningen noodzakelijk voor actuele en complete informatievoorziening voor alle zorgverleners. Evaluatie van kwaliteit van zorg is onmogelijk als die voorzieningen ontbreken. De ontwikkeling van een elektronisch patiëntendossier voor diabetespatiënten en alle daarbij betrokken zorgverleners heeft daarom voor de komende periode de hoogste prioriteit. In maart 2008 is daartoe door het ministerie van VWS en zorgorganisaties een manifest ondertekend. Binnen vijf jaar moeten er technische standaarden ontwikkeld zijn voor het uitwisselen van diabeteszorggerelateerde informatie. Met de diverse aanbieders van ICT-oplossingen wordt gestreefd naar een gezamenlijk product.

16.8 Bespreking in een eerstelijns diabetesteam

Het is erg belangrijk dat de resultaten van de kwartaalcontroles structureel gezamenlijk worden besproken door praktijkondersteuner en huisarts. In deze bespreking komen de opvallende resultaten uit de controle aan de orde en wordt het behandelplan zonodig bijgesteld. In de nabespreking weet de praktijkondersteuner zich gesteund door de superviserende huisarts en blijft de huisarts goed geïnformeerd over het wel en wee van de diabetespatiënten. Met de nabespreking wordt ook recht gedaan aan de verantwoordelijkheden die de praktijkondersteuner in de diabetesbehandeling kan en mag dragen.

Zo nodig kunnen ook andere zorgverleners uit de diabetesketenzorg deelnemen aan de patiëntenbesprekingen. Zo kan het zinvol zijn om eenmaal per jaar de patiënten gezamenlijk te bespreken in aanwezigheid van een apotheker. Hierbij kan extra aandacht gegeven worden aan aspecten als polyfarmacie, bijwerkingen en interacties van geneesmiddelen, of consequenties van diabetesgerelateerde complicaties (zoals een verminderde nierfunctie) voor de medicamenteuze behandeling. Voor transmurale afspraken zie ▶ hoofdstuk 19.

> **Opdracht 16.1**
> Evalueer het controlesysteem in de eigen praktijksituatie als praktijkondersteuner.

Kernpunten
- De praktijkondersteuner begeleidt de patiënten met type-2-diabetes in de vorm van de gestandaardiseerde en gestructureerde controles. Deze controles zijn onder te verdelen in drie kwartaalcontroles en één jaarcontrole.
- De huisarts behoort een aandeel in de controles te hebben. Bij voorkeur vervult hij (een deel van) de jaarcontrole of een afspraak in aansluiting op de jaarcontrole.
- De praktijkondersteuner is bij de controles verantwoordelijk voor het oproepsysteem en goede verslaglegging.
- De praktijkondersteuner heeft bij de uitvoering van de controles recht op goede supervisie en nabespreking.

Educatie

Samenvatting

Er wordt wel gesteld dat bij een chronische ziekte als type-2-diabetes de behandeling voor 95% in handen van de patiënt zelf ligt. Mensen zijn de manager van hun diabetes mellitus, in de context van andere doelen en prioriteiten wat betreft gezondheid en andere levensterreinen. Mensen spannen zich in voor een behandeling waarmee ze akkoord gaan en waarvan ze dagelijks de consequenties moeten dragen en de beperkingen ervaren. Voor de rol van medebehandelaar van hun diabetes mellitus hebben patiënten een scala van inzichten, vaardigheden en handvatten nodig. Goede educatie en voorlichting vormen daarom een van de hoekstenen in de begeleiding van patiënten met type-2-diabetes. Educatie blijft een belangrijk aspect van de begeleiding van patiënten met type-2-diabetes gedurende het gehele ziekteproces, vanaf het stellen van de diagnose tot en met de fase waarin sprake is van geïntensiveerde behandeling en complicaties.

17.1 Inleiding – 188

17.2 Doelstellingen voor educatie – 189

17.3 Vormen van diabeteseducatie – 190

17.4 Motivational interviewing – 191

17.5 Uitgangspunten van motivational interviewing – 193

R. Holtrop, *Dichter bij diabetes*, DOI 10.1007/978-90-368-1053-1_17,
© 2015 Bohn Stafleu van Loghum, onderdeel van Springer Media BV

17.1 Inleiding

Er wordt wel gesteld dat bij een chronische ziekte als type-2-diabetes de behandeling voor 95% in handen van de patiënt zelf ligt. Mensen zijn de manager van hun diabetes mellitus, in de context van andere doelen en prioriteiten op zowel gezondheidsvlak als andere levensterreinen. Mensen spannen zich in voor een behandeling waarmee ze akkoord gaan en waarvan ze dagelijks zelf de consequenties moeten dragen en de beperkingen ervaren. Voor de rol van medebehandelaar van hun diabetes mellitus hebben patiënten een scala van inzichten, vaardigheden en handvatten nodig. Goede educatie en voorlichting vormen daarom een van de hoekstenen in de begeleiding van patiënten met type-2-diabetes. Ze zijn en blijven een essentieel onderdeel van de begeleiding gedurende het gehele ziekteproces, vanaf het stellen van de diagnose diabetes mellitus tot en met de fase waarin er sprake is van geïntensiveerde behandeling en complicaties (figuur 17.1).

De nummers 1-5 in figuur 17.1 geven de momenten aan waarop educatie extra aandacht moet krijgen.
1. Educatie na het stellen van de diagnose (met aandacht voor voeding, gewichtsreductie, lichaamsbeweging en stoppen met roken).
2. Educatie bij de introductie van de eerste bloedglucoseverlagend medicatie, in de regel metformine (met aandacht voor werkingsprincipe, bijwerkingen op gastro-intestinaal vlak, moment van innemen).
3. Educatie bij toevoeging van een tweede bloedglucoseverlagende geneesmiddel; meestal een sulfonylureumderivaat (met aandacht voor werkingsprincipe en bijwerkingen zoals kans op hypoglykemie en gewichtstoename).
4. Educatie bij toevoegen van NPH-insuline aan de combinatie van twee bloedglucoseverlagende middelen (metformine en sulfonylureumderivaat) (met aandacht voor het belang van intensiveren van de therapie voor het behalen van de glykemische streefwaarden, hypoglykemie, titreren op nuchtere bloedglucose, gewichtstoename en de praktische aspecten van insulinetherapie).
5. Educatie bij de overstap naar basaalbolustherapie (met aandacht voor glucosedagcurves, flexibiliteit, mogelijkheden voor aanpassing van de insulinedosering).

Educatie heeft als doel de patiënt met diabetes mellitus tot een competente medebehandelaar van zijn eigen ziekte te maken. Educatie leidt de patiënt op tot een zelfstandige eigen bijdrage aan het ziektemanagement. Deze competentie valt uiteen in inzicht in de ziekte, vaardigheden om met de ziekte om te gaan en het ontwikkelen van een adequate attitude ten opzichte van de ziekte, waarbij medeverantwoordelijkheid wordt gedragen voor de behandeling ervan (leefstijladvies volgen, zelfcontrole en 'compliance' bij de medicamenteuze behandeling).

Educatie op maat, toegesneden op specifieke problemen
Afhankelijk van de fase van het ziekteproces waarin de patiënt zich bevindt of de problemen die zich voordoen, zal de praktijkondersteuner bij educatie over diabetes mellitus verschillende aspecten van de ziekte met de patiënt doornemen:

17.2 · Doelstellingen voor educatie

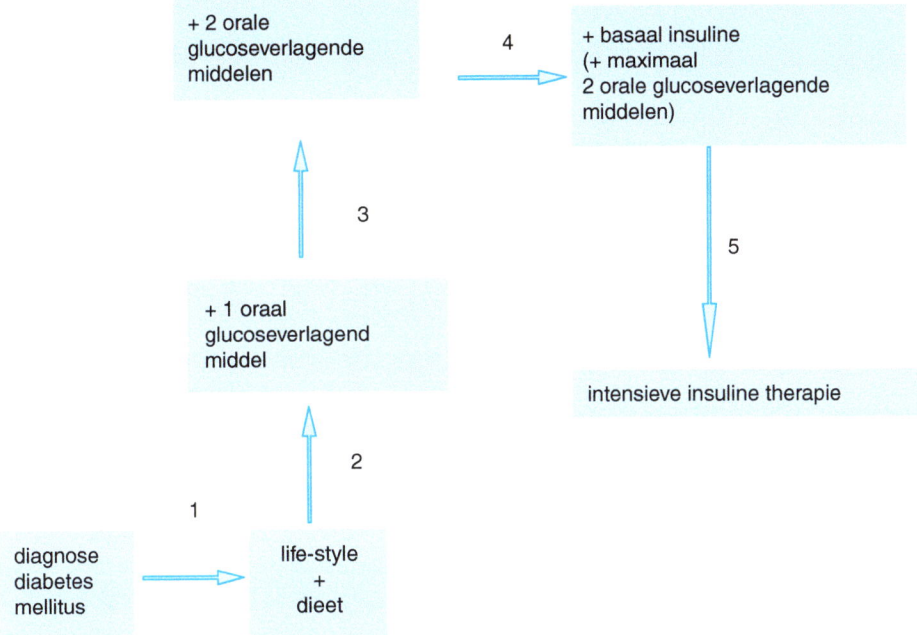

Figuur 17.1 De verschillende fasen in het ziekteproces bij type-2-diabetes ingedeeld naar niveau van behandelintensiteit met de bijbehorende educatie. Zie tekst voor een beschrijving van de nummers 1-5.

- algemene diabeteseducatie;
- educatie over voeding;
- educatie over lichaamsbeweging;
- educatie rond praktische aspecten van behandeling (inname medicatie, bijwerkingen, zelfcontrole, spuitinstructie, herkenning en opvang van hypoglykemie);
- educatie over intensivering van de behandeling;
- educatie over diabetesgerelateerde complicaties en de preventie daarvan;
- educatie van partner en andere verwanten (voeding, herkenning en opvang hypoglykemie, psychologische aspecten voor patiënt en gezinssysteem);
- educatie ter bevordering van motivatie en compliance;
- educatie over zelfmanagement bij diabetes mellitus.

17.2 Doelstellingen voor educatie

Bij diabeteseducatie kan men diverse doelstellingen formuleren. Aan de hand daarvan kan tevens geëvalueerd worden of educatie effect heeft. Voorbeelden van dergelijke doelstellingen zijn:
- lichamelijke activiteit is geïntegreerd in een dagelijks regime;
- er vindt evenwichtige menuplanning plaats (afgestemd op caloriebehoefte, verdeeld over maaltijden en tussendoortjes);

- medicatie wordt met goede compliance gebruikt;
- er vindt goede glucosezelfcontrole plaats met schriftelijke rapportage;
- er is structureel probleemoplossend vermogen voorhanden ten aanzien van diabetesgerelateerde problematiek (hyperglykemie, hypoglykemie, ziektedagen);
- er worden effectieve preventiestrategieën uitgevoerd ter voorkoming van acute en chronische diabetescomplicaties.

Bij de diabeteseducatie zijn verschillende zorgverleners betrokken. Daarmee is diabeteseducatie per definitie multidisciplinair van aard. Naast praktijkondersteuners en diabetesverpleegkundigen hebben ook diëtisten, fysiotherapeuten en podologen hun aandeel in de educatie en voorlichting van diabetespatiënten. Afhankelijk van de onderlinge werkafspraken in de regio en binnen een Diabetes Zorg Groep en de competenties van de praktijkondersteuner, zal deze verschillende aspecten van de educatie zelf geven of delegeren aan een van de andere zorgverleners. Diabeteseducatie is multidisciplinair van aard. Hierbij moet door de betrokken zorgverleners onderling goed worden afgestemd welke informatie gegeven wordt en hoe deze inhoudelijk wordt overgebracht. Wanneer de informatie niet consistent en eenduidig is, ontstaat er verwarring bij de patiënt. Behalve voor de verstrekking van informatie en instructie is educatie ook van belang voor het bijstellen van eventuele niet-realistische verwachtingen omtrent de behandeling en het effect daarvan op eventueel aanwezige diabetesgerelateerde problemen (bijvoorbeeld overgewicht, algemeen welbevinden, seksueel disfunctioneren). Realistische verwachtingen kunnen teleurstellingen voorkomen.

17.3 Vormen van diabeteseducatie

Educatie kan individueel of op groepsniveau worden gegeven. Bij nieuwe patiënten, bij wie de diagnose diabetes mellitus recent is gesteld, zal veelal behoefte aan individuele educatie bestaan. Het voordeel van groepseducatie is dat patiënten hun ervaringen kunnen delen en van elkaars vragen kunnen leren. Andere leden van een groep kunnen voor de individuele patiënt deels een voorbeeldfunctie vervullen. Op een nog grootschaliger niveau kunnen ook voorlichtingsbijeenkomsten voor grotere groepen georganiseerd worden. Hiervan is het voordeel dat patiënten eventuele verwanten kunnen meebrengen en dat aan de patiënt educatie of voorlichting van meerdere zorgverleners tijdens één bijeenkomst kan worden aangeboden. Op regionaal niveau organiseren de regioafdelingen van de Diabetes Vereniging Nederland regelmatig voorlichtingsavonden. Meestal worden hierbij diabeteszorgverleners uit de eigen regio ook als spreker ingezet.

Educatie kan in verschillende vormen worden aangeboden. Bij een educatieve voordracht heeft de toehoorder een passieve rol. Deze vorm leent zich voor educatie aan grotere groepen. Daarnaast kan educatie als (groeps)discussie worden aangeboden. Hierbij is de dynamiek sterker en de inbreng van de toehoorders groter. Voor uitleg van praktische aspecten zoals spuitinstructie, individueel of aan een kleinere groep, kan een demonstratie een geschikte educatievorm zijn. Educatie kan ook schriftelijk worden aangeboden. Hiervoor is veel materiaal beschikbaar. Daarbij is van belang dat de bij de diabeteszorg betrokken zorgverleners afspraken met elkaar maken over foldermateriaal dat bij de educatie wordt ingezet. Voorbeelden van bruikbaar foldermateriaal zijn de NHG-patiëntenbrieven en de folders van de DVN en de NDF. Door de Diabetes Study Group van de EASD zijn in de afgelopen jaren 'teaching letters' ontwikkeld over diverse diabetesgerelateerde onderwerpen (zie ▶ www.dseg.org). Ook op ▶ www.diabetes2.nl zijn patiëntenbrieven te downloaden over diabetes in het algemeen, voedingsadviezen, controle, behandeling en ontregeling van diabetes en voetverzorging. Naast schriftelijk materiaal kunnen ook audiovisueel materiaal en computergestuurde programma's bij educatie worden ingezet.

In elke fase zullen er bij de diabeteseducatie andere accenten worden geplaatst, afhankelijk van problemen die de ziekte met zich meebrengt (zie ❑ figuur 17.1). Nadat de diagnose diabetes mellitus is gesteld, vindt, verdeeld over meerdere contacten, uitvoerige voorlichting plaats. De eerste stap in de behandeling van diabetes mellitus is niet-medicamenteus en bestaat uit gedegen voorlichting waarbij adviezen worden gegeven met betrekking tot dieet en lichaamsbeweging. Volgens de NHG-standaard dient gedurende drie maanden het effect van deze educatieve voorlichting te worden afgewacht alvorens men starten van medicatie moet overwegen. Ook zal na het stellen van de diagnose uitleg gegeven worden over het belang van een goede glykemische controle, regulatie van bloeddruk en lipiden en stoppen met roken, om de kans op diabetesgerelateerde complicaties te beperken.

Bij alle hier opvolgende behandelfasen blijven de adviezen omtrent dieet en leefstijl gelden. Bij toenemende intensivering van de behandeling zal separaat aandacht geschonken moeten worden aan gewichtsbeheersing. Bij intensivering van insulinetherapie zal ten behoeve van de flexibiliteit ook het leren rekenen met koolhydraten moeten worden uitgelegd. Bij introductie van insulinetherapie zal in de educatie aandacht besteed worden aan waarom starten met insuline noodzakelijk is, aan zelfcontrole en de uitvoering daarvan, aan praktische aspecten van het injecteren van insuline, aan hypoglykemie en de opvang daarvan en aan hoe te handelen bij ontregelde diabetes. Bij intensivering van insulinetherapie zal moeten worden ingegaan op de flexibiliteit van het behandelschema. Het is bij educatie erg belangrijk om te verifiëren of de aangeboden informatie opgenomen en begrepen wordt. Ook moet er bij het verstrekken van informatie ruimte blijven voor vragen van de kant van de patiënt.

17.4 Motivational interviewing

'Motivational interviewing' (MI), ook wel motiverende gespreksvoering genoemd, is een strategie die kan bijdragen aan zelfmanagement. Het is een patiëntgerichte en directieve counselingstijl, waarbij mensen ertoe gebracht worden om zelf hun ambivalentie te onderzoeken, in de veronderstelling daarmee een proces van gedragsverandering in gang te zetten. Het betreft een gidsende, doelgerichte stijl van communicatie, waarbij de persoon centraal staat en vanuit samenwerking de intrinsieke motivatie voor verandering wordt uitgedaagd en versterkt.

Hierbij wordt veelal gebruik gemaakt van het 'stages of change'-model, waarin vijf motivationele stadia te onderscheiden zijn (zie ❑ figuur 17.2). Hierbij is het noodzakelijk dat de interventie van de hulpverlener wordt afgestemd op de fase van gedragsverandering

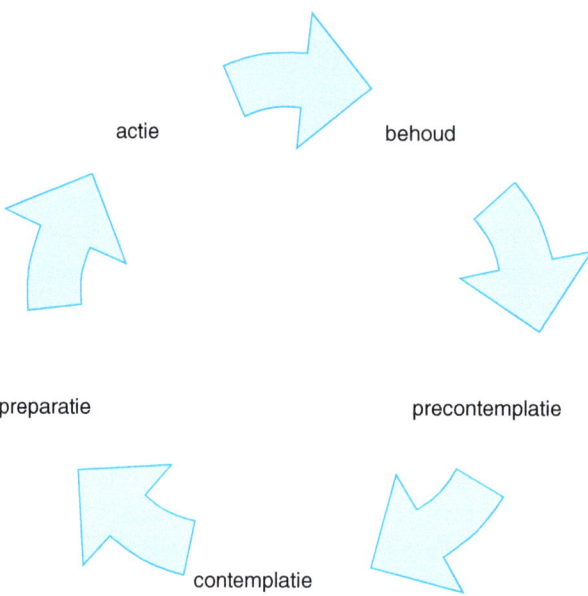

Figuur 17.2 De vijf verschillende fasen van motivational interviewing.

waarin de patiënt zich bevindt. Het is belangrijk zich te realiseren dat motivatie niet stabiel of onveranderlijk is, maar kan fluctueren per moment of situatie. Ook is de ontwikkeling van de bereidheid tot verandering afhankelijk van de opstelling van de zorgverlener in de interactie met de patiënt.

Uitgangspunt bij motiverende gespreksvoering is de autonomie van de patiënt, een gelijkwaardige verhouding tussen hulpverlener en patiënt en een werkwijze waarbij wordt geprobeerd op een uitlokkende manier middelen en motivatie die reeds bij de patiënt aanwezig zijn, naar boven te halen. Vanuit een externe positie motivatie introduceren, is niet waar het om gaat.

In de eerste fase (precontemplatie) ontbreekt de bewustwording en wordt gedragsverandering nog niet eens overwogen. In de tweede fase (contemplatie) worden voor- en nadelen van zowel het huidige gedrag als het nieuwe gedrag op een rijtje gezet, echter nog zonder concrete plannen voor verandering op korte termijn. In de derde fase (voorbereidingsfase) ontwikkelen zich concretere plannen om het gedrag op kortere termijn te veranderen. In deze fase is men duidelijk overtuigd van de nadelen van het huidige gedrag en de voordelen van gedragsverandering, maar een duidelijk zicht op hoe de gedragsverandering voltrokken moet worden kan nog ontbreken. In deze fase kunnen factoren in de omgeving of het ontbreken van specifieke vaardigheden de gedragsverandering nog in de weg staan. In de vierde fase (actiefase) bezit het individu de benodigde vaardigheden en zijn andere externe hindernissen voor verandering opgeheven, waardoor het gedrag veranderd wordt. Hierna volgt nog de fase van gedragsbehoud, waarin de condities verwerkelijkt worden om terugval in het oude gedrag te voorkomen en volhouden van het nieuwe gedrag te versterken. Om de overgang tussen elk van de vijf fasen mogelijk te maken, kan men bepaalde interventies toepassen die moeten aansluiten bij de fase waarin de patiënt zich bevindt. Om van precontemplatie naar contemplatie te komen en bewustwording van de noodzaak tot verandering te bereiken, kan gebruik gemaakt worden van confrontatie met en interpretatie van het ongewenste gedrag en educatie over het te bereiken wenselijke gedrag. Hierbij zal aandacht besteed moeten worden aan de (voor- en nadelen van oud en nieuw gedrag en de affectieve en cognitieve componenten, de sociale invloed (normen, druk, steun) die met beide vormen van gedrag verbonden zijn. Er kan gepoogd worden om via een emotioneel appel een zekere beroering te bereiken door bijvoorbeeld op schadelijke gevolgen van het gedrag voor anderen te wijzen of door persoonlijke getuigenissen in te brengen. Doel is om de balans te laten doorslaan in de richting van verandering. Om van contemplatie tot de voorbereidingsfase te komen kan het helpen om gezonde rolmodellen te introduceren die tot een herevaluatie van de patiënt bijdragen en het zelfvertrouwen in de mogelijkheden tot gedragsverandering vergroten. In deze fase moet de strategie bepaald worden om de bedoelde gedragsverandering door te voeren. Het gaat in deze overgang om het aanreiken van keuzemogelijkheden tot verandering en vergroting van zelfvertrouwen. Hierna gaat voorbereiding over in actie, waarbij cliënt stap voor stap de geplande strategie uitvoert en tot gedragsverandering komt. Om vervolgens tot behoud van het gewenste gedrag te komen, is bekrachtiging nodig in de vorm van beloning, evenals feedback over de winst van de succesvolle verandering. Plan hierbij strategieën in om eventuele terugval in oud gedrag te pareren. Belangrijk hierbij is om stimuli die ongezond gedrag uitlokken te verwijderen.

17.5 Uitgangspunten van motivational interviewing

- Motivatie tot verandering komt vanuit de patiënten en wordt niet van buitenaf opgelegd.
- De verantwoordelijkheid voor het zoeken van een oplossing voor de eigen ambivalentie wordt bij de patiënt neergelegd.
- De verhouding tussen patiënt en therapeut is gelijkwaardig en de exploratie vindt in een kalme, uitnodigende sfeer plaats.
- De behandelaar is directief in het bijstaan van de patiënt, die haar eigen ambivalentie onderzoekt en oplost. Overreden en van buitenaf opleggen zijn geen effectieve middelen voor het oplossen van iemands ambivalentie.
- De bereidheid tot gedragsverandering is dynamisch en fluctueert op de wisselwerking tussen patiënt en behandelaar.
- Er wordt gebruik gemaakt van middelen zoals open vragen stellen, ondersteunen en bevestigen, spiegelen via samenvattingen, reflectief luisteren en uitnodigen tot uitspraken die een verandering markeren.

Vijf fasen van motivational interviewing
1. *Voorbeschouwingsfase*, waarin men zich nog niet bewust is van een probleem en niet overweegt om zijn gedrag te veranderen (*precontemplation*).
2. *Overpeinzingsfase*, waarin men de voor- en nadelen afweegt en overweegt om (binnen zes maanden) het gedrag te veranderen (*contemplation*).

3. *Voorbereidingsfase*, waarin men zich voorneemt om (binnen een maand) wat aan het gedrag te doen (*preparation*).
4. *Actiefase*, waarin men het nieuwe gedrag vertoont (*action*).
5. *Fase van gedragsbehoud*, waarin men het nieuwe gedrag (al zes maanden) heeft volgehouden (*maintenance*).

Als het nieuwe gedrag niet wordt volgehouden, treedt er terugval op naar een eerdere fase (*relapse*). Sommige mensen gaan sneller dan andere en sommige blijven in een bepaalde fase steken. Mensen kunnen op elk punt het model binnenkomen of uitgaan. In de begeleiding van patiënten met type-2-diabetes kan motivational interviewing voor de praktijkondersteuner in verschillende situaties bruikbaar zijn: bij matige 'compliance' of niet verschijnen op de gemaakte afspraken, bij weerstand tegen of gebrek aan motivatie voor gewichtsreductie, bij moeite om tot meer lichaamsbeweging te komen, bij uitstellen van stoppen met roken of aarzeling over starten met insulinetherapie. Het is belangrijk om onderwerpen die men met behulp van motivational interviewing verder wil exploreren in samenspraak met de patiënt uit te zoeken. Hierbij zullen prioriteiten gesteld moeten worden en zal men ervoor moeten waken om alles tegelijk te willen aanpakken. Ook bij het verstrekken van informatie is beperking tot relevante en bevattelijke uitleg gewenst. (Voor meer informatie over motivational interviewing zie ▶ www.diabeteszorgbeter.nl of het boek *Motivational interviewing*.)

Opdracht 17.1

Op het spreekuur komt mevrouw Z. De praktijkondersteuner heeft met de huisarts besproken dat mevrouw Z. voor het optimaliseren van haar glucosecontrole toe is aan de introductie van eenmaal daags NPH-insuline. Ze gebruikt reeds driemaal daags 850 mg metformine en eenmaal daags 6 mg glimepiride. Het HbA1c is 7,8 mmol/L en de nuchtere glucose loopt op tot 8,6 mmol/L. Aan welke educatie-aspecten besteedt u aandacht bij de uitbreiding van de behandeling met insuline?

Kernpunten

- Educatie van patiënten met diabetes mellitus neemt een essentiële plaats in vanaf het moment dat de diagnose is gesteld tot in de fase waarin de behandeling steeds verder geïntensiveerd wordt en eventueel diabetesgerelateerde complicaties optreden.
- Bij diabeteseducatie gaat het om het zich eigen maken van kennis, vaardigheden en een attitude omtrent diabetes mellitus.
- Educatie dient de diabetespatiënt op te leiden tot een competente partner die door zelfmanagement medeverantwoordelijkheid kan dragen voor de behandeling van zijn diabetes mellitus.
- Diabeteseducatie is multidisciplinair van aard.

Kwaliteitsaspecten van diabeteszorg

Samenvatting

Een belangrijk aspect van het leveren van zorg is de reflectie op de kwaliteit die geleverde zorg heeft. Dat geldt ook in de diabeteszorg. Naar zorg kan vanuit verschillende invalshoeken en op diverse niveaus gekeken worden. Uiteindelijk worden zorgverleners weer afgerekend op de kwaliteit van de geboden zorg. Bij de wijze waarop ziektekostenverzekeraars naar zorgkwaliteit kijken, kan dit 'afrekenen' heel letterlijk worden opgevat. Zij hebben, in overleg met diabeteszorgverleners, parameters geformuleerd die als relevant beschouwd en als indicator gezien worden voor de kwaliteit van de diabeteszorg. Kwaliteit wordt hierbij, voor verdere objectivering, zowel in proces- als uitkomstmaten vertaald.

18.1 Inleiding – 196

18.2 Reflectie op de kwaliteit van eigen zorg – 196

18.3 NHG-indicatoren voor diabeteszorg in de huisartspraktijk – 197

18.4 Wetenschappelijke artikelen – 198

18.1 Inleiding

Een belangrijk aspect van het leveren van zorg is de reflectie op de kwaliteit die geleverde zorg heeft. Dat geldt ook in de diabeteszorg. Naar zorg kan vanuit verschillende invalshoeken en op diverse niveaus gekeken worden. Uiteindelijk worden zorgverleners weer afgerekend op de kwaliteit van de geboden zorg. Bij de wijze waarop ziektekostenverzekeraars naar zorgkwaliteit kijken, kan dit 'afrekenen' heel letterlijk worden opgevat. De ziektekostenverzekeraars hebben, in overleg met diabeteszorgverleners, parameters geformuleerd die als relevant beschouwd worden en als indicator gezien worden voor de kwaliteit van de diabeteszorg. Kwaliteit wordt hierbij, voor verdere objectivering, zowel in proces- als uitkomstmaten vertaald.

18.2 Reflectie op de kwaliteit van eigen zorg

Hoe goed is de zorg voor diabetespatiënten die in de praktijk geleverd wordt? Als we willen stilstaan bij de kwaliteit van de geleverde zorg, kunnen we een evaluatie uitvoeren aan de hand van een aantal punten (zie kader).

Evaluatie van geleverde zorg
- Voor hoeveel diabetespatiënten wordt zorg geleverd?
- Hoeveel functie-eenheden voor praktijkondersteuning zijn er voor de praktijk?
- Hoeveel patiënten zijn er met type-2-diabetes en hoeveel met type-1-diabetes? Hoeveel patiënten met een gestoorde glucose? Hoeveel staan er onder controle van de praktijkondersteuner/huisarts en hoeveel worden er gevolgd door de internist? (Zijn deze gegevens goed te extraheren uit het HIS?)
- Welke ICPC-coderingen worden er gebruikt? Is het gebruik van ICPC-codes consequent?
- Wie voert de kwartaalcontroles uit? Wie voert de jaarcontroles uit? Hoeveel tijd is er voor de verschillende controles?
- Is de rapportage van de controles (risicoprofiel/gegevens kwartaal- en jaarcontroles) als onderzoek in het HIS aangemaakt? Wordt er episodegericht geregistreerd?
- Zijn er vaste verwijs- en werkafspraken met een podotherapeut/pedicure?
- Zijn er vaste verwijs- en werkafspraken met een diëtiste?
- Is er vast werkoverleg/nabespreking tussen praktijkondersteuner en huisarts?
- Hoe is het agendabeheer van de praktijkondersteuner? Krijgen patiënten na controle een volgende afspraak mee?
- Wat gebeurt er met patiënten die niet op controle verschijnen?
- Hoe verloopt de controle voor patiënten die niet naar de praktijk kunnen komen (zoals thuiswonende bejaarden, patiënten in verzorgingstehuizen)?

- Is er een registratie van diabetesgerelateerde complicaties? (microvasculair: retinopathie en/of behandeling daarvoor; nierfunctievermindering en/of behandeling daarvoor) (macrovasculair: myocardinfarct, cerebrovasculair accident, perifeer arterieel vaatlijden)
- Welk percentage van de patiënten onderging het afgelopen jaar voetonderzoek?
- Welk percentage van de patiënten onderging het afgelopen jaar oogonderzoek?
- Wat is de taak van de praktijkassistentes bij de diabeteszorg in de praktijk?
- Zijn er werkafspraken over bloeddrukmeting en glucosebepaling op de praktijk?
- Zijn er werkafspraken met het regionaal klinisch-chemisch lab over testen/ijken van glucosemeters?
- Wordt er gebruik gemaakt van locoregionale transmurale verwijsafspraken?
- Welke protocollen worden er gebruikt voor de diabeteszorg in de praktijk?
- Zijn er afspraken over gebruik van patiëntenbrieven/folders bij de educatie van de diabetespatiënten?
- Tot welk niveau wordt er geïntensiveerd bij insulinetherapie voor type-2-diabetes?
- Hoe is het opleidingsniveau van de praktijkondersteuners (BIG-geregistreerd)? Hoeveel tijd wordt er per jaar besteed aan (na)scholing?

Aan de hand van de gemaakte inventarisatie kunnen we punten ontdekken die voor verbetering vatbaar zijn en waarvoor een verbetertraject in gang gezet kan worden. Het kan ook zinvol zijn om over en weer met collega's afspraken te maken over een geprotocolleerde visitatie. Belangrijk werk op het gebied van kwaliteitsevaluatie van de diabeteszorg in de praktijk is gedaan door mevrouw M. van der Leeden, in de vorm van het ontwikkelde Diabetes Implementatie Traject. (Het merendeel van de hierboven puntsgewijs aangevoerde praktijkaspecten komt in haar evaluatie aan de orde.)

18.3 NHG-indicatoren voor diabeteszorg in de huisartspraktijk

Zorgkwaliteit kan geobjectiveerd worden via zogenaamde indicatoren. Kwaliteit, ook in diabeteszorg, is een abstract begrip. In 2007 zijn voor het eerst door de NHG indicatoren geformuleerd, die het mogelijk maken om de diabeteszorg in de huisartspraktijk zowel procesmatig als voor zorguitkomst te meten. Indicatoren zijn bedoeld om een toestand of veranderingen in beeld te brengen. Deze indicatoren zijn zowel intern te gebruiken, als voor rapportage over diabeteszorg aan derden (voor benchmarkbesprekingen op niveau van een zorggroep of in gesprek met ziektekostenverzekeraars). Sinds 2007 heeft de set van indicatoren diverse wijzigingen ondergaan; de laatste update is van mei 2015.

De hier voorliggende set diabetesindicatoren beschrijft een breed palet aan meetbare aspecten van diabeteszorg. Het blijft echter belangrijk zich te realiseren dat de indicatoren niet alle aspecten van diabetes of van diabeteszorg kunnen raken. Het gaat hierbij deels om procesindicatoren (wat is er gebeurd?) en deels om zogenaamde uitkomstindicatoren (wat is het effect?). Onder effecten vallen directe effecten (zoals metabole effecten) en late effecten (zoals complicaties). In alle gevallen gaat het om aspecten van diabeteszorg die de huisarts routinematig vastlegt in het EPD.

Met name voor de uitkomstindicatoren gelden bij de interpretatie beperkingen. Ten eerste zal het bij bepaalde uitkomstindicatoren gaan om percentages die zijn berekend op kleine aantallen. Dat betekent dat de betrouwbaarheid van zo'n percentage betrekkelijk laag is. Ten tweede zijn er verschillen tussen de patiëntenpopulaties van praktijken die niet in de definitie van de indicatoren zijn verdisconteerd, de 'case mix'. Het kan hierbij gaan om aspecten als de leeftijdsopbouw of de sociale samenstelling van de praktijkpopulatie. Om deze twee redenen valt het aan te bevelen om alle indicatoren te interpreteren met een zekere marge. Wat die marge precies moet zijn, kan proefondervindelijk vastgesteld worden wanneer meer gegevens beschikbaar komen.

Tussen de uitkomst van een specifieke uitkomstindicator en de kwaliteit van de huisartsenzorg in een huisartsenpraktijk is geen rechtstreeks causaal verband aan te geven. De uitkomst op een specifieke indicator is vrijwel altijd multifactorieel bepaald. Het is dus altijd zaak om per indicator of combinatie van indicatoren te bezien wat er aan de hand is en te bepalen of en hoe de huisarts of de huisartsenpraktijk een bijdrage kan leveren om verbetering te realiseren.

In ◘ tabel 18.1 staan de NHG-indicatoren diabeteszorg in de huisartspraktijk. Per indicator is aangegeven of het een proces- of uitkomstindicator betreft.

18.4 Wetenschappelijke artikelen

Op grond van groeiend inzicht en gestoeld op innoverend wetenschappelijk onderzoek is behandeling van type-2-diabetes voortdurend aan verandering onderhevig. Het is niet altijd eenvoudig om recent verschenen onderzoek op waarde te schatten en op verantwoorde wijze te implementeren in bestaande behandelalgoritmen. Herziening van richtlijnen vindt meestal om de vijf jaar plaats, waardoor het soms enige tijd duurt voor nieuwe behandelmogelijkheden beoordeeld worden en een plaats krijgen in een herziene richtlijn of standaard. Het is niet ongewoon dat patiënten aankomen met een behandelvoorstel dat gebaseerd is op recent onderzoek. Soms wordt dit aangereikt door patiëntenverenigingen, lotgenoten of geïnteresseerde en mondige verwanten. De praktijkondersteuner mag niet zelfstandig wijzigingen in het behandelplan mag doorvoeren. Wel mag verwacht worden dat de praktijkondersteuner zich zelfstandig op vernieuwingen in het vakgebied weet te oriënteren en zich hierover voor de patiënten tot een competente gesprekspartner blijft ontwikkelen. Het is belangrijk om nieuwe informatie goed te kunnen beoordelen en te beschouwen in het kader van specifieke kenmerken van de patiënt.

Tabel 18.1 NHG-indicatoren diabeteszorg in de huisartspraktijk.

nummer	indicator	toelichting
gehele praktijkpopulatie (vaste, bij de huisarts ingeschreven patiënten)		
1	percentage bekende patiënten met diabetes (eerste en tweede lijn) in de praktijkpopulatie aan het einde van de rapportageperiode	noemer is praktijkpopulatie
2	percentage patiënten met diabetes type 1 van alle bekende diabetespatiënten (eerste en tweede lijn) in de praktijkpopulatie aan het einde van de rapportageperiode	noemer is bekende diabetespatiënten
3	percentage patiënten met diabetes type 2 van alle bekende diabetespatiënten (eerste en tweede lijn) in de praktijkpopulatie aan het einde van de rapportageperiode	noemer is bekende diabetespatiënten
4	percentage patiënten met diabetes type 2 die in de eerste lijn worden behandeld (definitie: huisarts is hoofdbehandelaar voor 12 maanden of meer) in de praktijkpopulatie aan het einde van de rapportageperiode	noemer is praktijkpopulatie
5	percentage patiënten met diabetes type 2 die in de eerste lijn worden behandeld (definitie: huisarts is hoofdbehandelaar voor 12 maanden of meer) en die 12 maanden of meer zijn ingeschreven in de praktijkpopulatie aan het einde van de rapportageperiode	noemer is praktijkpopulatie
HbA1c		
6	percentage patiënten met diabetes type 2 bij wie HbA1c in de afgelopen 12 maanden is geregistreerd	proces
44	percentage patiënten met diabetes type 2 met een leeftijd onder de 70 jaar (< 70) en een HbA1c-bepaling in de afgelopen 12 maanden en een uitkomst van 53 mmol/mol of lager (≤ 53) in de groep patiënten met diabetes type 2 met een leeftijd onder de 70 jaar (< 70)	uitkomst
46	percentage patiënten met diabetes type 2 met een HbA1c-bepaling in de afgelopen 12 maanden en een uitkomst groter dan 64 mmol/mol (> 64)	uitkomst
bloeddruk		
9	percentage patiënten met diabetes type 2 bij wie de bloeddruk in de afgelopen 12 maanden is geregistreerd	proces
42	percentage patiënten met diabetes type 2 met een leeftijd jonger dan 80 jaar (< 80 jaar) en een systolische bloeddrukbepaling in de afgelopen 12 maanden met een uitkomst van 140 mmHg of lager (≤ 140) in de groep patiënten met diabetes type 2 en een bloeddrukbepaling in de afgelopen 12 maanden met een leeftijd jonger dan 80 jaar (< 80)	uitkomst
48	percentage patiënten met diabetes type 2 en een systolische bloeddruk van meer dan 140 mmHg (> 140) en leeftijd jonger dan 80 jaar (< 80) die niet behandeld worden met antihypertensiva in de afgelopen 12 maanden in de groep met systolische bloeddruk > 140 en leeftijd jonger dan 80 jaar (< 80)	proces

◻ **Tabel 18.1** Vervolg

lipidenprofiel

47	percentage patiënten met diabetes type 2 bij wie het LDL is geregistreerd in de afgelopen 12 maanden	proces
45	percentage patiënten met diabetes type 2 met een leeftijd jonger dan 80 jaar (< 80) en een LDL-cholesterolbepaling in de afgelopen 12 maanden met een uitkomst gelijk aan 2,5 mmol/l of lager (≤ 2,5) in de groep patiënten met diabetes type 2 met een LDL-bepaling in de afgelopen 12 maanden en een leeftijd jonger dan 80 jaar (< 80)	uitkomst
14	percentage patiënten met diabetes type 2 die een lipidenverlagend medicament (bijvoorbeeld statines) gebruiken	proces

nierfunctie

15	percentage patiënten met diabetes type 2 bij wie de eGFR is geregistreerd in de afgelopen 12 maanden	proces
16	percentage patiënten met diabetes type 2 met een eGFR tussen 60 ml/min (< 60) en 30 (≥ 30)	uitkomst
17	percentage patiënten met diabetes type 2 met een eGFR lager dan 30 ml/min (< 30)	uitkomst
18	percentage patiënten met diabetes type 2 met urineonderzoek (porties) op albumine of albumine-kreatinineratio in de afgelopen 12 maanden	proces

rookstatus

19	percentage patiënten met diabetes type 2 van wie het rookgedrag bekend is	proces
34	percentage patiënten die roken in de groep patiënten van wie het rookgedrag bekend is	uitkomst
35	percentage patiënten die de afgelopen 12 maanden een advies kregen om te stoppen met roken, in de groep patiënten die roken	proces

voeding, bewegen en BMI

21	percentage patiënten met diabetes type 2 van wie de Body Mass Index is geregistreerd in de afgelopen 12 maanden	proces
22	percentage patiënten met diabetes type 2 en een leeftijd jonger dan 70 jaar bij wie de Body Mass Index kleiner is dan 25 kg/m^2 (< 25), in de groep patiënten met een leeftijd jonger dan 70 jaar (< 70)	uitkomst
38	percentage patiënten met diabetes type 2 van wie het voedingspatroon is besproken in de afgelopen 12 maanden	proces

◘ **Tabel 18.1** Vervolg

43	percentage patiënten met diabetes type 2 van wie het alcoholgebruik is geregistreerd in de afgelopen 5 jaar	proces
40	percentage patiënten met diabetes type 2 van wie de mate van lichaamsbeweging is geregistreerd in de afgelopen 12 maanden	proces

voetonderzoek

23	percentage patiënten met diabetes type 2 met een voetonderzoek in de afgelopen 12 maanden	proces
41	percentage patiënten met diabetes type 2 met een registratie van de Simms-classificatie van het voetonderzoek in de afgelopen 12 maanden	proces
24	percentage patiënten met diabetische voetafwijkingen (bevindingen voetonderzoek afwijkend bij laatste controle)	uitkomst

oogonderzoek

25	percentage patiënten met diabetes type 2 met een funduscontrole in de afgelopen 24 maanden	proces
26	percentage patiënten met diabetes type 2 met een diabetische retinopathie	uitkomst

behandeling

27	percentage patiënten die alleen niet-medicamenteus zijn behandeld (lifestyle en/of dieet)	proces
28	percentage patiënten die alleen medicamenteus behandeld zijn met niet-insuline antidiabetica	proces
29	percentage patiënten die medicamenteus behandeld zijn met niet-insuline antidiabetica en insuline	proces
30	percentage patiënten die alleen medicamenteus behandeld zijn met insuline	proces
33	percentage patiënten dat gevaccineerd is tegen influenza in de voorafgaande 12 maanden	proces

totaal controlebeleid

31	percentage patiënten met de combinatie van gegevens op eerdergenoemde procesindicatoren (HbA1c, bloeddruk, LDL, nierfunctie, rookgedrag, BMI, voetonderzoek en oogonderzoek)	proces

De indicatoren 6-48 hebben betrekking op alle patiënten met diabetes type 2 van wie de huisarts voor 12 maanden of meer hoofdbehandelaar is (≥ 12 maanden) en die 12 maanden of meer (≥ 12 maanden) zijn ingeschreven. De genoemde indicatoren hebben betrekking op het handelen in een rapportageperiode van 12 maanden, tenzij anders aangegeven.

Hulpvragen voor het beoordelen van onderzoekspublicaties
- Analyse van de vraagstelling. (Wat voor type onderzoek (therapeutisch of prognostisch) is het? Welke interventies worden er met elkaar vergeleken en met welk doel?)
- Wat is er al bekend? (huidige standaardbehandeling, richtlijnen)
- Kenmerken van de patiëntenpopulatie in het onderzoek (patiënten met recent ontdekte diabetes/patiënten met een zekere ziekteduur, medicatie naïeve patiënten/reeds behandelde patiënten (onttrekken van medicatie voor de studie?), uitgangs-HbA1c).
- Wat is het gedefinieerde eindpunt waarop verschillende behandelingen worden vergeleken (primair/secundair, enkelvoudig/samengesteld)?
- Bij interventies: vergelijking met placebo of actieve component (in adequate dosis?), comedicatie, follow-upduur.

Daarnaast is het zinvol redactioneel commentaar te lezen op verschenen artikelen en 'reviews' (overzichtsartikelen) waarin de artikelen worden besproken. Ook consensusbepalingen en herziene richtlijnen en standaarden kunnen helpen bij het hernieuwd een plaats bepalen ten opzichte van recent verschenen literatuur. Een belangrijke bron vormt de Cochrane Library (▶ http://www.thecochranelibrary.org), waarin per vraagstelling resultaten van grote meta-analyses te vinden zijn. Daarnaast zijn er diverse handleidingen beschikbaar waarmee, voor het beantwoorden van relevante vragen, het effectief zoeken naar medische literatuur vergemakkelijkt wordt (zie Houweling et al., 2009).

Kernpunten
- Net als bij zorgverlening in het algemeen, geldt voor diabeteszorgverlening dat evaluatie van de kwaliteit van de zorg essentieel is.
- Bij een professionele houding van de praktijkondersteuner hoort een bezinning op de kwaliteit van het eigen functioneren, door middel van feedback en (zelf)reflectie.
- Voor verdere ontwikkeling van het eigen functioneren als praktijkondersteuner is permanente scholing noodzakelijk.

Ketenzorg

Samenvatting

In dit hoofdstuk wordt ketenzorg beschreven als multidisciplinaire zorg, waarbij de hulpverleners op een georganiseerde en op elkaar afgestemde wijze integrale zorg verlenen aan patiënten met een bepaalde aandoening. Ketenzorg vertaalt zich naar duidelijke afspraken, afgebakende verantwoordelijkheden, rapportage en verslaglegging tussen hulpverleners die patiënten met een bepaalde ziekte, op een samenhangende wijze, begeleiden. De belangrijkste motieven voor het leveren van zorg als ketenzorg zijn kostenbeheersing en kwaliteitsverbetering. Bij ketenzorg gaat het om georganiseerde zorg, waarbij de patiënt centraal staat en de huisarts de regie voert en het zorgproces coördineert. De zorg wordt vastgelegd in een zorgdossier en het zorgproces kan inhoudelijk en procesmatig geëvalueerd worden, aan de hand van zogenoemde indicatoren. Ketenzorg bestrijkt het gehele zorgcontinuüm van de verschillende fasen van de ziekte diabetes mellitus, vanaf het stellen van de diagnose tot en met het optreden van complicaties en de laatste fase van de ziekte. Bij het zorgproces zijn vertegenwoordigers van diverse disciplines betrokken; diabetesketenzorg is daarom multidisciplinair van aard. Met ketenzorg wordt een norm gesteld waaraan reguliere diabeteszorg zou moeten voldoen. Aan ketenzorg kunnen diverse procesmaten ontleend worden, die de kwaliteit van de diabeteszorg inzichtelijk maken. Met ketenzorg kan een beraming en later een normering gemaakt worden van de kosten van de totale diabeteszorg voor de individuele diabetespatiënt.

19.1 Inleiding – 204

19.2 Multidisciplinair karakter – 204

19.3 Reflectie op diabetesketenzorg – 206

19.4 Transmurale werkafspraken – 207

R. Holtrop, *Dichter bij diabetes*, DOI 10.1007/978-90-368-1053-1_19,
© 2015 Bohn Stafleu van Loghum, onderdeel van Springer Media BV

19.1 Inleiding

Onder ketenzorg verstaan we multidisciplinaire zorg waarbij de hulpverleners op een georganiseerde en op elkaar afgestemde wijze integrale zorg verlenen aan patiënten met een bepaalde aandoening. Het betreft hier zowel het zorgproces op een bepaald moment als het zorgproces in de tijd. Ketenzorg vertaalt zich naar duidelijke afspraken, afgebakende verantwoordelijkheden, rapportage en verslaglegging tussen hulpverleners die patiënten met een bepaalde ziekte, op een samenhangende wijze, begeleiden. De belangrijkste motieven voor het leveren van zorg als ketenzorg zijn kostenbeheersing en kwaliteitsverbetering. Bij ketenzorg gaat het om georganiseerde zorg waarbij de patiënt centraal staat en de huisarts de regie voert en het zorgproces coördineert. De zorg wordt vastgelegd in een zorgdossier en het zorgproces kan inhoudelijk en procesmatig geëvalueerd worden aan de hand van zogenoemde indicatoren.

Toegespitst op de diabeteszorg ontstaat de volgende karakterisering van ketenzorg. Het omvat zowel de diabeteszorg in de eerste als in de tweede lijn. Bovendien is daarin ook de transmurale zorg voor de diabetespatiënt opgenomen (zie ◘ figuur 19.1). Het omvat, vanuit het aspect van continuïteit, niet alleen de hulpverlening tijdens kantooruren, maar ook tijdens avond-, nacht- en weekenddienst. Ketenzorg omschrijft het zorgpad van de individuele diabetespatiënt in de vorm van de relaties die de betrokken zorgverleners met elkaar onderhouden in de zorg die aan de patiënt verleend wordt. Ketenzorg bestrijkt het gehele zorgcontinuüm van de verschillende fasen van de ziekte diabetes mellitus; vanaf het stellen van de diagnose tot en met het optreden van complicaties en de laatste fase van de ziekte. Bij het zorgproces zijn vertegenwoordigers van diverse disciplines betrokken: diabetesketenzorg is daarom multidisciplinair van aard. Met ketenzorg wordt een norm gesteld waaraan reguliere diabeteszorg zou moeten voldoen. Aan ketenzorg kunnen diverse procesmaten ontleend worden die de kwaliteit van de diabeteszorg inzichtelijk maken. Met ketenzorg kan een beraming en later een normering gemaakt worden van de kosten van de totale diabeteszorg voor de individuele diabetespatiënt.

19.2 Multidisciplinair karakter

Onder ketenzorg wordt een gestructureerde, multidisciplinair geleverde diabeteszorg aan patiënten met diabetes mellitus verstaan. De patiënt vormt de spil van de zorg. Rondom de patiënt staan, georganiseerd, de verschillende zorgverleners. In de ketenzorg hebben zowel de patiënt als de zorgverleners elk hun specifieke aandeel in het 'disease management' van diabetes mellitus. Financieel betekent ketenzorg dat een ziektekostenverzekeraar de benodigde zorg definieert, normeert en inkoopt bij de verschillende zorgpartners. Voor de module ketenzorg diabetes geldt een vast tarief, dat apart in rekening kan worden gebracht, naast tarieven voor reguliere prestaties in het kader van zorg voor patiënten met diabetes mellitus. De module ketenzorg betreft een toeslag voor het verschil tussen deze reguliere tarieven en het totaal tarief voor ketenzorgdiabetes. De module ketenzorg diabetes betreft een bedrag per verzekerde. De module ketenzorg wordt gedeclareerd door een orgaan

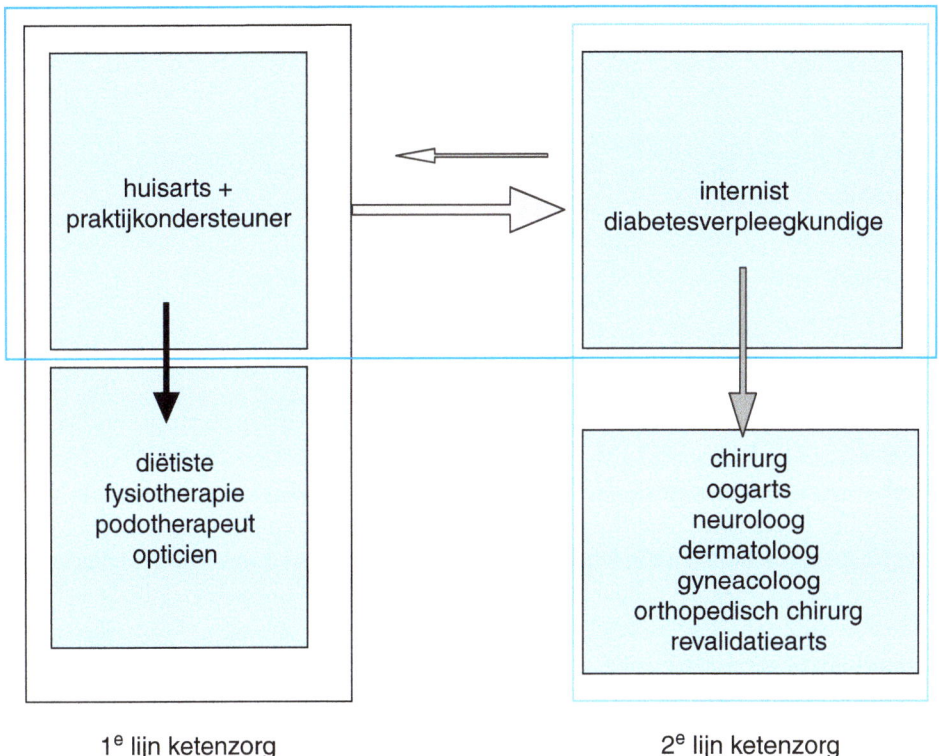

Figuur 19.1 Binnen het zwarte kader zijn de zorgverleners in de eerstelijns diabetesketenzorg weergegeven. Binnen het rode kader zijn de hulpverleners uit de transmurale diabetesketenzorg weergegeven. In het blauwe kader zijn de hulpverleners in de tweede lijn weergegeven die in het ziekenhuis bij de diabeteszorg betrokken kunnen zijn.

(coöperatie) dat met andere zorgverleners afspraken maakt over de onderlinge verdeling van deze module. Er wordt dus niet gedeclareerd door individuele zorgaanbieders.

De kwaliteit van de zorg wordt geobjectiveerd in indicatoren die zowel de uitkomst van zorg als het zorgproces betreffen (zie ▶ hoofdstuk 18). De verwachting is dat de keten-DBC sturend is in het vormen van multidisciplinaire zorggroepen, die kwalitatief goede diabeteszorg leveren tegen een aanvaardbare prijs. Hiermee hoopt VWS een middel te hebben om nu en in de toekomst aan de zorgvraag van het sterk stijgende aantal diabetespatiënten te kunnen voldoen.

De cijfers in ◘ tabel 19.1 dateren uit het tijdperk vóór de introductie van de praktijkondersteuner. Opvallend zijn de lage percentages patiënten die in 1997 de paramedische zorgverleners bezochten, die nu in de reguliere diabetesketenzorg zijn opgenomen, en het hoge percentage diabetespatiënten dat nog hoofdzakelijk contact had met een medisch specialist. Sinds de introductie van de praktijkondersteuner en de georganiseerde ketenzorg voor type-2-diabetes is 85% van de patiënten met type-2-diabetes in de eerste lijn in behandeling. Een diagnose-behandelcombinatie (DBC) is een beschrijving van de behandeling die een patiënt met een bepaalde aandoening mag verwachten. Het normeert waaraan

Tabel 19.1 Percentage diabetespatiënten dat in 1997 contact had met een zorgaanbieder (Baan et al., 2003).

zorgaanbieder	%
huisarts	95
diabetesverpleegkundige	23
medisch specialist	81
diëtist	30
fysiotherapeut	20
podotherapeut	10

zorg moet voldoen. Voor type-2-diabetes is de DBC gebaseerd op de zorgstandaard van de Nederlandse Diabetes Federatie. In de DBC voor type-2-diabetes ligt het accent op de eerstelijns zorg. Dat betekent dat het vooral een zorgproduct omschrijft dat geleverd wordt door de samenwerkende disciplines uit de eerste lijn. Vandaar de benaming 'keten-DBC diabetes mellitus'. In een keten-DBC-contract is vastgelegd welke onderdelen van de diabeteszorg als integraal product ingekocht en gedeclareerd worden. Daarbij is de NDF-zorgstandaard het uitgangspunt. Meestal wordt de huisarts binnen de diabetesketenzorg een spilfunctie toebedeeld.

19.3 Reflectie op diabetesketenzorg

ZonMw, de Nederlandse organisatie voor gezondheidsonderzoek en zorginnovatie (▶ www.zonmw.nl), werkt aan de verbetering van preventie, zorg en gezondheid door het stimuleren en financieren van onderzoek, ontwikkeling en implementatie. Het werkgebied ligt op het snijvlak van gezondheidsonderzoek, beleid en zorginnovatie. Juist die combinatie maakt ZonMw tot een unieke organisatie. In de afgelopen jaren heeft ZonMw de keten-DBC diabetes met tien diabeteszorggroepen in de praktijk getoetst. De gekozen zorggroepen variëren sterk in grootte en organisatiegraad. Het programma wordt uitgevoerd door ZonMw en het RIVM is verantwoordelijk voor de evaluatie van het project. De looptijd is van 2005 tot 2009. De belangrijkste vraag die door het onderzoek beantwoord moet worden is of diabeteszorg als ketenzorg met financiering via een DBC haalbaar is. Daarnaast gaat het om aspecten die kwaliteit, effectiviteit en kosten van de diabeteszorg betreffen. Uit verdere follow-up zal moeten blijken in hoeverre ketenzorg als organisatievorm een bijdrage levert aan de verbetering van met name procesindicatoren in de diabeteszorg.

Aandachtpunt bij diabetesketenzorg blijft of er voldoende ruimte gegeven wordt voor patiëntenparticipatie. Een aspect hierbij is ook de beperking van de keuzevrijheid van behandelaars, omdat de patiënt slechts de keuze heeft uit zorgverleners die als partner van de zorgketen een contract hebben. Zorgverleners ervaren als deelnemer van de ketenzorg wel een betere machtspositie ten opzichte van de zorgverzekeraar, in de onderhandelingen over de inkoop van integrale diabeteszorg.

Opdracht 17.1
Definieer en evalueer de eigen positie van praktijkondersteuner in de diabetesketenzorg in de eigen regio. Welke zorgpartners maken deel uit van de diabetesketenzorg in de eigen regio? Hoe zijn de werkafspraken met deze zorgpartners? Zijn er afspraken geformuleerd over verwijsindicaties, rapportage en terugrapportage en inhoudelijke taken van de zorgpartners?

19.4 Transmurale werkafspraken

Ook de tweede lijn maakt deel uit van de diabetesketenzorg. Dit kan betekenen dat patiënten met type-2-diabetes geheel in de tweede lijn worden behandeld. Het betreft dan vaak patiënten met ernstige diabetesgerelateerde complicaties, patiënten met zeer extreme insulineresistentie of patiënten die moeilijk te reguleren zijn door ernstige of frequent optredende hypoglykemie. Ook kan het patiënten betreffen die naast type-2-diabetes nog andere belangrijke comorbiditeit hebben. Daarnaast is het mogelijk dat patiënten voor type-2-diabetes kortdurend en voor een specifiek probleem in de tweede lijn worden behandeld. Dit gebeurt dan meestal in de vorm van transmurale werkafspraken. Binnen een transmurale werkafspraak wordt een concreet en afgebakend probleem van een patiënt in een beperkt aantal afspraken op de polikliniek uitgewerkt door de transmuraal diabetesverpleegkundige en de internist.

Voorbeelden van transmurale werkafspraken zijn:
- combinatieafspraak moeilijk instelbare diabetes mellitus;
- problemen rond hypoglykemie (hypoglykemie unawareness);
- combinatieafspraak diabetes mellitus met nefropathie;
- combinatieafspraak voetenpoli (preventief/curatief);
- diabetes mellitus bij zwangere/vrouwen met zwangerschapswens.

Voorwaarden voor transmurale werkafspraken
Bij het maken van transmurale werkafspraken is het belangrijk dat aan de volgende voorwaarden wordt voldaan:
- er dient een nauwkeurig omschreven indicatie voor verwijzing te zijn;
- voorwaarden voor verwijzing moeten geformuleerd zijn;
- de manier van aanmelden moet duidelijk zijn, met een indicatie voor de termijn waarbinnen een patiënt gezien moet worden;
- er dient een transparant protocol over de inhoud van de werkafspraak te bestaan (wie doet wat, om hoeveel afspraken gaat het);
- er moet consensus zijn over de status van de uitkomst van de werkafspraak: (bindend) advies/overname behandeling;
- er moet overeenstemming bestaan over de overdracht/verslaglegging bij terugverwijzing.

Bij het goed functioneren van transmurale werkafspraken krijgt de diabeteszorg een dynamisch karakter en wordt de zorg naar een kwalitatief hoger plan getild. De specialistische begeleiding in het ziekenhuis staat niet op zichzelf, maar maakt deel uit van het zorgcontinuüm.

Kernpunten
- Onder ketenzorg verstaan we multidisciplinaire zorg waarbij de hulpverleners op een georganiseerde en op elkaar afgestemde wijze integrale zorg verlenen aan patiënten met een bepaalde aandoening.
- De kwaliteit van de diabetesketenzorg wordt beoordeeld aan in onderhandeling met de ziektekostenverzekeraar vastgelegde proces- en uitkomstindicatoren.
- Financiering van de diabetesketenzorg wordt niet op praktijkniveau vastgelegd, maar in afspraken tussen ziektekostenverzekeraar en diabeteszorggroep.
- Het is bij ketenzorg een vereiste om het ketenproces te concretiseren in werkafspraken, zowel binnen de eerste lijn als transmuraal tussen eerste en tweede lijn.

Diabetes mellitus type 2; de NHG-Standaard Diabetes mellitus type 2 (derde herziening)

Samenvatting
In dit hoofdstuk wordt een beknopte weergave geboden van de laatste herziening van de NHG-standaard Diabetes mellitus type 2. Hierbij komt zowel het stellen van de diagnose type-2-diabetes aan de orde, als de behandeling, controle en verwijzing.

20.1 Wanneer is een bloedglucosebepaling geïndiceerd bij niet-gediagnostiseerde diabetes mellitus? – 210

20.2 Stellen van de diagnose diabetes mellitus – 210

20.3 Risico-inventarisatie – 210

20.4 Richtlijnen beleid – 210

20.5 Controles – 211

20.6 Consultatie en verwijzing – 212

R. Holtrop, *Dichter bij diabetes*, DOI 10.1007/978-90-368-1053-1_20,
© 2015 Bohn Stafleu van Loghum, onderdeel van Springer Media BV

20.1 Wanneer is een bloedglucosebepaling geïndiceerd bij niet-gediagnostiseerde diabetes mellitus?

- Bij klachten als dorst, polyurie, vermagering, pruritus vulvae op oudere leeftijd, recidiverende urineweginfecties en balanitis, mononeuropathie, neurogene pijnen en sensibiliteitsstoornissen.
- Driejaarlijks bij spreekuurbezoekers ouder dan 45 jaar met BMI > 27 kg/m^2, met diabetes in de familie (ouders, broers/zussen), bij (behandeling voor) hypertensie, bij vetspectrumstoornissen (HDL <0,90 mmol/L, triglyceriden > 2,8 mmol/L), bij verhoogd risico op hart- en vaatziekten, bij Turkse, Marokkaanse of Surinaamse afkomst > 45 jaar.
- Jaarlijks bij doorgemaakte zwangerschapsdiabetes gedurende de daaropvolgende 5 jaar; daarna om de 3 jaar.

20.2 Stellen van de diagnose diabetes mellitus

- Bij 2 nuchtere plasmaglucosewaarden ≥ 7,0 mmol/L op 2 verschillende dagen.
- Een nuchtere plasmaglucosewaarde ≥ 7,0 mmol/L of een willekeurige plasmaglucosewaarde ≥ 11,1 mol/L, in combinatie met klachten passend bij hyperglykemie.

20.3 Risico-inventarisatie

- Inventariseer reeds aanwezige macrovasculaire pathologie: myocardinfarct, angina pectoris, hartfalen, CVA/TIA, perifeer arterieel vaatlijden.
- Vraag naar hart- en vaatziekten bij ouders en broers/zussen voor het 65e jaar en naar roken, mate van lichamelijke activiteit, voedingsgewoonten (waaronder alcoholgebruik).
- Bepaal BMI en bloeddruk.
- Bepaal HbA1c, nuchter lipidenspectrum, creatinine (en MDRD-creatinineklaring), albumine-creatinineratio of albumineconcentratie in ochtendurine.
- Verricht bij patiënten < 65 jaar met een eGFR 45-60 ml/min/1,73m of bij patiënten > 65 jaar met een eGFR 30-45 ml /min/1,73m een urinesediment en bepaal Hb, kalium, calcium, fosfaat, PTH, serumalbumine en albuminurie.
- Screen binnen 3 maanden na het stellen van de diagnose diabetes mellitus via digitale fundusfotografie op aanwezigheid van diabetische retinopathie.
- Verricht voetonderzoek.

20.4 Richtlijnen beleid

- Educatie over ziekte diabetes mellitus; de complicaties en de medicamenteuze en niet-medicamenteuze behandeling.
- Niet medicamenteuze adviezen: niet roken, voldoende lichaamsbeweging, afvallen bij BMI > 25 kg/m^2, gezonde voeding (via diëtiste).

- Streefwaarden bloedglucose : nuchter 4,5-8 mmol/L en 2 uur postprandiaal < 9 mmol/L. Streefwaarde HbA1c jonger dan 70 jaar : ≤ 53 mmol/mol, ouder dan 70 jaar en minder dan 10 jaar diabetes: ≤ 58 mmol/mol, ouder 70 jaar en langer dan 10 jaar diabetes ≤ 64 mmol/mol.
- Medicamenteuze therapie: stap 1, start met metformine (500 mg 1 dd tot 1000 mg 3 dd); stap 2, voeg een sulfonylureumderivaat aan metformine toe (voorkeur gliclazide 30 mg 1 dd tot max gliclazide 3 dd 80 mg); stap 3, voeg NPH-insuline toe aan de middelen van stap 1 en 2. Verhoog in het stappenplan zonodig dosering per twee tot vier weken en ga bij maximale dosering naar de volgende stap. Start bij stap 3 met 10 E NPH insuline voor de nacht en titreer op de nuchtere glucose met streefwaarde 4,5-8 mmol/L. Bij tweemaal daags mix insuline: begin met 80% van de totale dagdosis insuline van het eenmaaldaagse regime en verdeel deze hoeveelheid; twee derde van het aantal E voor ontbijt en een derde van het aantal E voor het avondeten. Titreer op nuchtere glucose 4,5-8 mmol/L (avonddosering) en postprandiale glucose < 10 mmol/L. Bij basaalbolusregime: neem 80% van de totale dagdosis insuline en verdeel deze in 3 maal 20% kort- of snelwerkende insuline voor de maaltijden en 1 maal (middel)langwerkende insuline voor de nacht.
- De positionering van andere bloedglucoseverlagende middelen (acarbose, repaglinide, pioglitazon, DPP-4-remmers en GLP-1-analogen en de SGLT-2-remmers) is na stap 3 in het behandelplan (dat wil zeggen wanneer met metformine) eventueel toevoeging van een SU-derivaat en aanvulling met insuline, als geen aanvaardbare glykemische instelling kan worden bereikt.
- Behandeling van de andere risicofactoren voor hart- en vaatziekten: indicatiestelling voor bloeddrukverlagende behandeling en statine vindt plaats volgens de NHG-standaard *CVRM*. Bij type-2-diabetes met micro- of macroalbuminurie: aceremmer; bij type-2-diabetes met hypertensie met micro- of macroalbuminurie: aceremmer of angiotensine-II-receptorblokker.

20.5 Controles

- Driemaandelijkse controle (door praktijkondersteuner): bepaal voorafgaand aan de controle nuchter glucose, elke 3-6 maanden het HbA1c en laat een vierpuntsdagcurve maken door patiënten die meermaals daags insuline gebruiken. Vraag naar welbevinden, hypo- of hyperglykemie, problemen met voedings- en bewegingsadvies of medicatie. Bepaal lichaamsgewicht en bloeddruk en verricht voetonderzoek bij hoog risico op een ulcus.
- Jaarlijkse controle (door huisarts): zoals bij de driemaandelijkse controle. Vraag bovendien naar visusproblemen, cardiovasculaire klachten, klachten van (autonome) neuropathie en seksuele problemen, check op cognitieve stoornissen en depressie, bespreek leefstijl. Nieuw in de standaard is navraag naar en controle op gebitsproblemen. Meet bloeddruk en lichaamsgewicht, inspecteer de mond. Bepaal nuchtere glucose, HbA1c, creatinine, eGFR en serumkalium, albumine-creatinineratio of de albumineconcentratie in de urine. Laat funduscontrole tweejaarlijks verrichten of jaarlijks bij tekenen van retinopathie.

- Controleer om de 3 jaar vitamine B12, bij langer dan 3 jaar metforminegebruik.
- Bij intercurrente ziekten: geef advies bij koorts, braken of diarree. Zo nodig extra bouillon of tijdelijke aanpassing van bloedglucoseverlagende medicatie. Staak metformine bij dreigende dehydratie, staak insuline nooit.

20.6 Consultatie en verwijzing

- Bij ernstige hyperglykemie.
- Bij macroalbuminurie.
- Bij afwijkend oogfundusonderzoek.
- Bij vermoeden van een mononeuropathie (met name van de hersenzenuwen).
- Bij zwangerschap of zwangerschapswens.
- Bij klachten van gebit of mond.

Diabetes mellitus type 2 in internet en vakliteratuur

Samenvatting

In dit hoofdstuk wordt een overzicht gegeven van websites over type-2-diabetes die relevant zijn voor zowel diabeteszorgverleners als patiënten. Het betreft websites van patiëntenverenigingen, tijdschriften, behandelrichtlijnen, zelfmanagement en advies.

21.1   Websites – 214

21.2   Relevante vaktijdschriften over diabetes mellitus – 220

21.3   Relevante richtlijnen en protocollen – 220

R. Holtrop, *Dichter bij diabetes*, DOI 10.1007/978-90-368-1053-1_21,
© 2015 Bohn Stafleu van Loghum, onderdeel van Springer Media BV

21.1 Websites

▶ www.diapedia.org
Onafhankelijke website die is opgebouwd uit diverse hoofdblokken. De daaronder geschaarde subthema's ontwikkelen zich tot een compleet tekstboek over allerlei aspecten van diabetes mellitus. De website is nog in ontwikkeling.

▶ www.diabetesfederatie.nl
De Nederlandse Diabetes Federatie (NDF) vormt een overkoepelende organisatie waarin de volgende beroepsgroepen van zorgverleners in de diabeteszorg zijn vertegenwoordigd: DVN (Diabetes Vereniging Nederland), DiHAG (Diabetes Huisartsen Adviesgroep), DNO (Diabetes and Nutrition Organization), EADV (Eerste Associatie van Diabetes Verpleegkundigen), NVDO (Nederlandse Vereniging voor Diabetes Onderzoek), DFN (Diabetes Fonds Nederland), NIV (Nederlandse Internisten Vereniging). Men vindt hier onder meer de NDF-zorgstandaard.

▶ www.langerhans.com
Site van de Stichting Langerhans voor diabetesprofessionals. De Stichting Langerhans heeft als doel het bevorderen van de kennis over het ziektebeeld diabetes mellitus en de zorg voor mensen met diabetes mellitus bij professionals die werkzaam zijn op het gebied van deze aandoening. Voor downloaden van NHG-patiëntenbrieven, informatie over onderwijsactiviteiten en cursussen, richtlijnen en standaarden, toegang tot vakliteratuur, beantwoorden van vragen via een actief forum van diabetologen (via ▶ http://www.diabetes2.nl). Ook de cardiovasculaire risicocalculator (UKPDS-risk engine) en de programma's voor het schatten van de creatinineklaring zijn hier te downloaden.

▶ www.dtu.ox.ac.uk
Hier is de UKPDS-risk engine te downloaden, voor het berekenen van cardiovasculaire morbiditeit/mortaliteit.

▶ http://nhg.artsennet.nl/expertgroepen/steunpunt-diabetes.htm
Op deze site van het Nederlands Huisartsen Genootschap vindt u informatie over en ondersteuning bij diabeteszorg in de huisartsenpraktijk. Daarnaast kan men zich oriënteren op ICT, financiering, kwaliteitsmeting, spreekuurhulp en implementatiematerialen. Ook is er informatie voor links naar relevante literatuur (standaarden, richtlijnen, rijbewijskeuring (met mogelijkheid tot downloaden van het officiële CBS-formulier)). Via Artsennet kan men ook doorlinken naar de site van de Diabetes Huisartsen Advies Groep (DiHAG). Dit is een netwerkorganisatie van huisartsen met een meer dan gemiddelde belangstelling voor diabetes, die in de organisatie van de diabeteszorg in de eerste lijn en in de nascholing voor huisartsen een rol spelen. De organisatie stelt zich tot doel de kwaliteit van de diabeteszorg in de eerste lijn te verbeteren.

▶ www.chbb.nl
College voor Huisartsen met Bijzondere Bekwaamheden Site met onder andere informatie over de huisartsen met kaderopleiding diabetes.

21.1 · Websites

▶ www.idf.org
Site van de International Diabetes Federation (IDF).

▶ www.easd.org/#welcome.html
Site van de in 1965 opgerichte European Association for the Study of Diabetes. Deze organiseert jaarlijks in Europa een congres en geeft het tijdschrift Diabetologia uit. De Associatie kent een groot aantal subgroepen voor studie: Artificial Insulin Delivery System (AIDPIT); Diabetes Education Study Group (DESG); Diabetic Pregnancy Study Group (DPSG); Diabetes Optimisation through Information Technology Study Group (DOIT); Diabetes Neuropathy Study Group (NEURODIAB); EASD Eye Complication Study Group (EASDEC); European Diabetic Nephropathy Study Group (EDNSG); EASD Islet Study Group; European Diabetes Epidemiology Group (EDEG); Diabetes and Nutrition Study Group (DNSG); Psychosocial Aspects of Diabetes (PSAD); Hypertension in Diabetes Study Group (HID); Diabetic Foot Study Group (DFSG); EASD Study Group on Primary Care Research in Diabetology (PCD); Diabetes Economic and Care Delivery (DECADE); Genetics of Diabetes Study Group; Diabetes and Cardiovascular Disease Study Group (D&CVD).

▶ www.pcdeurope.org
Site van de Primary Care Diabetes Europe (PCDE) een forum voor eerstelijns professionals met als doel een hoge standaard voor diabeteszorg te bevorderen. De nadruk ligt op implementatie van 'evidence-based' werken, educatie en onderzoek.

▶ www.eadv.nl
Site van de Eerste Associatie van Diabetes Verpleegkundigen. De EADV is de beroepsorganisatie voor diabeteszorgverleners. Men maakt zich sterk voor een stevige positie van diabeteszorgverleners in het werkveld en de maatschappij. Het lidmaatschap staat open voor alle verpleegkundigen en BIG-geregistreerde praktijkondersteuners die in de diabeteszorg werken. Praktijkondersteuners zonder verpleegkundige achtergrond zijn welkom als relatielid.

▶ www.nvda.nl
Site van de Nederlandse Vereniging van Doktersassistenten (NVDA), die onder haar leden ook veel praktijkondersteuners telt. De NVDA representeert als belangorganisatie ook de andere organisaties (NvPO en V&VN Praktijkverpleegkundigen en Praktijkondersteuners) bij onderhandelingen.

▶ www.nvvpo.nl
Site van de Nederlandse Vereniging van Praktijkondersteuners. De beroepsvereniging staat open voor alle praktijkondersteuners, ongeacht de vooropleiding. De site biedt informatie over protocollen, de opleiding tot praktijkondersteuner en een vacaturebank. Daarnaast is er een forum voor vragen.

▶ www.platvormouderenzorg.nl
Platvorm voor praktijkverpleegkundigen en praktijkondersteuners.

▶ www.venvn.nl

Beroepsvereniging van zorgprofessionals, praktijkverpleegkundigen en praktijkondersteuners. Zesmaal per jaar verschijnt een magazine en viermaal een nieuwsbrief. Er is contact met hogescholen en initiële opleidingen. Daarnaast draagt de afdeling bij aan verdere professionalisering door de ontwikkeling van een beroepscompetentieprofiel. Er is samenwerking met huisartsenorganisaties (CAHAG, DiHAG, LHV en NHG).

▶ www.diabetes.stichtingdiep.nl

Stichting DIEP (Diabetes Interactief Educatie Programma) heeft als doel het uitdragen, ondersteunen en faciliteren van 'self-management support' voor patiënten, hun naasten, zorgverleners en zorgverzekeraars, in het bijzonder voor mensen met diabetes en andere chronische aandoeningen, waarbij zelfmanagement centraal staat, met al hetgeen daartoe behoort of daartoe dienstig is, alles in de ruimste zin van het woord. Op deze website vindt u producten van de Stichting DIEP. Naast educatieve materialen doet de stichting in samenwerking met onder andere de Universiteit van Maastricht onderzoek naar het effect van het inzetten van educatiematerialen en educatiemethoden. De geproduceerde educatiematerialen zijn openbaar toegankelijk voor iedereen en sluiten zoveel mogelijk aan bij de onderzoeksresultaten. De onderzoeksresultaten worden onder andere gebruikt ter verbetering van de educatiematerialen, de educatiemethoden en om zorgverleners te ondersteunen bij het behandelen van chronische aandoeningen. Via ▶ www.diep.info is er toegang tot het interactieve multimediaprogramma.

▶ www.diabetergestemd.nl

Site met steun van het Diabetesfonds. Biedt aan patiënten de mogelijkheid om, voorlopig nog als experimentele onderzoeksvorm, te inventariseren of er sprake is van comorbide depressie en of deze te behandelen is via internet. De interventies zijn gebaseerd op de technieken uit de cognitieve gedragstherapie.

▶ www.rivm.nl/vtv/data/kompas/gezondheidstoestand/ziekte/suikerziekte/suikerziekte_omvang.htm

Op deze site zijn belangrijke epidemiologische cijfers te vinden over diabetes mellitus.

▶ www.gr.nl

Adviezen van de Gezondheidsraad.

▶ www.euradia.org

EURADIA (European Research Area in Diabetes) biedt informatie over diabetesorganisaties en fondsen, en nieuws uit Europa relevant voor diabetes.

▶ www.diabetesfonds.nl

Het Diabetes Fonds krijgt geen geld van de overheid. Al het geld komt van donaties en giften. Het Fonds geeft geld aan onderzoek en geeft voorlichting over diabetes.

21.1 · Websites

▶ www.diabetesresearch.nl
Site van de Nederlandse Vereniging voor Diabetesonderzoek (NVDO).

▶ www.diabetes.nl
Onafhankelijke site met informatie over diabetes.

▶ www.diabetesplein.nl
Site van Sanofi Aventis. Met informatie en de mogelijkheid tot het downloaden van brochures voor voorlichting en het aanvragen van materialen.

▶ www.diabetesbehandelaar.nl
Site van Novo Nordisk voor professionals. Onder andere met de mogelijkheid om materialen te bestellen.

▶ www.diabetesvergoedingen.nl
Website met informatie over vergoedingen van glucosemeters en teststrips, kwaliteitseisen per verzekeraar en het assortiment per verzekeraar en leverancier.

▶ www.diabetes2.nl
Onafhankelijke website voor professionals in de diabeteszorg. Initiatief van Stichting Langerhans.

▶ www.zelfmanagement.com
Nuttige bron over zelfmanagement.

▶ www.voedingscentrum.nl, ▶ www.flash123.nl, ▶ www.stivoro.nl en ▶ www.minderdrinken.nl
Websites over leefstijl

▶ www.cardiometabool.nl
Website bedoeld voor zorgverleners die betrokken zijn bij preventie en zorg voor mensen met diabetes mellitus, hypertensie, overgewicht/obesitas, hart- en vaatziekten, nierschade en stoornissen in het vetspectrum. In het bijzonder voor diegenen die betrokken zijn bij de diagnostiek, bij het opstellen van een behandelplan of individueel zorgplan, en het evalueren en (zonodig) bijstellen daarvan, zoals huisartsen, medisch specialisten, POH'ers, diabetesverpleegkundigen en vasculair verpleegkundigen.

▶ www.lifescaneurope.com/benl/diabeteszorg/diabetesverhalen
Patiëntenervaringen (diabetes mellitus type 1 en type 2).

▶ www.dvn.nl
DeDiabetes Vvereniging Nederland is een patiëntenvereniging met regionale afdelingen en het maandblad Diabc. Op de website is tevens de Diabetes Zorgwijzer te vinden, waarin patiënten kunnen checken of de zorgverlener goed werk levert en wat de patiënt kan doen als hij niet tevreden is.

▶ www.kijkopdiabetes.nl

Site van de campagne die onder meer vroegtijdige opsporing van risicogroepen en diabetespatiënten als doel heeft. Binnen 'kijk op diabetes' wordt gebruik gemaakt van de 'Diabetes risicotest'. Het betreft een van de niet-structurele screeningsinitiatieven buiten de zorg. Daarnaast informatie voor diabetespatiënten in het Turks, Marokkaans, Surinaams en Arabisch.

▶ www.bloedsuiker.nl

Patiënteninformatieblad.

▶ www.diabetes.org/patientinform/default.jsp

Engelstalige patiënteninformatie over wetenschappelijke artikelen met volgende subgroepen:
- ▶ www.diabetes.org/diabetes-research/summaries/bgcontrol.jsp
- ▶ www.diabetes.org/diabetes-research/summaries/child.jsp
- ▶ www.diabetes.org/diabetes-research/summaries/depression.jsp
- ▶ www.diabetes.org/diabetes-research/summaries/heartandblood.jsp
- ▶ www.diabetes.org/diabetes-research/summaries/medications.jsp
- ▶ www.diabetes.org/diabetes-research/summaries/prevention.jsp
- ▶ www.diabetes.org/diabetes-research/summaries/exercise.jsp
- ▶ www.diabetes.org/diabetes-research/summaries/eyedisease.jsp
- ▶ www.diabetes.org/diabetes-research/summaries/footcare.jsp
- ▶ www.diabetes.org/diabetes-research/summaries/healthcaredelivery.jsp
- ▶ www.diabetes.org/diabetes-research/summaries/kidney.jsp
- ▶ www.diabetes.org/diabetes-research/summaries/nerve.jsp
- ▶ www.diabetes.org/diabetes-research/summaries/overweight.jsp
- ▶ www.diabetes.org/diabetes-research/summaries/pregnancy.jsp
- ▶ www.diabetes.org/diabetes-research/summaries/nutrition.jsp
- ▶ www.diabetes.org/diabetes-research/summaries/womenshealth.jsp
- ▶ www.diabetes.org/diabetes-research/summaries/other.jsp

Daarnaast is er nieuws over klinische trials.

▶ www.gezondheidsmeter.nl

Resultaten van eigen individuele diabetesbehandeling vergelijken met die van anderen (laat arts en apotheker meekijken).

▶ www.erfocentrum.nl

Site met informatie over aspecten van erfelijkheid bij ziekte.

▶ www.zwangernu.nl/diabetes.php

Informatie omtrent allerlei aspecten van de zwangerschap, met betrekking tot zowel moeder als kind, met aandacht voor ziekte (waaronder diabetes mellitus),veiligheid van geneesmiddelen, aangeboren afwijkingen.

21.1 · Websites

▶ www.tolkentelefoon.nl
Vertaling tijdens spreekuurconsult, via de telefoon.

▶ www.zorgvoorjeouders.nl
Site voor Marokkaanse patiënten, waarbij de kinderen als intermediair worden ingeschakeld.

▶ www.marokko.nl
Site van Marokko media.

▶ www.slotervaartziekenhuis.nl
Met medische deelsite diabetes met veel informatie voor de allochtone diabetespatiënt.

▶ www.medicijngebruik.nl
Site van DGV, Nederlands instituut voor verantwoord medicijngebruik.

▶ www.diabetesweb.nl
Site met heel veel links naar van alles en nog wat op het gebied van diabetes. Zowel voor patiënten als professionals. De site is van Pronounce.

▶ www.nvvs.info
De NVVS is in 1981 opgericht als een wetenschappelijk vereniging voor iedereen die zich beroepsmatig bezighoudt met seksuologie. Zij heeft als missie het bewaken en bevorderen van de kwaliteit van de seksuologie in Nederland. Op de site kun je je oriënteren op professioneel erkende seksuologen in de eigen omgeving.

▶ www.podotherapie.nl
Site van de Nederlandse Vereniging voor podotherapeuten.

▶ www.diabetespsychology.nl
Een site over diabetes en psychologie voor zorgverleners en onderzoekers.

▶ www.diabetes-exercise.org
Site van de Diabetes Exercise and Sports Association (DESA).

▶ www.mijnbloedglucose.nl/index2.php
Site met gerichte informatie over bloedglucose en diabetes mellitus, bloedglucosemeters (onder andere een overzicht van de meters met een TNO-keurmerk). Daarnaast is er een forum voor technische vragen over bloedglucosemeters. Binnenkort is het mogelijk via deze site online een dagboek met grafieken van dagcurves weer te geven en met de hulpverlener te communiceren.

21.2 Relevante vaktijdschriften over diabetes mellitus

Nederlands Tijdschrift voor Diabetologie
Verschijnt sedert 2002, per jaar. Het Nederlands Tijdschrift voor Diabetologie (NTvD) is een onafhankelijk wetenschappelijk tijdschrift, speciaal voor specialisten, huisartsen en diabetesverpleegkundigen.

EADV Magazine-vakblad voor diabeteszorgverleners
Verschijnt 4 keer per jaar. Voor leden van de EADV (Eerste Associatie van Diabetes Verpleegkundigen).

Tijdschrift voor praktijkondersteuning
Verschijnt sedert 2006, 6 keer per jaar. Online toegankelijk voor abonnementhouders. Het tijdschrift biedt enerzijds vakinhoudelijke informatie over het brede werkveld van de praktijkondersteuner in de vorm van klinische lessen, onderzoeken, casuïstiek over complexe zorg, diabetes, astma/COPD, ondersteuning, hartfalen, hypertensie, ouderenzorg, wonden, triage en ggz. Anderzijds wordt ook aandacht besteed aan commentaren en artikelen over bijvoorbeeld de grenzen van praktijkondersteuning en morele dilemma's van het vak. Daarnaast biedt het tijdschrift tips voor boeken, websites, opleidingen en verenigingsnieuws.

Nieuwsbrief DiHAG. Diabetes Huisartsen Advies Groep
Wordt als bijlage meegestuurd met *Huisarts en Wetenschap*. Daarnaast als archief op het internet te raadplegen.

21.3 Relevante richtlijnen en protocollen

NHG-standaard Diabetes mellitus
NDF-zorgstandaard
Protocollaire diabeteszorg
► www.nice.org.uk/nicemedia/pdf/CG87NICEGuideline.pdf

Bijlagen

Uitwerking casuïstiek – 222

Literatuur – 231

Register – 233

R. Holtrop, *Dichter bij diabetes*, DOI 10.1007/978-90-368-1053-1,
© 2015 Bohn Stafleu van Loghum, onderdeel van Springer Media BV

Uitwerking casuïstiek

Over diabetes mellitus

Casus 1.1 Is het wel type-2-diabetes?

Bij vraag 1.1
- Het betreft een relatief jonge patiënt, waarbij na het stellen van de diagnose diabetes de glucosecontrole moeilijk beheersbaar is. Er is een relatief normaal BMI en er ontstaat twijfel over het type diabetes bij deze patiënt. Hoewel er nog steeds sprake kan zijn van type-2-diabetes, moet ook gedacht worden aan de mogelijkheid van een LADA (een traag verlopende auto-immuundiabetes die voorkomt bij mensen ouder dan 30 jaar, bij wie eveneens GAD-antistoffen aantoonbaar zijn. Hoewel deze patiënten aanvankelijk nog met orale middelen te behandelen zijn, is meestal toch relatief snel introductie van insuline nodig). Daarnaast zou er sprake kunnen zijn van een MODY (een autosomaal overerfelijke vorm van diabetes mellitus die kenmerken vertoont van een type-1-diabetes). Door de genetische basis vertoont de aandoening familiale clustering: meestal zijn er bij MODY-patiënten verwanten met diabetes mellitus tot in drie of meer generaties terug te vinden. De autosomale overerving betekent dat wanneer één van de ouders met MODY-diabetes behept is, vrouwen en mannen evenveel kans hebben op het ontwikkelen van de aandoening. Deze vorm van diabetes mellitus is niet progressief en vertoont relatief weinig complicaties. Er zijn geen aanwijzingen voor een auto-immuunstoornis en antilichaamvorming (GAD) ontbreekt. Eerste behandeling is een dieet; bij het inzetten van medicatie verdienen sulfonylureumderivaten de voorkeur bij deze patiënten, omdat er meestal een matige respons is op metformine. Ondanks een normaal BMI is in de beginfase nogal eens de diagnose type-2-diabetes gesteld.
- Denk altijd aan MODY bij iemand die wordt ingeschat als een type-1-diabetespatiënt, niet reageert op metformine, weinig progressie en weinig complicaties vertoont en bij wie geen antilichamen (GAD) aantoonbaar zijn.
- Vraag de familieanamnese over meerdere generaties uit; als er zowel bij mannelijke en vrouwelijke voorouders over meerdere generaties een clustering van diabetespatiënten is, kan dit een aanwijzing voor MODY vormen. Hetzelfde geldt voor een slechte respons op metformine. Bij twijfel aan de diagnose kan in overleg met huisarts en internist een antistofbehandeling aangevraagd worden; aanwezigheid van GAD-antistoffen pleit bij deze casus voor een LADA.

Het metabool syndroom

Casus 2.1 Beoordeling van een patiënt met prediabetes op kenmerken van het metabool syndroom

Bij vraag 2.1
Als we de uitslagen van de verschillende bepalingen bij deze patiënt vergelijken met de criteria uit ▶ tabel 2.1, zijn volgende waarden verhoogd en ondersteunend voor de diagnose metabool syndroom; trigliceriden 1,8 mmol/L (grenswaarde 1,7 mmol/L), nuchtere glucose 6,2 mmol/L (grenswaarde 6,1mmol/L) en systolische bloeddruk 140 mmHg (grenswaarde 130 mmHg). De buikomvang is nog net binnen de grenswaarde van 102 cm en het HDL-cholesterol is met 1,1 mmol/L ook nog net boven het criterium 1,0 mmol/L.

Casus 2.2 Een belaste cardiovasculaire anamnese voorafgaand aan een verhoogde nuchtere bloedglucose

Bij vraag 2.2
Van de patiënten die type 2 diabetes ontwikkelen, maakt ongeveer 20% een cardiovasculair incident door vóór diabetes mellitus manifest wordt of gediagnosticeerd is. De cardiovasculaire complicatie is de weerslag van de reeds langer bestaande aanwezigheid van diverse cardiovasculaire risicofactoren, zoals inactieve levensstijl met overgewicht, hypertensie, dyslipidemie, en eventueel roken. Gestoorde glucosetolerantie kan in deze fase ook reeds aanwezig zijn. Het is dus raadzaam om bij patiënten zonder diabetes mellitus maar met een belaste cardiovasculaire voorgeschiedenis met enige regelmaat het nuchtere bloedglucose te controleren. De vastgestelde nuchtere glucose bij meneer W. is te hoog en betrouwbaar (veneus). Hiermee is vastgesteld dat er bij meneer W. nu ook sprake is van type-2-diabetes.

Ontregelde diabetes en hyperglykemie

Casus 3.1 Een patiënt met hyperglykemie waarbij de diagnose diabetes mellitus nog niet is gesteld

Bij vraag 3.1
— Bij meneer M. wordt de diagnose type-2-diabetes gesteld op grond van de aanwezige kenmerken van het metabool syndroom, de etnische afkomst en het ontbreken van ketoacidose ondanks uitgesproken hyperglykemie.
— De goede respons op direct ingezette intensievere therapie (met tijdelijke introductie van insuline) is te verklaren uit de vermindering van glucotoxiciteit, waardoor de bètacelfunctie weer verbetert.
— Meneer M. moet duidelijk geïnstrueerd worden over zelfcontrole en alle aspecten rond herkennen en opvangen van hypoglykemie.

Hypoglykemie

Casus 4.1 Een patiënte met type-2-diabetes die 's morgens niet wakker wordt

Bij vraag 4.1
— Mevrouw B. maakt een ernstige hypoglykemie door. Criterium hiervoor is het feit dat ze voor de opvang van deze hypo aangewezen is op hulp van derden.
— Waarschijnlijk heeft de bloedsuikerverlagende medicatie (een langwerkend SU-derivaat (glimepiride kent actieve metabolieten) en insuline) in combinatie met weinig eten en een door de alcohol belemmerde gluconeogenese voor een hypoglykemie in de nacht gezorgd.
— Bij een langer bestaande hypoglykemie kan het langer duren voordat maatregelen die de bloedsuiker doen stijgen, effect sorteren.
— De praktijkondersteuner zal bij de bespreking van dit incident exploreren of mevrouw B. hierdoor erg onzeker is geworden ten aanzien van haar diabetesbehandeling en minder bereid is tot een scherpe glykemische regulatie. Daarnaast zal ze de episode analyseren en ingaan op de effecten van alcohol en weinig eten. Voorts zal ze de mogelijkheden voor zelfcontrole (voor de nacht) nog eens uitleggen.

Casus 4.2 Late hypo na het sporten

Bij vraag 4.2
— Deze hypoglykemie kan verklaard worden door een toename van insulinegevoeligheid in aansluiting na intensiever sporten.
— In educatie voor diabetespatiënten die willen sporten wordt aandacht besteed aan het afstemmen van koolhydraatbehoefte in relatie tot sport, aan intensievere zelfcontrole rond en na sport en aan vermindering van insulinebehoefte in aansluiting aan sport. Deze late hypo had mogelijk voorkomen

kunnen worden door vermindering van het aantal eenheden NPH-insuline voor de nacht, in combinatie met verscherping van zelfcontrole voor de nacht.
- De echtgenote van meneer G. heeft adequaat gehandeld, zowel in directe opvang als in het aansluitende controletraject.

Casus 4.3 Glucose wil de hele dag maar niet stijgen

Bij vraag 4.3
- In de eerste plaats dient gedacht te worden aan meetfouten (geldigheid glucosestrips). Opvallend is immers dat in de casus niet gesproken wordt over symptomen van hypoglykemie.
- Eventueel kan er sprake zijn van een toegenomen insulinegevoeligheid door voorafgaande intensievere lichamelijke activiteit. Daarnaast kan er sprake zijn van een variabele resorptie van de NPH-insuline voor de nacht of van een versneld vrijkomen van de kortwerkende insuline voor de maaltijd.
- Advies is hermeting met een andere glucosemeter/andere strips. Indien de glucosewaarden werkelijk zo laag blijken, dient de toediening van kortwerkende insuline voor de maaltijden verlaagd te worden.

Complicaties

Casus 5.1 Slecht genezend plekje aan de grote teen

Bij vraag 5.1
Een neuropathisch ulcus wordt droog behandeld. Verweking door voetbadjes en zalven moet vermeden worden. Daarnaast dient hypertrofisch eeltweefsel regelmatig verwijderd te worden. In de schoen moet, in overleg met de podotherapeut, voor ontlasting van het drukpunt van het ulcus gezorgd worden.

Casus 5.2 Ongemakkelijke voeten

Bij vraag 5.2
De eeltvorming vormt een aanwijzing voor overbelasting. Indien er hierbij grote verschillen bestaan tussen de rechter- en linkervoet, duidt dit op verschil in belasting. Zowel de eeltvorming als de nagelafwijking, de verslechterde sensibiliteit en de veranderde voetvorm rechts (verbrede voorvoet) maken de voeten van mevrouw K. tot een risicovoet. Het verschil in temperatuur kan duiden op vaatlijden (ten nadele van de koudere linkervoet), een infectie (met eventueel osteomyelitis) of een dreigende ontwikkeling tot een charcotvoet. Eventueel kan een aanvullende röntgenfoto verheldering brengen. Mevrouw K. wordt verwezen naar het voetenteam in het ziekenhuis. De revalidatiearts beschouwde de rechtervoet als een charcotvoet en schreef ter ontlasting een gipslaars voor.

Casus 5.3 Een patiënt met gevoelige tenen

Bij vraag 5.3
De voetklachten van meneer B. wijzen op perifere polyneuropathie; er is zowel sprake van sensibiliteitsverlies als van veranderde sensibiliteit met hyperalgesie en parapathie. Deze pijnklachten zouden verlicht kunnen worden door amitriptylline of antiepileptica.

Psychologische aspecten

Casus 6.1 Ik wil wel en ik wil niet …

Bij vraag 6.1
De heer Z. ervaart spanning tussen enerzijds het inzicht dat de glykemische instelling niet optimaal is en moet verbeteren en anderzijds de inspanning die intensievere behandeling vraagt. De praktijkondersteuner stelt intensievere behandeling voor, maar meneer Z. moet het zelf doen. Hij heeft

nu meer steun nodig. De bezwaren die hij in intensievere behandeling ziet, moeten verder geëxploreerd worden. Misschien is er sprake van angst voor spuiten. Hier kan meer educatie op aansluiten. Indien inzicht in de noodzaak voor intensivering van behandeling ontbreekt, kan 'motivational interviewing' het proces vergemakkelijken.

Opsporing en diagnose

Casus 7.1 Screening op diabetes mellitus

Bij vraag 7.1
– Het betreft hier een vorm van multiple of multiphasic screening. De eerste test bestaat uit de vragenlijst, waarna voor een kleinere groep een tweede test volgt in de vorm van een nuchtere capillaire glucosebepaling. Deze nuchtere capillaire glucosebepaling wordt, indien afwijkend, bevestigd door een nuchtere veneuze glucosebepaling.
– Het aantal mensen dat geprikt werd is in 2008 beduidend lager dan in 2007, terwijl de opbrengst, in de vorm van een glucose > 5,5 mmol/L, in 2008 veel hoger was dan in 2007; respectievelijk 43% en 6%.

Bij vraag 7.2
In de casus komen verschillende glucosebepalingen voor: een niet-nuchtere at random capillaire glucose 9,2 mmol/L, gevolgd door een nuchtere capillaire glucose 6,7 mmol/L. Hierna opnieuw een nuchtere, maar wederom capillaire bepaling 7,1 mmol/L en tot slot een nuchtere veneuze glucose 7,3 mmol/L. Pas met deze laatste glucosebepaling is de diagnose type-2-diabetes met zekerheid gesteld.

Casus 7.3

Bij vraag 7.3
– Het HbA1c van mevrouw A. is nog ruim boven de in de NHG-standaard gedefinieerde streefwaarde van 7%. Het HbA1c kan beschouwd worden als een geglycosileerd eindproduct. Het geeft de blootstelling van een eiwit aan glucose weer over de afgelopen 6 weken. Daarmee is het een maat voor de glykemische instelling over een langere periode. De nuchtere bloedglucose geeft een meetwaarde aan op één moment. De nuchtere bloedglucose wordt vooral bepaald door het vrijkomen van glucose dat als glycogeen in de lever is opgeslagen. Hoe meer het HbA1c in de buurt van de 7% komt, des te meer wordt de hyperglykemie bepaald door de postprandiale glucosepieken (zie ▶ figuur 7.5).
– Uit het HbA1c kan de gemiddelde bloedglucose over de afgelopen 6 weken worden afgeleid. Uit ▶ figuur 7.4 blijkt dat voor mevrouw A. met een HbA1c van 7,9% de gemiddelde bloedglucose 10 mmol/L is.

Niet-medicamenteuze therapie: leefstijladviezen

Casus 9.1

Bij vraag 9.1
Bij mevrouw L. is sprake van overgewicht, met een BMI van 28. Een realistisch advies ten aanzien van afvallen zou 5-10% gewichtsreductie betekenen; in haar geval 4 tot 8 kg. In dit verband zou een advies voor bewegen kunnen passen van dagelijks 30-45 minuten wandelen. Eventueel kan ter ondersteuning hiervoor aanmelding voor een bewegingsprogramma bij een fysiotherapeut plaatsvinden.

Specifieke patiëntengroepen

Casus 10.1 Diabetes en dementie

Bij vraag 10.1
– De prevalentie van cognitieve functiestoornissen neemt toe met het ouder worden. De

aanwezigheid van type-2-diabetes kan het optreden van cognitieve functiestoornissen versnellen. Cognitieve functiestoornissen kunnen negatief interveniëren met een goede diabetescontrole. Door cognitieve functiestoornissen kunnen fouten gemaakt worden met medicatie-inname of insulinetoediening. Soms zijn incidenten zoals onverklaarbare hypo- of hyperglykemie een eerste aanwijzing voor cognitief functieverlies.

- Voorbeelden van ondersteunende maatregelen om de diabetesbehandeling te vergemakkelijken bij cognitief functieverlies: 1. inzetten van wijkverpleging voor insulinetoediening, medicatie uitzetten en uitvoeren van een glucosedagcurve; 2. de warme maaltijd (+ bijbehorende medicatie/insulinetoediening) laten nuttigen in dagopvang; 3. streef naar de minst complexe behandelschema's (bijvoorbeeld eenmaal daags langwerkend insulineanaloog); 4. zet een pedicure in voor voetzorg; 5. laat de praktijkondersteuner de patiënt aan huis bezoeken, eventueel in aanwezigheid van een van de kinderen.
- Bij aanwezigheid van cognitieve functiestoornissen kunnen de behandeldoelen als volgt bijgesteld worden: streef naar een minder laag HbA1c, bijvoorbeeld < 8 mmol/L en handhaaf de streefwaarden (en behandeling) voor bloeddruk en lipiden.

Medicamenteuze therapie: bloedglucose verlagen

Casus 11.1

Bij vraag 11.1
- Na lifestyle-advies is de eerste medicamenteuze stap het toevoegen van metformine. Men begint met 1 dd 500 mg en voert dit per week op tot een optimale en maximaal verdraagbare dosering van 2-3 gram per dag (bijvoorbeeld 2 dd 1000 mg of 3 dd 850 mg). Met stapsgewijs opvoeren hoopt men hinderlijke gastro-intestinale bijwerkingen te voorkomen. In de UKPDS is, vooral bij patiënten met overgewicht, een gunstig effect van metformine op cardiovasculaire eindpunten aangetoond. Ook zonder overgewicht kan metformine als eerste keus aangemerkt worden bij starten van medicatie. Primair falen van metformine komt ongeveer bij 10% voor. Secundair falen, waarbij na verloop van tijd metformine onvoldoende is voor het handhaven van normoglykemie, komt per jaar bij 5 à 10% van de patiënten voor.
- Gastro-intestinale bijwerkingen zoals bovenbuikklachten, misselijkheid, metaalsmaak en diarree komen frequent voor. Bij niet-optimale instructie over gebruik stopt één op de zes patiënten vanwege deze bijwerkingen met metformine.
- Contra-indicaties voor metformine zijn een verminderde nierfunctie (gemeten aan de creatinineklaring), een verminderde leverfunctie, hartfalen en ernstig COPD.

Bij vraag 11.2
- Een tweede stap voor het intensiveren van de medicamenteuze behandeling van type-2-diabetes is het toevoegen van een SU-derivaat. Bijvoorbeeld gliclazide 1 dd 80 mg, tolbutamide 1 dd 500 mg glimepiride 1 dd 2 mg (dit kan opgevoerd worden tot respectievelijk 3 dd 80 mg gliclazide, 3 dd 500 mg tolbutamide of 1 dd 6 mg glimepiride). Na enige jaren toont een deel van de patiënten (5 à 10% per jaar) een onvoldoende respons op SU-derivaten.
- De belangrijkste bijwerkingen van SU-derivaten zijn gewichtstoename en een toegenomen kans op hypoglykemie.

Bij vraag 11.3
- Volgens de NHG-standaard is er bij onvoldoende effect van een combinatie van

twee maximaal gedoseerde (of maximaal verdaagbare) orale middelen een indicatie ontstaan voor het toevoegen van insuline. Er wordt gekozen voor NPH-insuline, eenmaal daags voor de nacht.
- Gestart wordt met 8-12 E. Dit kan, op geleide van de nuchtere bloedglucose, met 2 tot 4 eenheden per week worden opgehoogd. Er is bij voldoende effect geen maximum aan de eenmaal daagse dosering.
- De belangrijkste bijwerkingen van insulinetherapie zijn gewichtstoename en een toegenomen kans op hypoglykemie.
- Mevrouw G. krijgt het advies om door te gaan met de orale bloedglucoseverlagende middelen

Glucosezelfcontrole en zelfmanagement

Casus 13.1 Een doorgebelde glucosewaarde

Bij vraag 13.1
Het betreft hier vooralsnog een doorgebelde waarde van een willekeurige glucosebepaling. Voor een goede interpretatie is het belangrijk om te weten waaruit de bloedglucoseverlagende behandeling van de patiënt bestaat (zowel orale middelen als insuline). Bij gebruik van insuline is tevens informatie over soort insuline, moment en plaats van toediening van belang. Daarnaast wil je weten wat de reden van de glucosebepaling was: een reguliere meting zonder aanleiding of naar aanleiding van ziek zijn of een aanpassing in eetpatroon/lichamelijke activiteit. Hoe verhoudt zich de meting ten opzichte van eerdere metingen? Tot slot is het belangrijk geïnformeerd te zijn over de kwaliteit van de gedane controle. Kan er sprake zijn van een meetfout?

Casus 13.2 Een niet optimaal gereguleerde type-2-diabetes op orale medicatie gecombineerd met NPH-insuline

Bij vraag 13.2
- Het HbA1c is nog dermate verhoogd dat niet primair op de postprandiale pieken gefocust hoeft te worden en dat verdere verlaging van de nuchtere glucose ook een verbetering voor de rest van de dagcurve kan betekenen. Dit zou bereikt kunnen worden met ophoging van de NPH-insuline, waartoe nog ruimte bestaat.
- Een andere mogelijkheid is intensiveren naar een tweemaal daags schema van premix insuline 30/70, voor het ontbijt en voor het avondeten (met staken van de NPH-insuline en de glimepiride).

Casus 13.3 Een slecht gereguleerde type-2-diabetes en meerdere microvasculaire complicaties

Bij vraag 13.3
- Intensivering naar tweemaal daags injecteren van premix-insuline 30/70 bij ontbijt en avondeten zou een verbetering kunnen betekenen. Hiermee worden twee postprandiale pieken opgevangen.
- Daarnaast zou, indien dit door de patiënt verdragen wordt, de metformine nog naar driemaal daags opgevoerd kunnen worden.
- In het algemeen zal men eerst proberen om de nuchtere glucose te normaliseren door het bijstellen van de basale insulinedosis voor de nacht. Vervolgens wordt gekeken naar de overige controlemomenten op de dag: voor de lunch, voor het avondeten en voor de nacht. Uitzondering vormt de situatie waarin de glucosewaarden vooral in de avond en voor de nacht sterk verhoogd zijn. Wanneer men deze waarden probeert te corrigeren met alleen de basale insuline

die voor de nacht gespoten wordt, bestaat het gevaar van overdosering. In zo'n geval moet men de piek na het avondeten aanpakken met een snelwerkende insuline voor de avondmaaltijd. Dit kan voor meneer B. de opstap betekenen naar een meer intensief behandelschema, een basaalbolusregime met viermaal daags spuiten.

Cardiovasculair risicomanagement

Casus 14.1 Type-2-diabetes en een moeilijk behandelbare hypertensie

Bij vraag 14.1

- Bij verwijzing naar een internist/vasculair geneeskundige bleek er bij mevrouw H. sprake te zijn van een vernauwing in de linker nierarterie (arteria-renalisstenose; zie figuur 12.4). Hiervoor onderging mevrouw H. een dotterprocedure, waarop de bloeddruk daalde en ze behandeld kon worden met een combinatie van hydrochloorthiazide 1 dd 12,5 mg en enalapril 2 dd 10 mg. Een nierarteriestenose is bij diabetes mellitus een belangrijke oorzaak van hypertensie, die zelfs bij gebruik van meerdere antihypertensiva niet goed gereguleerd kan worden.
- Volgens de NHG-standaard *Diabetes mellitus type 2* is de bloeddrukbehandeling bij diabetespatiënten niet anders dan bij patiënten met hypertensie zonder type-2-diabetes; stap 1 een diureticum zoals hydrochloorthiazide (laag gedoseerd: 12,5 mg), waarna stap 2 met als toevoeging een remmer van het renine-angiotensinesysteem (bij voorkeur een ACE-remmer en bij bijwerkingen een angiotensine-II (AT-1)-blokker. Indien dit onvoldoende effect sorteert, voegt men als derde stap een bètablokker of een calciumantagonist toe.
- Zodra hypertensie met microalbuminurie gepaard gaat, verandert de volgorde van de medicatie en bestaat stap 1 uit een renine-angiotensinesysteemblokker (ACE-remmer, of als er bijwerkingen optreden een angiotensine-II (AT-1)-blokker. Hierna voegt men als tweede stap een diureticum toe.

Casus 14.2 Dyslipidemie bij type-2-diabetes: kleine verschuivingen in het vetspectrum met grote consequenties

Bij vraag 14.2

- LDL = totaal cholesterol - HDL-cholesterol - [triglyceriden: 2,2] = 3,4 mmol/L.
- Meneer B. heeft het typische lipidenspectrum dat vaak aangetroffen wordt bij het metabool syndroom in het algemeen en bij type-2-diabetes in het bijzonder: matig verhoogd totaal cholesterol met een lage HDL-fractie en een relatief hoge triglyceridenfractie, waardoor de atherogeniciteit van de LDL-fractie toeneemt. Voer de relevante parameters in de risk engine in op ▶ http//www.ox.ac.uk/index.php?maindoc=/riskengine. Lees de kans op al dan niet fatale cardiovasculaire complicaties af: de kans op een niet-fataal myocardinfarct is 33,3%, terwijl de kans op overlijden door infarct 24,4% bedraagt. De kans op een CVA is 11,6% en de kans op overlijden door CVA 1,8%.
- Eerste keus behandeling betreft een statine, bijvoorbeeld simvastatine 40 mg.

Casus 14.3 Acute hartdood voorspeld door microalbuminurie

Bij vraag 14.3

- Zodra diabetes gecompliceerd wordt door microalbuminurie, neemt de kans op cardiovasculaire complicaties sterk toe. Het eiwitverlies via de nier biedt een 'venster' op de kwaliteit van het gehele vaatstelsel en wordt daarom wel een marker voor het cardiovasculair risico genoemd.

- Volgens de NHG-standaard *Diabetes mellitus type 2* is de bloeddrukbehandeling bij diabetespatiënten niet anders dan bij patiënten met hypertensie zonder type-2-diabetes; stap 1 een diureticum zoals hydrochloorthiazide (laag gedoseerd: 12,5 mg), waarna stap 2 met als toevoeging een remmer van het renine-angiotensinesysteem (bij voorkeur een ACE-remmer en bij bijwerkingen een angiotensine-II (AT-1)-blokker. Indien dit onvoldoende effect sorteert, voegt men als derde stap een bètablokker of een calciumantagonist toe.
- Zodra hypertensie met microalbuminurie gepaard gaat, verandert de volgorde van de medicatie en bestaat stap 1 uit een renine-angiotensinesysteemblokker (ACE-remmer, of als er bijwerkingen optreden een angiotensine-II (AT-1)-blokker). Hierna voegt men als tweede stap een diureticum toe.

Praktijkondersteuner en eerstelijns diabetesteam

Opdracht 15.1

- Beslismoment voor intensiveren behandeling moet vastgelegd zijn (in richtlijn of werkprotocol). Voorbeeld: intensiveren bij HbA1c oplopend tot > 7,5%.
- De volgende behandelstap moet duidelijk zijn (voorbeeld: toevoegen aan metformine (maximaal verdragen of gedoseerd) van een SU-derivaat. De keuze voor het preparaat en de startdosering moeten afgesproken zijn in een werkprotocol).
- Bespreken van de te nemen stap met de huisarts.
- Bespreken van de nieuwe behandelstap met de patiënt, met eventuele educatie.
- Uitdraaien van het recept.
- Recept laten tekenen door de huisarts.

Controle

Opdracht 16.1

- Vindt er naast de kwartaalcontroles een aparte jaarcontrole plaats? Wie voert de jaarcontrole uit?
- Op welke wijze is de huisarts bij de diabeteszorg in de praktijk betrokken?
- Welk percentage van de patiënten onderging in het vorig jaar alle kwartaalcontroles en de jaarcontrole (maak gebruik van de centrale benchmarkinformatie voor de diabeteszorggroep in de regio)? Hoe is de bewaking van de patiënten die niet op controle zijn verschenen?

Educatie

Opdracht 17.1

- De noodzaak van optimaliseren van glykemische controle, met uitleg over microvasculaire complicaties.
- Glucosezelfcontrole, met aandacht voor controlemoment, techniek, meetfouten.
- Spuittechniek, spuitplaats.
- Uitleg insulinepen.
- Spuitinstructie.
- Uitleg over hypoglykemie (herkennen en couperen).
- Afspraak over wanneer beginnen en wanneer de vervolgcontrole is.
- Uitleg over huisartsenpost en overdracht van starten met insuline naar huisartsenpost.

Ketenzorg

Opdracht 19.1

Ga voor de definiëring van de eigen positie als praktijkondersteuner na met welke partners in de diabetesketenzorg een verwijsrelatie bestaat. Hoe en naar wie wordt verwezen voor het dieetadvies (welke diëtiste)? Hoe is de controle voor fundusfoto geregeld (opticien/optometrist)? Met welke fysiotherapie wordt samengewerkt voor bewegingsprogramma's? Met welke podotherapeut wordt samengeswerkt bij voetproblemen? Is er een relatie met de vaste pedicure? Is er een directe lijn naar een transmuraal werkend voetteam in het ziekenhuis? Zijn er geformaliseerde afspraken voor specifieke problemen met een transmuraal werkende diabetesverpleegkundige? Wordt er van alle ketenpartners verslaglegging over de bevindingen ontvangen? Zijn er duidelijke afspraken over verwijzen/terugverwijzen met alle ketenpartners?

Adviesraad

Iris van Gijtenbeek
Praktijkondersteuner in huisartsenpraktijk 't Veen te Hattem
Expertise: CVRM, Astma en COPD en Stoppen met roken

Jacolien Potkamp
Praktijkondersteuner in huisartsenpraktijk De Hof van Blom te Hattem
Expertise: Diabetes, CVRM en Astma en COPD

Georgette Tijs
Praktijkondersteuner in huisartsenpraktijk Bergerhoef te Alkmaar
Expertise: Astma en COPD en Diabetes

Fiona Willemsen
Praktijkondersteuner in Medisch Centrum Oud-West te Nijmegen
Expertise: Diabetes, CVRM en Stoppen met roken

Literatuur

Bakker B, Eisma GS, Houweling ST et al. Praktijkondersteuner en insulinetherapie bij mensen met diabetes mellitus type 2. *Huisarts Wet* 2006; 49 (3): 168–9.

Beukema-Hogewerf J, Hoogenberg K, Willink MGJ. *Het insuline formularium. Een praktische leidraad voor moderne insulinetherapie* (4e herz. ed.). Houten: [uitgever], 2015.

Buijs Y. Wettelijke aansprakelijkheid praktijkondersteuner. Voorbehouden en risicovolle handelingen. *Tijdschr Praktijkonderst* 2012; [jaargang] (2): 34–39.

Buijs Y. Juridische aspecten bij medicatievoorschrijfbevoegdheid. *EADV Magazine* 2013; 28 (3): 12–5.

DeFronzo RA. From the triumvirate to the omnious octet: A new paradigm for the treatment of type 2 diabetes mellitus. Diabetes 2009;58:773–95

De Grauw WJC, et al. Landelijke transmurale afspraak chronische nierschade. *Huisarts Wet* 2009; 52 (12): 568–97. ▶ http://thuisarts.nl/sites/default/files/lta_chronische_nierschade_hw09_12.pdf.

De inzet van de medisch psycholoog bij de behandeling van diabetes mellitus. Op initiatief van NDF en NIP, 2004. ▶ http://www.diabetesfederatie.nl.

Diabetes Prevention Program Researcg Group. 10-year follow-up of diabetes incidence and weight loss in the Diabetes Prevention Program Outcomes Study. *Lancet* 2009; 374: 1677–86.

Diabetesindicatoren ▶ https://www.nhg.org/sites/default/files/content/nhg_org/uploads/ha-diabetesindicatoren-v1.6b-21mei15.pdf.

Diabetische retinopathie. Richtlijnen screening, diagnostiek en behandeling, 2006. ▶ http://www.diabetesfederatie.nl.

EADV-richtlijn: De uitvoering van zelfcontrole, september 2004.

EADV-richtlijn: Het toedienen van insuline met de insulinepen, september 2008.

EDAV Richtlijn zelfcontrole ▶ http://www.quickscanrichtlijn-zelfcontrole.nl/pdf/Richtlijn_Zelfcontrole_juni_2012.pdf.

Elissen AMJ, et al. Naar zorg op maat voor type 2 diabetes. *Tijdschr Gezondheidswet* 2013; 91 (3): 156–161.

Expert Committee on the diagnosis and classification of diabetes mellitus. Report of the expert committee on the diagnosis and classification of diabetes mellitus. *Diabetes Care* 1997; 20: 1183–97.

Gorter K, et al. Huisarts of ketenzorg: wat wilde de diabetespatiënt? *Huisarts Wet* 2011; 54 (5): 238–43.

Gorter K, Tuytel G, De Leeuw R, Rutten GEHM. Huisarts of ketenzorg: wat wilde de diabetespatiënt? *Huisarts en Wet* 2011; 54 (5): 238–43.

Holtrop R. Acute ontregelde diabetes op de huisartsenpost (2e dr.). Houten: [uitgever], 2011.

Holtrop R. De oudere patiënt met diabetes mellitus type 2. Houten: [uitgever], 2015.

Houweling ST, Kleefstra N, Holleman F, Verhoeven S, Bilo HJG. *Protocollaire diabeteszorg. Mogelijkheden voor taakdelegatie*. [plaats]: Stichting Langerhans, 2013-2014.

Houweling ST, Kleefstra N, Mijnhout GS, Zaat JOM, Bilo HJG. *Effectief zoeken en beoordelen van medische literatuur. Een handleiding voor de praktijk.* [plaats]: Stichting Langerhans, 2008.

Houweling ST, Timmerman GJ, Hoogstraten MFM, et al. Aanbevelingen voor het instellen en aanpassen van insulinetherapie bij diabetes mellitus type 2. *Ned Tijdschr Geneeskd* 2002; 146; (390): 1823–8.

Implementatieplan Richtlijnen Diabetes mellitus, december 2006. Op initiatief van NIV, NDF en DVN. ▶ http://www.diabetesfederatie.nl.

Inzucchi SE, et al. Management of hyperglycemia in type 2 diabetes: a patient-centered approach. Position Statement of the American Diabetes Association (ADA) and the European Association for the Study of Diabetes (EASD). *Diabetes Care* 2012; 35: 136–79.

Inzucchi SE, et al. Management of hyperglycemia in type 2 diabetes: a patient-centered approach position statement of the American Diabetes Association (ADA) and the European Association for the Study of Diabetes (EASD). *Diabetes Care* 2012; 35 (6): 1364–1379.

Kleefstra N, Houweling ST. Effecten van zelfcontrole bij patiënten met diabetes mellitus type 2 zonder gebruik van insuline nog onduidelijk. *Huisarts Wet* 2005; 48 (9): 479–50.

Klonoff DC. Personalized medicine for diabetes. *J Diab Sci Technol* 2008; 2 (3): 335–41.

Kooy A. *Diabetes mellitus. Diagnostiek, complicaties, behandeling* (2e dr.). Houten: [uitgever], 2011.

Leeden MB van der. *Consultancy cursus Diabetes Implementatie Traject*. Mogelijk gemaakt met ondersteuning van Novo Nordisk Farma BV, Alphen a/d Rijn.

Lindström J, et al. The Finnish Diabetes Prevention Study (DPS): lifestyle intervention and 3-year results on die tand physical activity. *Diabetes Care* 2003; 26 (12): 3230–6.

Malandrino N, Smith RJ. Personalized medicine in diabetes. *Clinical Chemistry* 2001; 57 (2): 231–40.

McCance DR, et al. Comparison of tests for glycated haemoglobin and fasting and two hour plasma glucose concentrations as diagnostic methods for diabetes. *BMJ* 1997; 308: 1323–8.

Monnier L, et al. Contributions of fasting and postprandial plasma glucose increments to the overall diurnal hyperglycemia of type 2 diabetic patients-Variations with increasing levels of HbA1c. Diabetes Care 2003;26:881–5

Nathan DM, et al. Clinical practice. Initial mamagement of glycemia in type 2 diabetes mellitus. N Engl J Med 2002;347:1342–49

Nathan DM, Buse JB, Davidson MB, et al. Medical management of hyperglycemia in type 2 diabetes: a consensus algorithm for the initiation and adjustment of therapy: a consensus statement of the American Diabetes Association and the European Association for the Study of Diabetes. *Diabetes Care* 2009; 32 (1): 193–203.

National Diabetes Data Group. Classification and diagnosis of diabetes mellitus and other categories of glucose intolerance. *Diabetes* 1979; 28: 1039–57.

Nederlandse Diabetes Federatie. *NDF-richtlijn: Diabeteseducatie*, oktober 2005. ▶ http://www.diabetesfederatie.nl.

Nederlandse Diabetes Federatie. *NDF-richtlijn: Zelfcontrole van het bloedglucosegehalte bij diabetes mellitus*, maart 2003. ▶ http://www.diabetesfederatie.nl.

Nederlandse Diabetes Federatie. NDF-voedingsrichtlijn Diabetes (samenvatting), 2015. ▶ http://www.zorgstandaarddiabetes.nl/wp-content/uploads/2015/02/NDFvoedingsrichtlijndiabetes2015-samenvattingskaartweb.pdf.

Nederlandse Diabetes Federatie. NDF-voedingsrichtlijn Diabetes (volledige versie), 2015. ▶ http://www.zorgstandaarddiabetes.nl/wp-content/uploads/2015/06/DEF-NDF-Voedingsrichtlijn-Diabetes-2015-versie-1.3.pdf.

Nederlandse Diabetes Federatie. NDF-zorgstandaard. ▶ http://www.zorgstandaarddiabetes.nl/wp-content/uploads/2014/08/zorgstandaarddiabetes.nl-type-2-volwassenen.pdf.

Nederlandse Diabetes Federatie. *Psychosociale zorg aan mensen met diabetes mellitus*, april 2000. ▶ http://www.diabetesfederatie.nl/bij downloaden documenten.

Nederlandse Diabetes Federatie. *Voedingsrichtlijnen*. ▶ http://www.diabetesfederatie.nl/folder-preventie-in-praktijk/richtlijnen-en-adviezen/voedingsrichtlijnen-bij-diabetes-mellitus.

Nederlandse Diabetes Federatie. *Voedingsrichtlijnen bij diabetes mellitus*, 2006. ▶ http://www.diabetesfederatie.nl bij downloaden documenten.

Nederlandse Diabetes Federatie. *Zorgstandaard Nederlandse Diabetes Federatie*, 2007. ▶ http://www.diabetesfederatie.nl/ndf-zorgstandaard-2.html.

Nederlandse Internisten Vereniging. *Richtlijn Diabetes en zwangerschap, 2007*. ▶ http://www.internisten.nl/uploads/eR/57/eR57Rzy6j5qrs73UbpHsUw/Richtlijn-Diabetes-en-Zwangerschap-2006.boekvorm.pdf.

Nederlands Huisartsengenootschap. *NHG-standaard Cardiovasculair risicomanagement*. ▶ http://nhg.artsennet.nl/uri/?uri=AMGATE_6059_104_TICH_R183129611676033.

Nederlands Huisartsengenootschap. Patiëntenbrieven voeding van het NHG. NHG-voedingsadvies bij diabetes mellitus, versie april 2004, ▶ http://nhg.artsennet.nl/kenniscentrum/k_voorlichting/NHGPatientenbrieven/NHGPatientenbrief/PBD4f.htm.

Nijpels G, et al. Zelfcontrole door patiënten met diabetes mellitus type 2, een jaar na aanvang: gebruikersfouten bij een kwart. *NTvG* 2003; 147: 1068-70. ▶ https://www.ntvg.nl/system/files/publications/2003110680001a.pdf.

Putten M van. *Voeten en diabetes* (3e dr.). Arnhem: [uitgever], 2011.

Raciti GA, et al. Personalized medicine and type 2 diabetes: lesson from epigenetics. *Epigenomics* 2014; 6 (2): 229–38.

Rapport zelfmanagement ▶ http://www.nivel.nl/sites/default/files/bestanden/Rapport-zelfmanagement-met-individueel-zorgplan.pdf (2014).

Richtlijn diabetische voet, 2006. Op initiatief van NIV, CBO en NDF. ▶ http://www.diabetesfederatie.nl.

Rollnick S, Miller WR. *Motivational interviewing - Preparing people for change*.

Rutten GEHM, De Grauw WJC, Nijpels G, et al. NHG-standaard Diabetes mellitus type 2 (3e herziening). *Huisarts Wet*, 2013; 56 (10): 512–25.

Rutten GEHM, De Grauw WJC, Nijpels G, Houweling ST, Van de Laar FA, Bilo HJ, Holleman F, Burgers JS, Wiersma TJ, Janssen PGH. NHG-standaard Diabetes mellitus type 2 (derde herziening). Huisarts Wet 2013; 56(10): 512-525. ▶ https://www.nhg.org/standaarden/volledig/nhg-standaard-diabetes-mellitus-type-2-derde-herziening.

Rutten GEHM, Reenders K. *Het diabetes mellitus formularium. Een praktische leidraad*. Houten: [uitgever], 2009.

Sinclair, AJ. Aging and diabetes mellitus. In: DeFronzo R, et al. (Eds.), *International textbook of diabetes mellitus*. [plaats]: [uitgever], 2004.

Struijs JN, van Til JT, Baan CA. *Experimenteren met de ketendbc diabetes. De eerste zichtbare effecten*. RIVM, 2009. file:///C:/Users/Roelof/Downloads/Eindrapport%20RIVM%20Experimenteren%20met%20de%20ketendbc%20diabetes%202009%20(1).pdf.

Tack CJ, Diamant M, de Koning EJP (red.). *Handboek Diabetes mellitus*. Utrecht, 2012.

Van Eijk-Hustings Y, Daemen L. Motivational interviewing in 2012. Een korte update van de nieuwste inzichten over training. *EADV Magazine* 2012; 27 (1): 10–2.

Vasilakou D, et al. [titel]. *Ann Intern Med*, 2013; 159: 262–274.

Verhoeven S, Bilo HJG, van Hateren KJJ, Houweling ST, Kleefstra N, van Meeteren J. Diabeteszorg hoogbejaarden. *Diabetes Specialist* 2009; 31: Bijlage.

Verhoeven S, Houweling ST Kleefstra N, van Ballegooie E. *Insulinetherapie in de eerste lijn. Een gedetailleerde uitwerking gebaseerd op de NHG-standaard Diabetes mellitus type 2*. Stichting Langerhans, 2007.

Welschen LMC, et al. Uit de Cochrane Library en Diabetes Care: zelfcontrole van bloedglucosewaarden bij diabetes mellitus type 2 zonder gebruik van insuline waarschijnlijk effectieve methode om glykemische instelling te verbeteren. *NTvG* 2006; 150: 1826-9. ▶ https://www.ntvg.nl/system/files/publications/2006118260001a.pdf.

World Health Organization (WHO) Expert Committee on Diabetes mellitus. *Second report*. Technical Report Series 646. Geneve: WHO, 1980.

World Health Organization (WHO). *Consultation. Definition and diagnosis of diabetes mellitus and intermediate hyperglycemia*. Geneve: WHO, 2006.

World Health Organization (WHO). *Report of a WHO consultation. Defenition, diagnosis and classification of diabetes mellitus and its complications. 1. Diagnosis and classification of diabetes mellitus*. WHO/NCD/NCS/99.2. Geneve: WHO, 1999.

Zinman B, et al. Empagliflozin, cardiovascular outcomes, and mortality in type 2 diabetes. N Engl J Med 2015 DOI:10.1056/NEJMoa1504720

Zorgplannen ▶ http://www.kennispleinchronischezorg.nl/docs/producten/Zorgplannen/concept_diabetes2_zorgplan_j_van_vilsteren.pdf.

Zorgprogramma ▶ http://www.diabeteszorgbeter.nl/UserFiles/File/Zorgprogramma/E%2005.%20Moticational%20Interviewing.pdf.

Register

2-4-6-regel 24, 131

A
aansprakelijkheid 177
ACE-remmer 51, 160
acetongeur 22
acetylsalicylzuur 164
achillespeesreflex 60
adipositas 108
adolescenten 108
adrenaline 31
advanced glycation endproducts (AGES) 163
A-II-antagonist 51
albuminecreatinine-ratio 50
alcohol 94, 133
alfaglucosidaseremmer 118
allochtone patiënten 94, 100
alvleesklier 4, 7
amitriptyline 60
amputatie 44
angiotensine-II (AT-1)-blokker 159
angststoornis 64
antibiotica 47
antihypertensiva 159
arteria-renalisstenose 160
asymptomatische hypo 30
atherosclerose 43
auto-immuunziekte 6
autonome neuropathie 44

B
behandelalgoritme 133
behandelplan 82, 96
bekwaamheid 174
bètacellen 4, 12, 82, 118
bevoegdheid 174
bewustzijnsstoornissen 23
BIG-register 173
biguanide 116
bij- en nascholing 202
bloeddrukbehandeling, medicamenteus beleid 159
bloeddrukcontrole 163
bloedglucosebepaling 79
bloedglucosemeter 149
bloedglucosespiegel 4
bloedglucoseverlagende middelen 33
BMI 15

body mass index (BMI) 15, 77
borderline-diabetes 88
braken 25

C
carbamazepine 60
cardiovasculair risicomanagement 156
cardiovasculair risicoprofiel 50, 77, 158
case-finding 76
cataract 58
chloorpropamide 117
cholesterol 77, 161
cholesterolresorptieremmer 161
ciprofloxacine 47
clindamycine 47
Cockroft, creatinineklaring volgens 52
cognitief functioneren 66
comorbiditeit 64, 103
competenties praktijkondersteuner 171
compliance 108
congenitale afwijkingen 107
contraregulatie 31
coping 65
cortisol 32, 65, 131
counseling 191
C-peptide 6
creatinine 52
creatininekinase 161
creatinineklaring 50

D
DBC 175, 205
dehydratie 23
dementie 66
depressie 65
Diabetes zorgwijzer 82
diabeteseducatie 189
diabetesketenzorg 185, 204
diabetesteam 67, 185
diabetesverpleegkundige 173
diabetisch ulcus 47
diabetische ketoacidose, zie DKA 22
diabetische maculopathie 55
diabetische nefropathie 50
diabetische neuropathie
– risicofactoren 60
diabetische neuropathie, symptomen 58
diabetische voet 43, 60

diagnose-behandelcombinatie zie DBC 205
dieetadvies 92
dipeptidyl-peptidase type 4, zie DPP-4-remmer 120
disease management 204
DKA 22
DPP-4-remmer 120
dyslipidemie 43, 161

E
EADV-register 173
educatie bij diabetes 188
eetstoornis 66
eiwitbehoefte 94
elektronisch patiëntendossier 185
emotie-eten 66
endotheeldisfunctie 50, 162
epidemiologie 73
erfelijkheid 8
evaluatie van zorg 196
ezetimib 161

F
fibraten 162
fibrinolyse 162
foliumzuur 107
fructose 54
fundusfotografie 55

G
GAD-antistoffen 6
gele vlek 54
gemiddelde bloedglucose 84
Geneesmiddelenwet 173
gestoorde glucosetolerantie, zie IGT 9
gestoorde nuchtere glucose, zie IFG 9
gewichtsreductie 95
gewichtstoename 66
gezichtsscherpte, vermindering van 54
GIP 120
glasvochtbloeding 58
glaucoom 58
glibenclamide 33
gliclazide 33
glimepiride 33

glomeruli 52
GLP1 120
glucagon 6, 35
glucagon-like peptide 1, zie GLP1 120
glucocorticoïde 131
gluconeogenese 82
glucose 4
glucosedagboek 37, 147
glucosedagcurve 124, 146
glucose-dependent insulinotropic polypeptide, zie GIP 120
glucosemeter 80
glucoseregulatie 82, 113
glucosezelfcontrole 124, 146
glycogeen 6
glykemische ontregeling 131
groeihormoon 32

H

hart- en vaatziekten 12, 156
HbA1c 84, 108
HDL 161
HHS 23
Humalog 24
hypercholesterolemie 156
hyperglykemie 4
hyperglykemie en hypoglykemie, verschillen 25
hyperglykemische ontregeling 24
hyperosmolair hyperglykemisch non-ketotisch syndroom, zie HHS 23
hypertensie 43, 77, 156, 159
hypo, asymptomatisch 30
hypoglykemie
– en hyperglykemie, verschillen 25
– oorzaken 32
– preventie 39
– verschijnselen 30
hypothalamus 65
hypo-unawareness 31

I

ICPC-codering 182
IFG 9, 80
IGT 9
incretinehormoon 120
incretinesysteem 116
insuline 4
– Aspart 24
– Lispro 24
– profiel van 124

– subcutaan 129
– ultrakortwerkend 24
insulinebehandelschema 147
insulinegevoeligheidsfactor 152
insulinepensystemen 130
insulinepomp 107
insulineprofiel 133
insulineresistentiesyndroom 12
insulinetekort 4
insulinetherapie 34
– indicatie 123
– intensivering van 128
intermediate hyperglycemia 88

J

jaarcontrole, procedure 183

K

ketenzorg 204
ketoacidose 22, 120
koolhydraat-insulineratio 152
koolhydraatrekenen 93, 152
koolhydraten 35
kussmaul-ademhaling 22
kwaliteit van zorg 196
Kwaliteitswet zorginstellingen en individuele beroepsbeoefenaren 176
kwartaalcontrole, procedure 182

L

lactaatacidose 116
Langerhans, eilandjes van 4
laserbehandeling 57
LDL 161
lead-time bias 74
leefstijladvies 92
lichaamsbeeld 64
lichaamsbeweging 95
lotgenotencontact 101

M

macrovasculaire complicaties 43, 116
macula 54
maculopathie 55
maturity onset diabetes of the young, zie MODY 8

MDRD 52
meetfout 150
meglitinide 118
metabole acidose 22
metabool syndroom 7, 12, 14, 156
metformine 24, 33, 104, 116
metoclopramide 25
microalbuminurie 15, 50, 163
microvasculaire complicaties 49
mictieklachten 51
Minimal Mental State Examination, zie MMSE 67
mix-insuline 102
MMSE 67
Modified Diet in Renal Disease, zie MDRD 52
MODY 8
motivational interviewing, uitgangspunten 191
motorische neuropathie 44
multiphasic screening 76
multiple screening 76

N

NDF-zorgstandaard 82, 206
negatief zelfbeeld 65, 108
netvliesloslating 54
neurontin 60
NHG-standaard 73, 122
nicotinezuurderivaat 162
nierdialyse 53
nierfunctie, verminderd 52
nierfunctieverlies 50
nierfunctieverlies, stadia 53
niet-proliferatieve retinopathie 55
NNS 74
NovoRapid 24
NPH-insuline 128
number needed to screen, zie NNS 74

O

obesitas 15
opportunistische screening 76
orale bloedglucoseverlagende middelen 33, 82, 104, 107
– overzicht 113
oudere patiënt 102
– insulinetherapie 104
– zorgplan 103
overgewicht 95

Register

P
pancreas 4
paniekstoornis 65
perifere polyneuropathie 58
pioglitazon 119
polydypsie 4
polyfarmacie 103
polyurie 4
pravastatine 161
prediabetes 8, 88
prednison 132
pregabalin 60
prikangst 64
primperan 131
protocollen en richtlijnen 176
puberteit 108

R
ramadan 102
regel van 100 152
reisadvies 101
retinopathie 54
richtlijnen en protocollen 176
risk engine 159
roken 43, 96, 156
rosiglitazon 119

S
screening
– bij allochtone patiënt 100
– multiphasic 76
– multiple 76
– op cardiovasculair risico 77
– op populatieniveau 75
– op type-2-diabetes 73
– op zwangerschapsdiabetes 106
– opportunistisch 76
– selectief 76
Semmes-Weinstein monofilament 45, 60
sensibele neuropathie 44
Simms-classificatie 45
simvastatine 161
sorbitol 54
sporten 37, 95, 133
spuitinfiltraat 129
SRQ 77
staar 58
stages of change-model 191
statinebehandeling 161
STENO-studies 164

sulfonylureumderivaat 33, 104, 117
Symptom Risk Questionnaire, zie SRQ 77
syndroom
– hyperosmolair hyperglykemisch non-ketotisch 23
– insulineresistentie- 12
– metabool 7, 12, 14, 156
– X 12
systolische bloeddruk 159

T
taakdelegatie 171
taalbarrière 100
tegenregulatie 31
teststrip 152
therapietrouw 64
thiazolidinedione 119
tolbutamide 117
transmurale zorg 207
trias van Whipple 30
type-1-diabetes 6
type-2-diabetes 7

U
ultrakortwerkende insuline 24

V
vaatlijden 43
vergoeding 150
vergrijzing 74
verminderde nierfunctie 52
verzorgingstehuis, diabeteszorg 184
vetten 93
vierpuntsdagcurve 146
voedingsadvies 93
voedingswaardentabel 152
voetonderzoek 45, 176
voetteam 47
voetulcus 44
voorlichting bij diabetes 188
vragenlijsten, diabetesspecifiek 65

W
Wet beroepen in de individuele gezondheidszorg zie BIG 173
Wet op de geneeskundige behandelingsovereenkomst zie WGBO 176
Wet op de geneesmiddelenvoorziening zie WOG 173
WGBO 176
Whipple, trias van 30
WOG 173

Z
zelfcontrole 146, 153
zelfmanagement 138, 191
zevenpuntsdagcurve 146
zorgdossier 204
zwangerschapsdiabetes 8, 106

MIX
Papier aus verantwortungsvollen Quellen
Paper from responsible sources
FSC® C105338

If you have any concerns about our products,
you can contact us on
ProductSafety@springernature.com

In case Publisher is established outside the EU,
the EU authorized representative is:
**Springer Nature Customer Service Center GmbH
Europaplatz 3, 69115 Heidelberg, Germany**

Printed by Libri Plureos GmbH
in Hamburg, Germany